D1720270

Den Drachen reiten

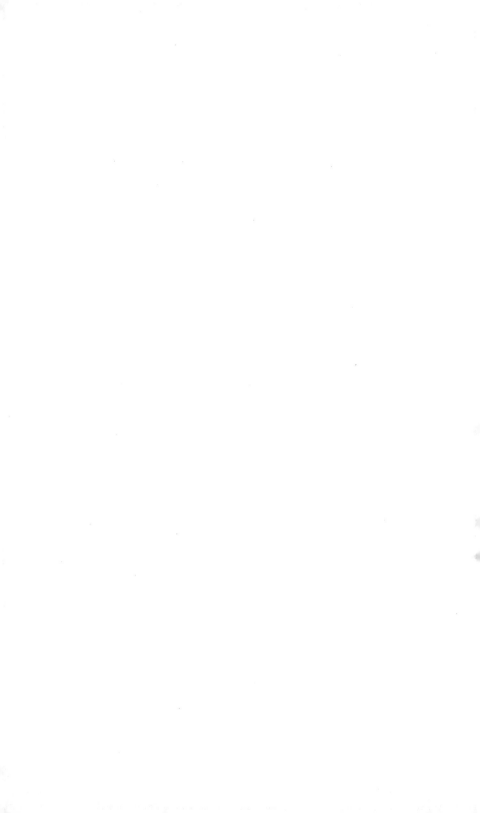

Zhang Yu Huan/Ken Rose

Den Drachen reiten

Die kulturellen Wurzeln der
Traditionellen Chinesischen Medizin

Aus dem Englischen
von Ingrid Fischer-Schreiber

O. W. Barth

Für David Wakefield
1950–1999
in memoriam

Erste Auflage 2001
Titel der Originalausgabe «Who Can Ride the Dragon?»
Copyright © 1999 by Paradigm Publications
Published by arrangement with Paradigm Publications, Brookline Massachusetts
Alle deutschsprachigen Rechte beim Scherz Verlag, Bern, München, Wien,
für den Otto Wilhelm Barth Verlag

Inhalt

Geleitwort

Der Essayist Anatole Broyard schrieb, als er mit seinem Prostatakrebs kämpfte, in sein Tagebuch: «Krankheit ist eine Art von Inkohärenz.» Die Medizin ist ein Versuch, diese Inkohärenz zu beheben, indem sie systematische Erklärungsmodelle schafft, von denen sich Techniken des Heilens ableiten lassen. Medizinische Vorstellungen entstehen weder im luftleeren Raum, noch sind sie willkürlich – sie segeln nicht durch die Gegend wie Staubpartikelchen, die der Wind vor sich hertreibt. Sie beruhen auf Denktraditionen und Denkgewohnheiten, die tief im sozialen Kontext verankert sind. Die chinesische Medizin wird jedoch manchmal mit ihren bloßen Techniken, vor allem mit Akupunktur und Kräutermedizin, gleichgesetzt. In Wirklichkeit ist sie viel weniger abgegrenzt und umfasst auch Erkenntnisweisen (Epistemologie), Annahmen über die Natur der Wirklichkeit (Metaphysik) sowie Theorien über die menschliche Erfahrung (Physiologie, Psychologie, Theologie) und formuliert Methoden des Helfens (therapeutische Interventionen). Da jede Medizin an der Schnittstelle von Biologie und Kultur angesiedelt ist, ist es sinnvoll, ihren kulturellen Code zu untersuchen. Wie wird Bedeutung erzeugt? Worin wurzelt sie? Wie wurde das Denken der chinesischen Medizin sozial konstruiert, so dass sie die komplexe Matrix, die ihr Erklärungsmodell ausmacht, ausbilden konnte?

Die chinesische Medizin hat sich wie ein langsam brennendes Feuer im Westen verbreitet. Sie wird vor allem auf Grund ihres praktischen Wertes geschätzt: Sie bewirkt, dass sich kranke Menschen besser fühlen; tausende von Studenten widmen sich intensiven Studien. Einen Teil ihrer Anziehungskraft macht ihre exotisch anmutende Weisheit aus, die einige Jahrtausende zurückreicht und in destillierter Form ihren Weg zu uns gefunden hat. Dennoch wird es einem durchschnittlichen westlichen Geist kaum gelingen, die Feinheiten der chinesischen Medizin in ihrer ganzen Subtilität zu erfassen. Zwar wird das Geheimnisvolle toleriert, dass aber so manches unverständlich und verwirrend bleibt, schreckt viele ab.

Etliche der Schulen für chinesische Medizin im Westen haben sich darauf konzentriert, den Studenten jene Fähigkeiten zu vermitteln, die sie brauchen, um auch tatsächlich praktizieren zu können. Die eigentliche Herausforderung – nämlich Verantwortung für die Vermittlung kulturellen Wissens zu übernehmen – wird oft vernachlässigt. Anthropologen kennen das Phänomen, dass Bewohner eines gewissen Landstrichs die speziellen Launen ihrer Welt für allgemein gültig halten. Es gehört zu ihrem Metier, diese als gegeben angesehenen Annahmen, Muster und Konventionen herauszufiltern. Und doch sagt der Historiker Robert Darnton in diesem Zusammenhang: «Eines scheint jedem, der von Feldforschungen zurückkommt, klar zu sein: Andere Menschen sind anders. Sie denken nicht so, wie wir denken.»

Den Drachen reiten versucht, eine in ihren Konzepten fremde Sprache auf kultureller Ebene zu übersetzen. Die Autoren zeigen linguistische Unterschiede zwischen westlichen Sprachen und dem Chinesischen auf, sie beschreiben alte Vorstellungen und Sitten, sie geben einen historischen Überblick über die medizinische und die sexuelle Kultur Chinas und erklären Schlüsselbegriffe. Jeder der beiden Autoren spricht eine «fremde» Sprache: Ken Rose reist von Westen gen Osten, während Zhang Yu Huan sich vom Osten in den Westen aufmacht. Gemeinsam haben sie sich der Aufgabe verschrieben, uns einen Weg durch das undurchdringliche Dickicht, das die chinesische Medizin im Westen bildet, zu bahnen. Dieses Buch liefert eine entzifferbare, selektive Landkarte; es öffnet ein Fenster, das den Blick auf eine Welt von Bedeutungen freigibt, das die Sehnsucht jener stillt, die wissen wollen, auf welchem Substrat die chinesische Medizin gewachsen ist.

HARRIET BEINFIELD
(H. Beinfield/Efrem Korngold,
Between Heaven and Earth:
A Guide to Chinese Medicine)

Vorbemerkung

Unsere These ist simpel. Die chinesische Medizin ist ein kulturelles Phänomen. Um sie verstehen und adäquat anwenden zu können, muss man sich zuerst gründlich mit ihrem kulturellen Hintergrund vertraut machen. Nur dann ist man im Stande, ihre tiefere Bedeutung wirklich zu erschließen und sie entsprechend zu schätzen.

Wenn man ihr kulturelles Substrat nicht berücksichtigt, verlieren die Methoden der chinesischen Medizin ihren multidimensionalen Charakter und verkommen zu seltsamen – ja, sogar abstrusen – Artefakten. In den Händen von Praktikern, denen dieses Verständnis fehlt, funktionieren die medizinischen Methoden und Substanzen nicht so effektiv, wie es möglich wäre.

Das Interesse an chinesischer Medizin ist in den letzten Jahrzehnten dramatisch gestiegen. Überall auf der Welt sind Akupunkturschulen entstanden, aber in den meisten Fällen betonen diese Ausbildungsinstitutionen die technischen, mechanischen Aspekte und lassen die kulturelle Matrix, die lebendige Quelle der Traditionellen Chinesischen Medizin, mehr oder weniger außer Acht.

Das ist aus mehreren Gründen verständlich. China hat sich erst vor relativ kurzer Zeit wieder für Ausländer geöffnet, und es ist das erste Mal seit einem halben Jahrhundert, dass einem der Zugang zu den Archiven und – was noch viel wichtiger ist – zu der lebendigen Erfahrung der Traditionellen Chinesischen Kultur einigermaßen leicht gemacht wird. Die chinesische Kultur befand sich lange in der Diaspora, in der ganzen Welt chinesische entstanden Gemeinschaften. In diesen Enklaven wurde immer die Traditionelle Chinesische Medizin praktiziert, doch blieb sie in den meisten Fällen auf die Chinesen und andere Asiaten beschränkt, für die die kulturellen Aspekte der chinesischen Medizin kein größeres Problem darstellen.

Es hat immer wieder beachtenswerte Vorstöße zum Wesen der traditionellen chinesischen Kultur gegeben, aber verglichen mit der Entwicklung, die die chinesische Kultur während der vergangenen zehntausend Jahre durchgemacht hat, haben wir erst begonnen, die Oberfläche gewisser Teilbereiche wie eben der chinesischen Medizin anzukratzen. Das Buch verfolgt daher ein mehrfaches Ziel.

Erstens wollen wir bewusst machen, in wie viele unterschiedliche Gebiete die kulturellen Aspekte der traditionellen Medizin in China hineinspielen. Wir haben versucht, dabei so vorzugehen, als wollten wir einen Kreis oder eine Kugel definieren, ohne alle peripheren Aspekte zu berücksichtigen. Stattdessen haben wir uns auf die zentralen Punkte, auf die Essenz des Themas, beschränkt.

Zweitens wollen wir einen Zugang zu diesem dichten kulturellen Substrat schaffen, egal, wie eng und steinig er auch sein mag.

Drittens hoffen wir, jenen Studenten, Ärzten, Patienten und Interessierten, die ein tieferes, umfassenderes Verständnis der chinesischen Medizin anstreben, eine gewisse Unterstützung bei ihrer Suche anbieten zu können.

Schließlich wollen wir aber auch für eine anregende Lektüre sorgen und mit dem, was wir zu sagen haben, Ihr Denken und Ihre Phantasie ansprechen.

Wenn uns dies gelingt, haben wir unser Ziel erreicht. Wir haben uns auf dieses Projekt in dem Bewusstsein eingelassen, dass wir es nicht wirklich zu einem Ende bringen können. Es ist die Schönheit dieses Bereichs des menschlichen Wissens, das Staunen, das er immer wieder in uns ausgelöst hat, die uns in all den Jahren unserer Arbeit getragen haben.

Anmerkungen zur Transkription des Chinesischen und zu seinen Tönen

In diesem Buch verwenden wir die in der Volksrepublik China gebräuchliche Methode der Transkription chinesischer Zeichen mit lateinischen Buchstaben. Dieses System ist als *pīnyīn* bekannt. *Pīnyīn* bedeutet wörtlich «Laute buchstabieren». Die Entwicklung dieser Transkription war Teil eines umfassenden Plans, der die Probleme, die sich aus der Unzahl verschiedener regionaler Dialekte ergeben, lösen sollte. Ziel war es, eine einzige Standardsprache zu schaffen, die für das ganze Land Gültigkeit haben sollte. Trotz aller Bemühungen von Forschern und Behörden, eine populäre, auf lateinischen Buchstaben beruhende Version des Chinesischen zu erarbeiten, konnte sich dieses System im alltäglichen Leben Chinas aber nicht durchsetzen; zum Schreiben und Lesen werden nach wie vor die chinesischen Zeichen verwendet. Die Methode, die wir anwenden, folgt dem 1956 erarbeiteten Standard, der in ganz China gebräuchlich ist und Teil des Bemühens war, eine für das gesamte Land gültige standardisierte Sprache zu schaffen.

Bei der Standardisierung der Umschrift chinesischer Zeichen in lateinischen Buchstaben ging es auch darum, Ausländern den Zugang zur chinesischen Sprache zu erleichtern. Aber diese Bestrebungen werfen genauso viele Fragen auf, wie sie beantworten. Ein chinesischer Lehrer hat uns einmal vom Gebrauch von *pīnyīn* abgeraten, weil dadurch seiner Meinung nach dem armen, frustrierten Ausländer, der tapfer mit der chinesischen Sprache kämpft, ein weiteres Set an Symbolen vorgegeben werde, mit dem er zu Rande kommen müsse. Vielleicht hatte er aber auch die armen Autoren und Verleger von Büchern in westlichen Sprachen vor Augen, die sich mit der chinesischen Sprache beschäftigen.

Wir haben uns jedenfalls bemüht, das Buch so lesbar wie möglich zu halten. Um dem Leser trotzdem Zugang zur Aussprache der chinesischen Begriffe zu versuchen, verwenden wir *pīnyīn* mit Angabe der Töne durchgehend für alle chinesischen Begriffe. Die einzige Ausnahme bilden Personen- und Ortsnamen. Für Letzteres haben wir uns entschieden, damit diese innerhalb des Textes leichter identifiziert werden können. Wann immer ein chinesisches Wort, das kein den Ton angebendes Zeichen trägt, im Text auftritt, handelt es sich um den Namen einer Person oder eines Ortes.

Worum geht es bei diesen «Tönen»? Im Hochchinesischen unterscheidet man bei der Aussprache der einzelnen Silben vier Töne. Der erste Ton, der weder fällt noch ansteigt, wird mit «ˉ» notiert. Der zweite Ton, der vom Anfang bis zum Ende der Silbe ansteigt, wird mit «ˊ» angegeben, der dritte Ton, der zuerst fällt und dann wieder ansteigt, mit «ˇ». Der vierte Ton, der fallend ist, wird mit «ˋ» angezeigt. Darüber hinaus kennt das Hochchinesische noch einen fünften, neutralen (unbetonten) Ton. Wenn eine Silbe mit dem fünften, neutralen Ton ausgesprochen wird, trägt sie in *pīnyīn* kein Tonzeichen.

14

Zum Umschlagbild

Das Bild des Drachen, das wir für die Umschlagillustration gewählt haben, stammt von einer Steinabreibung aus einem Grabmal der Han-Dynastie, das 1980 in Pengxian in der Nähe von Chengdu, der Hauptstadt der Provinz Sichuan, entdeckt wurde. Der darauf abgebildete Drachenwagen ist ein Symbol für die magische Macht, die die Menschen damals ihren Nachfahren bewahren wollten. Drei Drachen ziehen die beiden primären Aspekte des Bewusstseins. Das Wagenrad ist ein altes Sinnbild für die Ewigkeit.

Die Kalligrafie, die uns durch das ganze Buch begleitet, stammt von Peng Shiqing aus Chengdu. Wir danken ihm dafür, dass er bereit war, uns an seiner Kunst teilhaben zu lassen.

15

Einführung: Wer kann den Drachen reiten?

Das Buch will Hilfe beim Studium der Traditionellen Chinesischen Medizin bieten. Es ist für Studenten, Ärzte, Lehrer, Forscher, Patienten, Krankenpflegepersonal und alle anderen Menschen gedacht, die mehr über den kulturellen Hintergrund der Traditionellen Chinesischen Medizin erfahren wollen.

Wir sind von einigen Grundannahmen ausgegangen: Erstens meinen wir, dass Menschen, die außerhalb Chinas und des kulturellen Kontexts der chinesischen Sprache geboren und aufgewachsen sind, über kein Hintergrundwissen verfügen, auf das sie zurückgreifen können, wenn sie im Zuge ihres Studiums der Traditionellen Chinesischen Medizin mit komplexen Fragestellungen konfrontiert werden. Manche dieser Probleme scheinen groß und unüberwindbar zu sein, andere hingegen sind so subtil, dass sie nicht einmal wahrgenommen werden. Die Überschriften der einzelnen Kapitel und Abschnitte umreißen die Schwierigkeiten, mit denen wir uns in diesem Buch auseinander setzen wollen.

Zweitens gehen wir davon aus, dass die Leser dieses Buch parallel zu anderen einschlägigen Texten benutzen und dass sie sich selbst neues Material besorgen werden, sobald es zur Verfügung steht. Obwohl seit einigen Jahrzehnten an der Übersetzung und Veröffentlichung von traditionellen chinesischen Texten in westlichen Sprachen gearbeitet wird, steht dieses Unterfangen im Grunde erst ganz am Anfang.

Drittens wollen wir nicht als «Autoritäten» auf dem Gebiet der Traditionellen Chinesischen Medizin betrachtet werden, sondern eher als «Sammler» und «Präsentatoren». Es ist nicht unsere Absicht, definitive oder autoritative Interpretationen zu liefern. Wir wollen einfach Einsichten in dieses weite, komplexe Gebiet mit anderen teilen. Daher sind uns auch Kritiken, Kommentare und Verbesserungsvorschläge seitens der Leser äußerst willkommen.

Die chinesische Medizin ist ein kulturelles Phänomen. Ihre bis heute noch nicht abgeschlossene Entwicklung ist nicht von den grundlegenden kulturellen Prozessen zu trennen. Einer der wichtigsten ist der Gebrauch der Sprache. Sprache dient dazu, zu kommunizieren, sich auszutauschen und Ideen zu erarbeiten. Deshalb beschäftigen wir uns gleich zu Beginn unseres Buches mit der chinesischen Sprache und den Herausforderungen, denen sich jene gegenübersehen, die einen Gegenstand verstehen wollen, der in den Traditionen, Glaubensvorstellungen und schriftlichen Aufzeichnungen des chinesischen Volkes wurzelt.

Dieses Buch ist kein Lehrbuch. Es ist auch kein Wörterbuch. Stattdessen finden Sie darin eine ausführliche Diskussion der Sprache der Traditionellen Chinesischen Medizin – jener Begriffe, Worte, Phrasen und Vorstellungen, die zusammen die Matrix bilden, auf der unser Forschungsgegenstand gewachsen ist.

Es mag scheinen, als hätten wir es mit dem «Henne oder Ei»-Dilemma zu tun, wenn wir versuchen, die komplizierten Querverbindungen zu entwirren, die zwischen medizinischen Theorien und Praktiken und den kulturellen Wurzeln existieren, denen sie entstammen und die sie tragen. Der Ansatz, den wir gewählt haben, reflektiert unsere eigenen Bedürfnisse, Stärken und Schwächen, denn wir selbst haben uns ja schon in dieser Situation befunden und versucht, eine Lösung für diese Probleme zu finden. Es nimmt ein ganzes Leben in Anspruch, auch die Sub-Disziplinen der chinesischen Medizin zu beherrschen. Unsere Arbeit ist also nur ein Anfang.

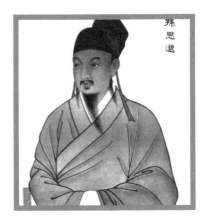

Sun Simiao

17

So gesehen, sollte die Kapiteleinteilung nicht als der Weisheit letzter Schluss verstanden werden. Sie erwies sich vielmehr als praktisch, als wir versuchten, dieses komplexe Material zu sortieren und auszusieben, um für uns selbst eine Grundlage für ein tieferes Verständnis zu schaffen.

Auf unserer Suche nach den Wurzeln der traditionellen Medizin in China drangen wir in atemberaubende Gebiete vor, die wir vorher bestenfalls erahnen konnten. Diese vielen unterschiedlichen Aspekte und Ingredienzen machen den eigentlichen Charme der chinesischen Medizin aus. Als wir im Zuge unserer Forschungen zehntausende von Seiten sammelten, sortierten und zu verstehen versuchten – klinische und allgemeine Notizen, die wir im Laufe unserer Studienjahre zusammengetragen hatten, zeichneten sich einige sehr klare Fragestellungen ab. Die chinesische Medizin enthält viel von dem, was Laozi als «Geheimnis» bezeichnet hat. Geheimnisse zu erforschen kann durchaus lohnend sein, allerdings muss man gewisse Anforderungen erfüllen.

Die Chinesen betrachten sich seit jeher als «Kinder des Drachen». Aber was genau ist der «Drache»? Der Drache ist ein Tier, das Geheimnisse verkörpert. Egal, ob er nun über ein Königreich tief unten im Meer herrscht oder sich über die Wolken erhebt, um dem Herrn des Neunten Himmels eine Botschaft zu überbringen, der Drache bewegt sich mit ungebändigter Kraft durch die chinesische Mythologie. Er ist *das* Symbol für alles Chinesische. Hier greifen wir auf dieses Bild des Drachen zurück, um die taktlose Frage zu formulieren: Wer kann auf dem Drachen reiten?

Im Vorwort zu seinem seit Jahrhunderten geschätzten und intensiv studierten Klassiker *Qiānjīnfāng* («Rezepte, die tausend Stück Gold wert sind») beschreibt Sun Simiao, ein Arzt der Tang-Dynastie, welche Vorbereitungen man für ein Studium der Kunst des Heilens treffen muss:

Voraussetzungen für das Studium der Medizin
Wer immer Arzt sein will, muss sich zuerst vertraut machen mit dem *Sùwèn,* dem *Jiáyí,* dem *Huángdì zhēnjìng,* den zwölf Leitbahnen, den drei Plätzen und neun Tiefen [zum Pulsmessen], den Fünf *zàng*- und sechs *fǔ*-Organen, dem Inneren und dem Äußeren, den

Punkten, die auf den Leitbahnen liegen, den Arzneien und all den anderen bekannten Büchern und Rezeptsammlungen von Ärzten wie Zhang Zhongjing [Shānghán lùn], Wang Suhe, Ruan Henan, Fan Dongyang, Zhang Miao, Jin Shao.

Sie müssen auch *yīn* und *yáng* verstehen und imstande sein, das Glück des Lebens zu erkennen [das Schicksal der Menschen von ihrem Gesicht ablesen können]. Sie müssen auch die Risse in den Schildkrötenpanzern des *Zhōuyì* zu deuten verstehen [die alte Methode der Wahrsagung, die mit dem *Yìjīng* und ähnlichen Wahrsagetraditionen assoziiert wird]. Sie müssen über ein profundes Wissen von all diesen Dingen verfügen, um gute Ärzte werden zu können. Ohne ein derartiges Wissen werden sie wie ein Blinder in der Dunkelheit sein: Sie werden leicht stolpern.

Eine weitere Anforderung besteht darin, dass sie sich mit diesem Buch [*Qiānjīnfāng*] vertraut machen müssen. Studiere und überdenke es sorgfältig. Dann kannst du von dir behaupten, dich auf dem Weg zu Medizin zu befinden. Du musst dich aber auch anderer Lektüre widmen. Warum? Wenn du die Fünf Klassiker nicht gelesen hast, wirst du nicht verstehen können, was Gerechtigkeit, Menschlichkeit und Tugend bedeuten. Wenn du die Drei Geschichten nicht gelesen hast, wirst du weder über die Gegenwart noch über die Vergangenheit Bescheid wissen. Wenn du nicht die Werke der verschiedenen Denkschulen liest, wirst du nicht verstehen können, was direkt vor deinen Augen passiert! Wenn du das *Nèijīng* nicht gelesen hast, wirst du nicht um die Tugend von Barmherzigkeit, Trauer, Glück und Geben wissen. Wenn du weder Zhuangzi noch Laozi liest, wirst du nicht wissen, wie du dein tägliches Leben gestalten sollst.

Was die Theorie der fünf Wandlungsphasen, der Geographie und Astronomie betrifft, … so musst du auch diese studieren. Wenn du imstande bist, dir durch Studium dieses Wissen anzueignen, kann dich nichts daran hindern, auf dem Weg der Medizin fortzuschreiten. Dann kannst du vollkommen werden.

Diese Ratschläge sind heute noch genauso gültig wie vor 1300 Jahren, als sie einer der führenden chinesischen Experten auf dem Gebiet der Medizin niederschrieb. Ja, wir wären gut beraten, uns auch in unserer Zeit an seine weisen Worte zu halten. Wenn wir sie nicht bloß als kurioses Relikt der Vergangenheit betrachten, sondern als tiefe Einsicht, die eine Leitlinie für die Ausbildung von Medizinstudenten und Praktikern darstellen können, werden wir sehr schnell entdecken, dass es, wie bei den meisten weisen Ratschlägen, leichter gesagt als getan ist, sie zu befolgen.

Zwischen China und dem Leben im Westen liegen Welten. Dies gilt natürlich in noch viel höherem Maße für das China der Vergangenheit als für das moderne China. Wir müssen uns vor Augen halten, dass die Worte von Sun Simiao an chinesische Schüler gerichtet waren. Diese Schüler beherrschten die chinesische Sprache und waren mit den kulturellen Werten, den Regeln und Vorstellungen vertraut, die das Substrat des Wissens bilden, auf das sich dieser große Arzt bezog. Westliche Schüler sehen sich mit viel größeren Problemen konfrontiert, denn sie müssen sich zuerst ein Verständnis für die chinesische Art, zu denken, zu fühlen und sich auszudrücken aneignen, um überhaupt vom Studium dieses Materials profitieren zu können. Wir wissen aus eigener Erfahrung, dass das nicht leicht ist; es ist, als würde man einen Drachen reiten.

Deshalb wiederholen wir unsere einfache Frage: Wer kann den Drachen reiten? Wir sind nicht in der Lage, diese Frage zu beantworten, wir können sie nur in den Raum stellen. Wir tun das nicht, um jene, die auf dieser wunderbaren Kreatur reiten wollen, zu bewerten, sondern um unsere Mitstudenten zu ermutigen. Es ist eine lohnende Herausforderung, an uns selbst die höchsten Ansprüche zu stellen. Wir hoffen auch, dass wir jenen, die diesen Drachen reiten wollen, auf den noch folgenden Seiten Einsichten vermitteln, die ihnen bei ihrer Suche von Nutzen sind. Wird es uns gelingen? Wir können wohl nichts anderes tun, als abzuwarten – wie es jene taten, die dies bereits vor uns versuchten.

1 Die Sprache der chinesischen Medizin

Jene, die wissen, sprechen nicht.
Jene, die sprechen, wissen nicht.

Dàodéjīng

Worte falsch zu gebrauchen
ist nicht nur ein Fehler an sich,
es korrumpiert auch die Seele.

Sokrates

Die Sprache der chinesischen Medizin hat sich über 2000 Jahre hinweg entwickelt. Sie ist nicht nur sehr differenziert und umfangreich, sondern auch kompliziert und schwer verständlich. Viele, wenn nicht die Mehrzahl der modernen Chinesen halten sie für so schwierig, dass es fast unmöglich sei, sie zu beherrschen. Allerdings darf man dabei nicht vergessen, dass die meisten Chinesen mit ihrem Grundvokabular vertraut sind, denn ein großer Teil der Begriffe, die die chinesische Medizin verwendet, ist auch Bestandteil anderer Bereiche der traditionellen chinesischen Kultur. Natürlich enthält dieses Vokabular auch viele rein technische Begriffe. Im Unterschied zur Terminologie der westlichen Medizin leitet sich die Sprache der chinesischen Medizin jedoch von Worten ab, die die Chinesen in ihrem alltäglichen Leben ebenfalls verwenden.

Diese Tatsache ist einerseits von Bedeutung, um die Sprache der chinesischen Medizin zu verstehen, und andererseits, um eine Methode entwickeln zu können, die uns die komplexen Bedeutungen ihrer Worte und Konzepte erschließen kann. Die Grundlage einer solchen Methode ist immer Vertrautheit.

Da es sich bei unserem Buch nicht um ein Lehrbuch handelt, beschäftigen wir uns hier nicht mit Übersetzungsmethoden. Wir haben lediglich einige Worte ausgewählt, deren grundlegende Charakteristika wir erklären und anhand derer wir eine Basis zu schaffen versuchen, auf der sich eine solche Vertrautheit entwickeln kann. Auf dieser Grundlage können wir dann unser eigenes weiteres Curriculum entwickeln. Unser Ansatz besteht darin, uns auf die Werte der Traditionellen Chinesischen Medizin und Kultur im Allgemeinen zu beschränken. Letzten Endes entscheiden unsere Intelligenz, unsere Absicht und Hingabe darüber, wie gut wir diese Worte, Theorien und Techniken verstehen. Chinesische Forscher haben diese Wahrheit schon vor langem erkannt und respektieren sie auch heute noch. Im Laufe der zweitausend Jahre, während derer medizinische Schriften existieren, haben sie eine Literatur geschaffen, die einerseits einen unerschöpflicher Fundus an Weisheit, andererseits aber auch eine beträchtliche Barriere darstellt.

Doch es existiert ein Tor, durch das wir Zugang finden können: die Sprache selbst. Hier setzen wir an. Wir versuchen, uns der Materie über die Sprache anzunähern.

 Der historische Kontext

Wissenschaftler, die sich mit der chinesischen Sprache beschäftigen, können bestätigen, dass es viele Versuche gegeben hat, Lexika der Standardsprache zu erstellen. Trotzdem sehen sich Studierende des Chinesischen noch immer mit beträchtlichen Hindernissen konfrontiert. Dies gilt vor allem für jene, die aus einem nichtchinesischen Kulturkreis stammen und mit der kulturellen Basis, von der sich die Konzepte und die Terminologie der chinesischen Medizin ableiten, nicht vertraut sind.

Die Geschichte der chinesischen Medizin erstreckt sich über mehr als zwei Jahrtausende. Rechnet man auch jene Entwicklungen mit ein, die stattgefunden hat, bevor es schriftliche Aufzeichnungen gab, dehnt sich die Zeitspanne, die für Medizinhistoriker interessant ist, auf mehr als 5000 Jahre aus. Die Nomenklatur hat im Lauf der Zeit eine standardisierte, traditionelle Struktur angenommen. Im Allgemeinen folgt sie den Hauptkategorien der chinesischen Medizin. Demgemäß unterteilen sich umfassende Wörterbücher der chinesischen Medizin unter anderem in folgende Kategorien: grundlegende Theorien (*yīn-yáng* und die fünf Wandlungsphasen); die Struktur und Funktion der Organe (*zàngfǔ*); die materielle Basis aller vitalen Aktivitäten (*qì*, Blut, Essenz, Geist und Körperflüssigkeiten); Ätiologie und Pathogenese; Diagnosemethoden und Musteridentifizierung. Wer das erste Mal mit chinesischer Medizin in Berührung kommt und noch nicht über ein bestimmtes Grundwissen verfügt, dem mag sogar diese Einteilung sehr geheimnisvoll erscheinen. Erstaunlicherweise hat sich diese auf den ersten Blick recht antiquiert und unwissenschaftlich wirkende Struktur über Jahrtausende halten können.

 Das Wesen der Nomenklatur

Ein derart ungewohntes und seltsames Ordnungssystem kann einen Studenten, der sich dem intensiveren Studium der chinesischen Medizin verschrieben hat, vor komplexe und manchmal sehr versteckte Probleme stellen. Zum Beispiel stammen viele Begriffe der chinesischen Medizin direkt aus alten Quellen. Das alte, «klassische» Chinesisch bedient sich sehr karger verbaler Strukturen, die gleichzeitig vage und voller Bedeutung sind. Schriftsteller, die im klassischen Chinesisch schrieben, konnten eine große Menge Information in einzelne Wörter und kurze Wendungen packen. Diese alten Formulierungen transportieren einerseits Informationen und Wissen und dienen der Kommunikation, andererseits sind sie aber auch mnemotechnische Kunstgriffe, die nicht nur Informationen enthalten und vermitteln, sondern auch auf den weiteren Rahmen verweisen, in dem dieses Wissen verankert ist. Ein chinesisches Wort kann im Extremfall derart komplex sein, dass es sich lohnt, sich ein ganzes Leben lang damit zu beschäftigen.

Manchmal ist das klassische Chinesisch aber auch ungeheuer expressiv und sehr poetisch. Die Probleme, auf die man beim Studium medizinischer Termini und Texte stößt, hängen unmittelbar mit dem Reichtum und der Tiefe des Materials sowie mit der Dichte des Sinngewebes zusammen, das diese Begriffe trägt und nährt. Wie schon angesprochen, scheuen viele, wenn nicht die meisten modernen Chine-

23

sen genau deswegen vor diesem Unterfangen zurück, und das, obwohl sie in der alltäglichen Sprache Begriffe verwenden, die aus genau der gleichen Quelle stammen wie das traditionelle chinesische Wissen.

Eines der grundlegendsten Probleme, mit dem sich Studenten der chinesischen Medizin, die nicht über einen chinesischen kulturellen Background verfügen, konfrontiert sehen, ist die Vieldeutigkeit der meisten Begriffe der chinesischen Medizin. Diese Problematik wird dadurch verschärft, dass die alten chinesischen Worte dazu tendieren, alle Bedeutungen auf einmal zu verkörpern. Der gebildete chinesische Leser alter Texte versteht diese unterschiedlichen Bedeutungen auf eine Art und Weise, die dem Phänomen der Harmonie in der Akustik ähnelt: Die einzelnen Bedeutungen verschmelzen in gewisser Weise miteinander und nehmen im Geist des Lesers eine erweiterte, übergeordnete Bedeutung an. Dies mag man als eine bewundernswerte linguistische Eigenart ansehen, allerdings ist es äußerst schwierig, diese Harmonien in einer anderen Sprache in vertraute Begriffe zu übersetzen; die Ober- und Zwischentöne gehen dabei meist verloren. Die vollständige Bedeutung kann nicht übermittelt werden; was bleibt, ist bloß das Skelett der ursprünglichen, vielschichtigen Struktur.

Angesichts dieser Schwierigkeiten ist es verführerisch, den Herausforderungen, die eine Übersetzung darstellt, ganz aus dem Weg zu gehen und seine Zeit direkt dem Studium des Chinesischen zu widmen. Tatsächlich gibt es gar keine andere Möglichkeit, als die Sprache zu lernen, wenn man wirklich die Tiefen der traditionellen Medizin und der damit verwobenen kulturellen Aspekte ergründen will. Aber aus vielerlei Gründen – nicht zuletzt wegen der Schwierigkeiten, die auch dieses Unterfangen darstellt – lassen sich die meisten Nichtchinesen erst gar nicht darauf ein.

 Die Grundlagen der chinesischen Sprache

Für jene, die mit dem Chinesischen nicht vertraut sind, scheint diese Sprache ein undurchdringlicher Wirrwarr von Symbolen und Bedeutungen zu sein. In der Vergangenheit tendierten Westler, die die chinesische Sprache, die Medizin oder die Kultur im Allgemeinen studierten, dazu, sie im Rahmen ihrer eigenen Erfahrungen zu interpretieren. Dies ist eine ganz natürliche Tendenz, jedoch sehr begrenzt und einengend.

Wenn wir uns dem Chinesischen vor dem Hintergrund einer westlichen Sprache als Muttersprache annähern, müssen wir zuerst die Unterschiede zwischen diesen beiden sehr unterschiedlichen Manifestationen ein und desselben fundamentalen menschlichen Bedürfnisses erkennen. Obwohl das Deutsche wie auch andere westliche Idiome und das Chinesische «Sprachen» sind, existieren zwischen beiden viele grundlegende Unterschiede. Damit keine Missverständnisse aufkommen: Natürlich gibt es auch zahlreiche Ähnlichkeiten zwischen beiden Systemen, wenn es darum geht, Konzepte zu entwickeln, Bedeutungen einzufangen und Botschaften zu übermitteln, aber in mancherlei wichtiger Hinsicht bedienen sich die Sprachen sehr unterschiedlicher Mittel und Methoden, um diese Ziele zu erreichen.

Was die geschriebene Sprache betrifft, so entwickelt sich die Symbolisierung von Wahrgenommenem und Gedachtem in einer westlichen, indogermanischen Sprache und im Chinesischen auf völlig unterschiedliche Weise. Die westlichen Sprachen sind ein System von Symbolen, die Laute repräsentieren. Gruppen von Lauten verweisen auf Bedeutungen, wobei diese Zuweisungen im Wesentlichen arbiträrer Natur sind. Man könnte insofern von einem «sonografischen» System sprechen, als es sich um die Notation von Gesprochenem handelt. Selbst wenn wir etwas still für uns lesen, ohne die Laute zu artikulieren, erkennen wir diese Lautassoziationen. Zum Beispiel entwickelt und entfaltet sich die Bedeutung eines deutschen Satzes so ähnlich wie eine Notenzeile: Er ist seiner Form nach zeitlich und linear.

Die chinesische geschriebene Sprache hingegen beginnt mit abstrakten Bildern von Gedanken/Dingen/Handlungen. Die chinesischen Zeichen und Worte neigen dazu, die Beziehung zwischen Dingen zu betonen, und die abstrakten Symbole, die das chinesische «Alphabet» bilden, machen diese Beziehungen deutlich. Die Bedeutungen chinesischer Worte, Sätze und Phrasen entwickeln sich aus piktografischen und ideografischen Elementen, die in einer bestimmten Weise angeordnet sind. Diese Methode, die sich grundlegend von der westlicher Sprachen unterscheidet, ist im Wesentlichen eine bildliche. Das Chinesische ist der Form nach räumlich und «rund». Es ist eine visuelle Sprache, die sich eher wie ein Gemälde und weniger wie ein Musikstück entfaltet, auch wenn die Musikalität der Sprache unverkennbar ist.

Das geschriebene Chinesisch scheint insofern paradox zu sein, als es Bedeutungen sehr prägnant formulieren kann, diese Bedeutungen aber gleichzeitig vage Anspielungen auf andere Bedeutungen darstellen. In diesem Sinne ist das Chinesische eine einschließende Sprache, das heißt, ein chinesisches Wort umfasst unterschiedliche Bedeutungen, die von denen, die das Wort benutzen, meist alle als gleichzeitig gültig betrachtet werden. Das wird einem zu Beginn des Sprachstudiums sehr rasch klar, wenn man nämlich den Lehrer in der Hoffnung, etwas Klarheit ins Dunkel zu bringen, fragt: «Bedeutet das Wort ‹x› nun ‹a›, ‹b› oder ‹c›?» «Ja», lautet dann die Antwort wie selbstverständlich. Womit wir mit unserer Frage wieder alleine dastehen.

Natürlich gibt es auch im Deutschen oder anderen westlichen Sprachen Begriffe, die mehrere Bedeutungen haben, aber meistens besitzt ein Begriff in einem bestimmten Kontext nur eine Bedeutung. Das Chinesische hingegen tendiert dazu, alle Konnotationsstränge zu verweben, wodurch sich ein dichtes Bedeutungsgeflecht ergibt. Die einzelnen Bedeutungsstränge wieder zu entwirren kann äußerst schwierig, im Extremfall sogar unmöglich sein. Die Gesamtbedeutung eines chinesischen Ausdrucks – egal, ob es sich um einen einzelnen Begriff oder um eine ganze Phrase handelt – resultiert sehr oft aus den vielfältigen Facetten und den schillernden Oberflächen dieser komplexen verbalen Strukturen. Es sind abstrakte Ideenbilder, die in einer dynamischen Beziehung zueinander stehen.

Untersuchen wir dieses Phänomen anhand eines Beispiels. Das chinesische Zeichen *ān* besteht aus zwei Teilen.

ān

zì

Der obere Teil von *ān* – er ist identisch mit dem oberen Teil des Zeichens *zì* – bedeutet «Dach» oder «Abdeckung». Der untere Teil des Zeichens bildet den so genannten Radikal. Dieser Radikal, *nǚ*, kann auch alleine stehen; dann bedeutet er «Frau».

 nǚ

Das Zeichen *ān* illustriert daher die Beziehung zwischen dem Dach eines Hauses und einer Frau in dem Haus. Das Zeichen *ān* bedeutet «Friede» oder «friedlich». Es wird oft dazu verwendet, andere Begriffe zu bilden, wie zum Beispiel *ānquán*, was so viel wie «Sicherheit» bedeutet.

 quán

Das Zeichen *quán* bedeutet «ganz». Solche Formulierungen folgen einer einfachen Logik: Ein Haus mit einer Frau im Inneren wird mit einem Zustand des Friedens und des Wohlbefindens assoziiert. Etwas, das vollkommen friedlich ist, ist sicher. Die soziologischen Implikationen sind faszinierend.

 Die strukturelle Organisation des Chinesischen im Vergleich mit dem Deutschen

Sprachwissenschaftler glauben traditionellerweise, dass sich etwas, das in einer Sprache oder einem Dialekt ausgedrückt werden kann, auch in einer anderen Sprache beziehungsweise in einem anderen Dialekt ausdrücken lässt. Die Praxis der Übersetzung chinesischer medizinischer Texte allerdings stellt diese Behauptung in Frage. Es gibt wohl kein Übersetzungsproblem, das dies deutlicher machen

27

könnte als die Schwierigkeiten, die bei der Definition des Begriffs *qì* auftauchen – wobei diese Schwierigkeiten erst dann wirklich begreifbar werden, wenn man über ein genaueres Verständnis verfügt. Aber auch einige wesentliche Elemente der Grundstruktur und Organisation der beiden Sprachsysteme lassen einen nützlichen Vergleich zu.

Die folgende Tabelle stellt die strukturelle Organisation der beiden geschriebenen Sprachen einander gegenüber. Man sieht auf einen Blick, dass das Chinesische wesentlich mehr so genannte strukturelle Elemente enthält als das Deutsche. Es ist auch signifikant, dass das Chinesische viel mehr Worte umfasst, die Aspekte jener Vorstellung beinhalten, die wir im Deutschen ein «Wort» nennen würden. Viele chinesische «Worte» können im Deutschen mit «Wort» übersetzt werden: *cí, zì, yán* und *wén*. Diese Tatsache lässt einige Schlüsse zu, wobei einer besonders evident erscheint: Das Chinesische ist wesentlich selbstreflexiver und selbstreferenzieller als das Deutsche. Das wird anhand einer Analogie klar. In den Sprachen der Völker, die in der Arktis leben, wo meist das ganze Jahr über Schnee liegt, gibt es wesentlich mehr Worte mit der Bedeutung «Schnee» als in Sprachen von Menschen, die in den Tropen leben.

Vergleich der strukturellen Organisation des Chinesischen und des Deutschen

Chinesisch	
Striche (*bǐhuà*)	sechs Hauptstriche, aus denen sich alle Zeichen zusammensetzen
Radikale (*piānpáng*)	ca. 200 Radikale
Zeichen (*zì*)	ca. 50 000 Zeichen, von denen man zumindest einige tausend beherrschen muss
Worte (*cí*)	mehrere hunderttausend
Idiomatische Wendungen (*chéngyǔ*)	mehrere hunderttausend

Deutsch	
Buchstaben	26
Worte	mehrere hunderttausend

Für die Chinesen waren die sprachlichen Fertigkeiten – also die Fähigkeit, Bedeutung und Wissen zu konzipieren, zu übermitteln, zu empfangen und zu verstehen – immer ein äußerst wichtiger Teil des kulturellen und intellektuellen Lebens. Dies spiegelt sich unter anderem in Phänomenen wie der Allgegenwart von Wortspielen im umgangssprachlichen Chinesisch oder den nur schwer nachvollziehbaren Strukturen der klassischen Poesie wider. Daraus wird ersichtlich, dass der Weg zum Verständnis der Sprache des chinesischen Denkens, wie sie sich über tausende von Jahren hinweg entwickelt hat, bei der Untersuchung der Zeichen, der geschriebenen Symbole der Sprache, beginnen muss.

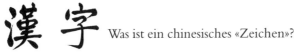 Was ist ein chinesisches «Zeichen»?

Wie viele andere Fragen hinsichtlich der chinesischen Sprache kann auch diese unterschiedlich beantwortet werden. Ein chinesisches Zeichen lässt sich, vereinfacht gesagt, mit einem deutschen Wort vergleichen, doch setzen sich die meisten chinesischen Worte aus zwei Zeichen zusammen. Um zwischen diesen beiden Klassen mündlicher Ausdrücke zu unterscheiden – zwischen Zeichen und Worten –, existieren im Chinesischen zwei Begriffe. Das Zeichen *zì* bezeichnet das einzelne Zeichen, egal, ob es nun für sich alleine steht und selbst als Wort fungiert oder nicht.

zì

Das Zeichen *cí* bezieht sich auf Worte, die im Allgemeinen aus zwei oder mehr Zeichen bestehen (siehe Tabelle auf S. 28).

Wie aus dieser Tabelle ersichtlich ist, setzen sich die einzelnen Zeichen *zì* aus Radikalen zusammen. Diese Radikale bestehen ihrerseits aus verschiedenen Strichen. Es werden viele verschiedene Arten von Strichen verwendet, um die chinesischen Zeichen zu schreiben, aber am verbreitetsten sind sechs Striche.

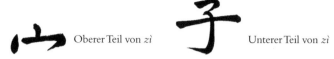

Oberer Teil von *zì* Unterer Teil von *zì*

Zum Beispiel setzt sich das Zeichen *zì* aus zwei Radikalen zusammen. Der obere Teil ist ein Radikal, dessen allgemeinste Bedeutung «Dach» oder «Abdeckung» ist. Der untere Teil ist ein Radikal, der «Sohn» oder «Same» und eine Reihe anderer Dinge bezeichnet, die in die breite Kategorie von «erschaffenen Dingen» fallen.

Wie in diesem Beispiel ist es auch in anderen Fällen oft nicht möglich, die Bedeutung eines chinesischen Zeichens abzuleiten, indem man einfach die Bedeutung der einzelnen Teile kombiniert. Nichtsdestotrotz folgen die Zeichen in ihrem Aufbau einer impliziten Entwicklungslogik. Obwohl dies erst nach Jahren des Studiums klar wird, vermag ein allgemeiner Überblick über den Aufbau der chinesischen Zeichen dem Studierenden der chinesischen Medizin eine Ahnung davon zu vermitteln, wie die medizinische Literatur strukturiert ist.

Ein chinesisches Zeichen kann man sich als die fundamentale Bedeutungseinheit der Sprache vorstellen. Die Bedeutung ist in den Zeichen auf verschiedene Art eingeschlossen. Im Wesentlichen entwickelten sich die Zeichen aus einem alten System der Bilderschrift, das mit Abbildungen von Objekten und Handlungen sowie den Beziehungen, die zwischen ihnen bestanden, arbeitete. Die Zeichen wurden so sowohl mit Bedeutungen als auch mit Lauten verbunden.

In den einzelnen Teilen Chinas werden unterschiedliche Dialekte gesprochen. Aber alle Dialekte beziehen sich auf die gleichen geschriebenen Zeichen. So wird ein Zeichen je nach Dialekt auf unterschiedliche Weise ausgesprochen. Menschen aus verschiedenen Gegenden Chinas können sich nicht unbedingt problemlos verbal verständigen, aber sie verfügen alle über ein und dieselbe geschriebene Sprache. Diese Tatsache hat während der Jahrtausende kultureller und intellektueller Entwicklung eine stark einigende Wirkung auf das chinesische Volk ausgeübt.

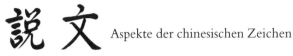 Aspekte der chinesischen Zeichen

Es gibt verschiedene Variationen chinesischer Zeichen. Vielleicht wäre es präziser zu sagen, dass es unterschiedliche Aspekte chinesischer Zeichen gibt. In jedem beliebigen Zeichen tendieren einer oder mehrere dieser Aspekte dazu, dessen Natur zu bestimmen. Die verbreitetsten Zeichentypen fallen unter eine der folgenden Kategorien.

 Piktogramme (*xiàngxíng*)
Piktogramme sind wahrscheinlich die ältesten Zeichen. Sie sind Abbildungen von Gegenständen, Phänomenen, Handlungen und Beziehungen zwischen Dingen und Ereignissen. Das Zeichen für Sonne ist ein gutes Beispiel für ein typisches Piktogramm. Das moderne Zeichen wird *rì* ausgesprochen. Es meint «Tag», hat aber auch noch andere Bedeutungen. In seiner ältesten Form war es eine einfache zeichnerische Darstellung der Sonne mit einem Punkt in der Mitte.

 rì   Altes Piktogramm für *rì*

Ein anderes Beispiel für ein typisches Piktogramm ist das Zeichen für Berg, *shān*. Ursprünglich zeigte das Zeichen drei Berggipfel. Die späteren Formen dieses Zeichens spiegeln die graduelle Abstraktion wider, die im Laufe der Zeit stattfand.

 shān   Altes Piktogramm für *shān*

31

Selbsterklärende Zeichen (zhǐshì)
Zeichen dieser Klasse leiten ihre Bedeutung von einer bestimmten
Beziehung, im Allgemeinen einer räumlichen, ab.

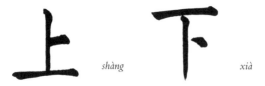

shàng *xià*

Zum Beispiel bedeuten die Zeichen *shàng* und *xià* «oben» beziehungsweise «unten», haben aber auch noch andere Bedeutungen, die
sich aus diesen Grundbedeutungen ableiteten. Hier resultiert die Bedeutung aus der Platzierung des kleinen Strichs. Im Zeichen *shàng*
liegt dieser kleine Strich oberhalb der Basis des Zeichens; durch diese
räumliche Beziehung wird also die Bedeutung von «oben» definiert.
Die entgegengesetzte Bedeutung kommt im Zeichen *xià* zum Ausdruck, bei dem der kleine Strich unterhalb der oberen Grenze des
Zeichens liegt und nach unten weist.

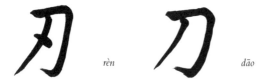

rèn *dāo*

Ein weiteres Beispiel ist *rèn*, das ebenfalls die Methode verdeutlicht,
eine Bedeutung innerhalb des Zeichens selbst zu vermitteln. Das
Zeichen *dào* bedeutet «Messer». Im Zeichen *rèn* wird ein Punkt neben
die Klinge des Messers gesetzt. Daher bedeutet *rèn* «Klinge (eines
Messers)».

 Ideogramme (huìyì)
Der Unterschied zwischen Piktogrammen und Ideogrammen ist
nicht immer leicht zu definieren, da beide bildliche Darstellungen
von Gegenständen, Phänomenen und deren Beziehungen sind. Ideogramme unterscheiden sich jedoch insofern von Piktogrammen, als

sie ihre Bedeutung aus der Gegenüberstellung grafischer Elemente und den sich daraus ergebenden Bildern beziehen. Die verschiedenen Teile sind so angeordnet, dass sie die Bedeutung des Ideogramms evozieren.

 míng

Das Zeichen *ān*, wie es weiter oben beschrieben wurde, ist ein solches Ideogramm. Ein weiteres Beispiel ist das Zeichen *míng*. Es hat viele Bedeutungen, die sich alle von der Gegenüberstellung seiner beiden Radikale ableiten. Der Radikal auf der linken Seite ist *rì*, die Sonne, der auf der rechten Seite ist *yuè*, der Mond. Die Verbindung von Sonne und Mond weckt die Vorstellung von Helligkeit, da sowohl Sonne als auch Mond Quellen des Lichts sind. Weil dieses Zeichen aus einer Zeit datiert, in der es praktisch keine künstlichen Lichtquellen gab, ist es ganz klar eine bildliche, wenn auch abstrakte Beschreibung der Vorstellung von «alles Licht, das da ist». Damit vermittelt es die Vorstellung von Helligkeit.

Ein Beispiel dafür, wie diese Bedeutung noch verstärkt werden kann, findet sich in einem der vielen Worte, in denen *míng* enthalten ist, in «*míngbái*». Das Zeichen *bái* bedeutet «weiß». Hell und weiß stehen für klar und leicht zu verstehen, weshalb *míngbái* «verstehen» bedeutet.

Ein anderes Beispiel ist das Wort *míngtiān*: Es verkörpert das, was man eigentlich nur als heroischen Optimismus, der die kontinuierliche Entwicklung der chinesischen Kultur über die Jahrtausende hinweg getragen hat, interpretieren kann. Das Zeichen *tiān* bedeutet «Himmel», aber auch «Tag», das heißt die Zeitspanne, während der der Himmel sichtbar ist. Da sich aber jeder von uns hellere Tage für die Zukunft erhofft, bedeutet *míngtiān* «morgen».

Diese Beispiele illustrieren sehr gut, was mit dem Begriff «Ideogramm» gemeint ist. Hier werden Gedanken durch grafische Symbole ausgedrückt und in sehr prägnante, abstrakte Beziehungen zueinander gesetzt, wodurch es ihnen gelingt, Bedeutungen zu evozieren, die in anderen Sprachen nur mit Hilfe mehrerer Worte oder ganzer Sätze ausgedrückt werden können.

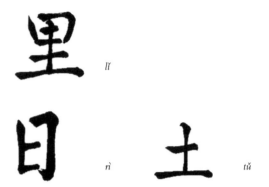

Ein weiteres Beispiel für ein Ideogramm, das einiges darüber aussagt, wie die chinesische Sprache durch die Beobachtung von Naturphänomenen geprägt wurde, ist das Zeichen *lǐ*. Dieses Zeichen entsteht durch die Gegenüberstellung zweier anderer Zeichen. Oben steht das Zeichen *rì*, die Sonne, unten das Zeichen *tǔ*, die Erde. *Lǐ* ist daher eine bildliche Darstellung der Sonne, die sich über der Erde bewegt. Dieses Zeichen bezeichnet die Distanz, die die Sonne in einer Stunde sichtbar über der Erdoberfläche zurücklegt. Ein *lǐ* ist ein halber Kilometer.

 Zeichen, deren Bedeutung sich durch den Klang vermittelt (Phonogramme, *xíngshēng*)
Diese Zeichen sind komplexer als die der vorangegangenen Kategorien. Jedes Zeichen besteht aus mindestens zwei einzelnen Zeichen. Eines steht für den Klang des Zeichens, eines für die Bedeutung. Im modernen Chinesisch bilden sie die Mehrheit der Begriffe. Sie stellen einen bedeutenden Schritt in der Entwicklung der Sprache dar und erinnern an die funktionalen Charakteristiken westlicher lautmalerischer Begriffe.

Einige Wissenschaftler meinen, dass das Chinesische damit der alten Tendenz zu einer piktografischen Sprache entwachsen sei und es daher falsch sei zu glauben, man könne das Chinesische in Begriffen beschreiben, die eigentlich auf Piktogramme zutreffen. Ungeachtet der Ergebnisse dieser Debatte sehen wir hier, dass die visuellen Wurzeln der Sprache eine einzigartige Gelegenheit bieten, Einblick in das chinesische Denken zu erlangen – das gilt natürlich auch für das, was hier über die Natur und die funktionellen Gewohnheiten jener, die diese Sprache über die Jahrtausende hin entwickelt und verwendet haben, gesagt wurde. In diesem Zusammenhang könnte man diese Kategorie von Zeichen als den klangorientierten Aspekt des Chinesischen auffassen.

 Wie wird Bedeutung in chinesischen Zeichen verpackt?

Diese Frage mag seltsam anmuten. Dabei ist sie nicht so sehr sprachphilosophisch gemeint, sondern als Ausgangspunkt für eine Erforschung des Wesens der chinesischen Sprache und der Beziehung zwischen Form und Inhalt der Worte und verbalen Ausdrücke des Chinesischen. Auf der Tabelle auf Seite 28, die die strukturelle Organisation des Chinesischen und des Deutschen vergleicht, finden Sie einen Überblick über die formalen Elemente des Chinesischen. Dort, wo westliche Sprachen ein System klangkodierter, rein abstrakter Formen verwenden, um eine spezielle Bedeutung zu vermitteln und sie in abrufbare Einheiten zu verpacken, hat das Chinesische ein umfangreiches «Vokabular» von Vorstellungsbildern entwickelt, die im Laufe der Zeit immer stärker abstrahiert und simplifiziert wurden. Da sie sich, wie Menschen überall auf der Welt, bewusst waren, «dass ein Bild mehr als tausend Worte sagt», bewahrten sich die Chinesen die piktografische Natur ihrer geschriebenen Sprache und entwickelten Muster für linguistische Operationen, die die starken grafischen Elemente mit einschlossen, die für ein echtes Verstehen des Textes notwendig sind.

Für unsere Zwecke sind folgende Fragen ausschlaggebend: Wie unterscheidet sich die Erfahrung der chinesischen Sprache von der des Deutschen oder einer anderen Sprache? Wie kann jemand, der nur wenig bis gar nichts über das Chinesische weiß, sich das Wissen erschließen, das die chinesischsprachige Literatur in sich birgt? Diese Fragen führen zu einer noch allgemeineren: Wie ist Bedeutung in den

35

chinesischen Zeichen verpackt? Diese Frage ist vor allem dann von besonderer Bedeutung, wenn es darum geht, Bedeutung aus chinesischen Worten und Texten zu entnehmen – wenn es also gilt, sie zu verstehen. In einer Hinsicht kann das Chinesische als mentale oder linguistische Fotografie verstanden werden. Die Zeichen sind Visualisierungen von Vorstellungen über Dinge beziehungsweise die Art und Weise, wie sie miteinander interagieren. Diese Visualisierungen bestehen aus Daten-Bits (die Striche und Radikale, die jeweils ihre speziellen Funktionen oder Bedeutungen haben). Die Bedeutungen der Zeichen leiten sich von der Interaktion oder der Summe dieser einzelnen Bits ab.

Was sofort auffällt, wenn man Chinesisch studiert, ist, mit welcher Selbstverständlichkeit ein Wort die Funktion verschiedene Satzteile übernehmen kann. Das Zeichen *shàng* bedeutet nicht nur «oben», sondern auch «hinaufgehen», «einsteigen». Wir sagen also auf Chinesisch *shàngchē*, wenn wir ausdrücken wollen, jemand solle in ein Auto steigen. Für einen Deutsch- oder Englischsprachigen kann diese chamäleonartige Natur der chinesischen Worte anfangs äußerst verwirrend sein, und es dauert eine gewisse Zeit, bis man sich damit wirklich vertraut gemacht hat. Im Laufe des Studiums beginnen wir zu verstehen, dass das Chinesische keinen besonderen Wert auf diesen Teil der Grammatik legt. Wichtiger sind breite kontextuelle Konzepte. Dies gilt vor allem für die klassische Sprache, in der die klassischen Texte der chinesischen Medizin abgefasst sind.

Diese alte Sprache kannte das, was wir heute als die grundlegenden Konzepte einer modernen Grammatik betrachten, praktisch nicht, was so weit geht, dass zum Beispiel jede Interpunktion fehlt. Wenn man einen in klassischem Chinesischen verfassten Text untersucht, muss man zuerst einmal die Richtung feststellen, in die der Text fließt. Sind die Zeichen auf einer Seite von links nach rechts, von oben nach unten, von oben nach unten und von links nach rechts oder aber von oben nach unten und rechts nach links angeordnet? Die klassische Konvention war von oben nach unten, von rechts nach links, was erklärt, warum für einen Nichtchinesen ein chinesisches Buch immer «verkehrt» wirkt. Allerdings gibt es auch Beispiele ausgefeilter Wortspiele – so genannter Palindrome –, in denen der Text in verschiedenen Richtungen gelesen werden kann und immer einen Sinn ergibt, wenn auch jeweils einen anderen und manchmal einen komplementären.

Wir sind also gut beraten, jeden Versuch einer Beschreibung chinesischer Zeichen beziehungsweise der chinesischen Sprache sehr sorgfältig zu prüfen – ganz zu schweigen von Bemühungen, ihre Funktionen zu formulieren. Angesichts solcher, oftmals sehr eloquenter Bestrebungen mag man an den 2500 Jahre alten Satz von Laozi denken: «Schöne Worte sind nicht wahr, wahre Worte sind nicht schön.» Das Chinesische ist eine lebendige, sich ständig verändernde Sprache, die immerhin von mehr als einem Viertel der Menschheit gesprochen wird.

Bei unserem eigenen Kampf um ein Verständnis dieser Sprache und vor allem darum, sie zu übersetzen, haben wir einige Erkenntnisse über ihre funktionale Natur gewonnen. Verglichen mit dem Deutschen oder Englischen tendiert das klassische Chinesisch zum Räumlichen. Während sich die Bedeutung in einer westlichen Sprache in einem linearen oder zeitlichen Modus entfaltet, entwickelt das Chinesische auf einzigartige Weise eine Mehrdimensionalität, eine Harmonie der Bedeutung. Auch dies ist auf den bildlichen Ursprung der Zeichen zurückzuführen. Obwohl die im Deutschen oder Englischen gebrauchten Buchstaben ihre Wurzeln in der semitischen piktografischen Schrift haben, spielt dieser Aspekt in funktionaler Hinsicht keine Rolle. Vor hundert Jahren entwickelte Ernest Fenellosa eine Theorie, wonach die chinesischen geschriebenen Zeichen als ein Medium der Poesie zu betrachten sind, was von Ezra Pound mit großem Enthusiasmus weiterverfolgt wurde. Dies wird heute von den meisten Wissenschaftlern abgelehnt mit der im Wesentlichen korrekten Begründung, dass die modernen Chinesen sich des bildlichen Ursprungs ihrer Sprache gar nicht mehr bewusst sind. Nichtsdestoweniger sind die bildlichen Wurzeln auch in der modernen Sprache noch immer ganz offensichtlich, wenn auch nicht mehr in dem Maße wie in den alten Texten, in denen dieser Aspekt sehr lebendig und präsent ist. Will man die chinesische Medizin verstehen lernen, muss man ganz besonders diese Charakteristik der geschriebenen chinesischen Sprache berücksichtigen.

Auf diese Weise lassen sich die Ursprünge des ganzheitlichen Denkens der Traditionellen Chinesischen Medizin direkt bis zum natürlichen Holismus der chinesischen Zeichen zurückverfolgen. Wir können ein chinesisches Zeichen in vielerlei Hinsicht wie ein Gemälde oder eine Zeichnung auffassen. Es handelt sich nicht um eine linear und zeitlich gebundene Wahrnehmung, sondern um ein unmittelbares, vieldimensionales Gewahrsein des Dings selbst.

Ein chinesischer Satz setzt sich aus einer Serie solcher ganzer Bilder zusammen, die auf vieldimensionale Weise interagieren und so Sinn- und Bedeutungscluster hervorbringen. Ein großer Teil der klassischen Literatur erscheint daher als Ansammlung dichter, konziser Ausdrücke, die wie belanglose Aphorismen wirken. Aber unter dieser Oberfläche verbergen sich vielschichtige Bedeutungs- und Weisheitslandschaften, die Jahre, gar Jahrzehnte geduldigen Studiums erfordern, bis sie wirklich durchdrungen und verstanden werden können.

Das Problem des Verstehens eines einzelnen chinesischen Zeichens kann wie ein Mikrokosmos genau desselben Prozesses gesehen werden, wobei zu sagen ist, dass ein solches Zeichen gelegentlich ein derart ausgefeiltes Wissenskonzentrat repräsentiert, dass der Mikrokosmos makrokosmische Dimensionen annehmen kann. Das Zeichen *dào* 道 ist ein Beispiel für ein derartiges ebenso einfaches wie unaussprechlich komplexes Wort/Konzept.

 Die Bedeutung chinesischer Zeichen verstehen

Wie können wir dann je die Bedeutung chinesischer Zeichen verstehen? Wie bei jedem Verstehen ist Vertrautheit die unabdingbare Voraussetzung. Lange bevor chinesische Kinder die geschriebene Sprache lernen, erwerben sie wie Kinder überall auf der Welt ein Verständnis der Klänge der Wörter und lernen, die richtigen Bedeutungen mit diesen Klängen zu assoziieren. Dies gelingt dadurch, dass sie Tag für Tag mit der Sprache zu tun haben und sie ihnen so vertraut wird. Wenn sie beginnen, die komplexe Struktur der geschriebenen Zeichen zu erlernen, haben sie einen großen Vorteil gegenüber allen jenen, denen diese grundlegende Vertrautheit mit den gesprochenen Worten fehlt, denn wenn sie mit einem neuen Zeichen in Berührung kommen, assoziieren sie das visuelle Bild des Zeichens mit der ihnen bereits vertrauten Klang-Bedeutung.

Es ist wichtig, sich klarzumachen, dass ein chinesisches Zeichen seine Inhalte innerhalb eines klar definierten visuellen Feldes vermittelt. Dieses Feld besteht aus einigen Teilen oder Aspekten: Man kann oben, unten, rechts und links unterscheiden. Die einzelnen Bestandteile eines Zeichens beziehen einen Teil ihrer Bedeutung auch daraus, welchen Teil dieses visuellen Feldes sie einnehmen. Der Prozess des Verstehens von chinesischen Zeichen beginnt damit, dass man die einzelnen Bestandteile und die Beziehung erkennt, in der sie zum visuellen Feld respektive zu anderen Bestandteilen stehen. Bestandteile von Zeichen unterliegen morphologischen Veränderungen, je nachdem, welchen Teil dieses Beziehungsgefüges sie einnehmen.

| *shuǐ* | Zeichen für Wasser, wenn es die linke Seite eines zusammengesetzten Zeichens bildet | Zeichen für gefrorenes Wasser (Eis), wenn es die linke Seite eines zusammengesetzten Zeichens bildet |

Das Zeichen für Wasser, *shuǐ*, durchläuft eine deutliche visuelle Veränderung, sobald es auf der linken Seite eines zusammengesetzten Zeichens aufscheint. In diesen Fällen nimmt das Zeichen die Form von drei untereinander angeordneten Punkten an. Um gefrorenes Wasser, also Eis, zu bezeichnen, wird einer der Punkte ausgelassen. Es bedarf also auch einer gewissen mechanischen Vertrautheit, um chinesische Zeichen lesen und verstehen zu können.

Wir wollen Ihnen in diesem Buch nicht beibringen, wie Sie chinesische Zeichen lesen und verstehen können. Indem wir aber die Punkte erklären, die für das Lesen des Chinesischen essenziell sind, wird deutlich, welche Bandbreite an Bedeutungen chinesische Zeichen besitzen können. Einer der größten Stolpersteine für jeden, der chinesische Texte, vor allem klassische, in eine westliche Sprache übersetzt, besteht in der Neigung, die unterschiedlichen Konnotationen der Zeichen leicht als übermäßig simplifizierte, eindimensionale Vorstellungen wiederzugeben. Die ursprünglichen Zeichen eröffnen ein ganzes Feld möglicher Bedeutungen, die gemeinsam eine Gesamtbedeutung ergeben, die sich ihrerseits einem speziellen Kontext anpassen kann. Wenn jedoch diese «Bedeutung» in eine westliche Sprache übertragen wird, geht viel von ihrer Vieldimensionalität verloren. Wie bereits ausgeführt, beginnt dieser Prozess des «Bedeutens» mit der Bildung des Zeichens aus seinen Bestandteilen. Er setzt sich über zusammengesetzte Zeichen und Worte bis hin zu Redewendungen und Sprichwörtern fort.

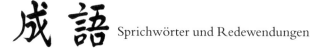 Sprichwörter und Redewendungen

Sämtliche Sprachen und linguistischen Traditionen der Welt besitzen idiomatische Ausdrücke und Sprüche, die Erkenntnisse, Allgemeinwissen und kollektive Weisheiten vermitteln, die sich im Zuge der menschlichen Interaktion herausgebildet haben. Solche Ausdrücke, die oft mit Mythen und Folklore zu tun haben, finden sich überall in der Alltagssprache. Zum Beispiel stammt der Ausdruck «saure Trauben» aus einer Äsopschen Fabel, in der der Fuchs, dem es nicht gelingt, die über ihm wachsenden Trauben zu erreichen, diese als sauer bezeichnet, um seine Frustration darüber zu mildern, dass sie sich nicht in seiner Reichweite befinden. Die Bedeutung des Ausdrucks «Katzengold» resultiert aus dem Versuch, ein Naturphänomen zu beschreiben, in diesem Fall ein Mineral, das äußerlich an Gold erinnert, aber wesentlich weniger wertvoll ist.

Auf ähnliche Weise greifen Chinesen sehr oft auf prägnante Ausdrücke aus den Anfängen ihrer Kultur zurück, um ihre Gedanken, Eindrücke, Schlussfolgerungen und Gefühle zu formulieren. Diese Sprichwörter enthalten meist die Essenz alter Geschichten, entsprechend den «sauren Trauben» in unserem westlichen Beispiel.

Doch es gibt einen gravierenden Unterschied: Das Chinesische verwendet wesentlich mehr alte Sprichwörter als das Englische oder das Deutsche. Wenn wir nach dem Grund dafür suchen, entdecken wir ähnliche Muster und Tendenzen, wie sie auch für die chinesische Medizin bestimmt sind.

Daraus ergibt sich folgende Gesetzmäßigkeit:

Die chinesische Sprache tendiert bei der Konstruktion der einzelnen Zeichen dazu, den Sinn eines bestimmten Objekts, eines Phänomens oder einer Handlung extrem zu kondensieren und auf möglichst prägnante Weise wiederzugeben. Albert Einstein sagte, dass alles so einfach wie möglich sein sollte, aber nicht einfacher. Die Architekten des alten Chinesisch haben sich wohl an eine ähnliche Maxime gehalten.

Die gleiche Tendenz wird auch in den komplexeren Schichten der Sprache sichtbar. Wir erkennen sie vor allem darin, dass man sich sehr oft kurzer, epigrammatischer Äußerungen bedient, die ein breites Spektrum von komplexen emotionalen und intellektuellen Bedeutungen enthalten und vermitteln.

Man könnte also behaupten, das Chinesische habe eine Vorliebe für das Subtile, Implizite, Unausgesprochene und Konzise. Dies ist aber nur ein Zug dieser Sprache. Genauso lässt sich eine fast gegenläufige Tendenz feststellen: die Neigung zum Opulenten, zum übermäßig Ausgeschmückten, zum Großartigen. Diese beiden konträren Tendenzen existieren sowohl im alten als auch im modernen China, im alten wie im modernen Chinesisch. Wer sich mit Chinesisch beschäftigt, wird auf eine ganze Reihe solcher Widersprüchlichkeiten stoßen. Die kulturelle Landschaft ist übersät damit.

Einige der alten idiomatischen Wendungen können wir verstehen, indem wir chinesische Charakteristika in Rechnung stellen, etwa die Liebe zum Paradoxen, wie sie in einem Ausspruch von Mao Zedong zum Ausdruck kommt: «Um Fische zu züchten, muss man ein bisschen Dünger ins Wasser werfen.» Mao war ein moderner Exponent der chinesischen Tradition, durch epigrammatische Aussprüche eine bestimmte Botschaft zu übermitteln. Von Inhalt und Absicht her mag das berühmte *Kleine Rote Buch* mit Zitaten des Vorsitzenden Mao ja revolutionär gewesen sein, aber was den Stil angeht, so steht es in einer Reihe mit zahlreichen historischen Quellen.

Der Ausdruck *duì niú tán qín* bedeutet wörtlich «für eine Kuh Musik spielen». Dahinter verbirgt sich folgende Geschichte: Eines Tages spielte ein junger Mann auf einem Feld auf seinem *qín* (einem alten Saiteninstrument). In der Nähe stand eine Kuh. Wie wunderbar der junge Mann auch spielte, die Kuh reagierte nicht. Frustriert darüber, dass seine einzige Zuhörerin keinen Gefallen an seiner Musik fand, veränderte er die Tonlage. Er ahmte das Summen von Fliegen und das Muhen eines Kalbes nach. Als die Kuh diese Töne hörte, reagierte sie tatsächlich: Sie bewegte den Schwanz und spitzte die Ohren, um das Muhen des Kalbes zu hören. Dann graste sie weiter, ohne den Musiker weiter zu beachten. Oft hört man, dass frustrierte chinesische Lehrer dieses Sprichwort ihren unaufmerksamen Schülern an den Kopf werfen: «Es ist, als würde man für eine Kuh Musik machen!»

Eine andere oft verwendete Redensart entstammt einer Geschichte aus der Han-Dynastie. Ein Diplomat des Kaiserhofes der Han reist nach Südwesten ins alte Königreich von Yelang. Dort wurde er vom örtlichen Herrscher empfangen, der wissen wollte: «Welches Reich ist größer – das der Han oder das von Yelang?» Damit wurde die Courage des Diplomaten auf die Probe gestellt, denn Yelang war nicht viel größer war als eine einzige Präfektur des Han-Reiches. Die Redewendung *yèláng zìdà* bedeutet wörtlich «Yelang hält große Stücke auf sich selbst». Sie beschreibt Menschen, die ein unrealistisches Bild von sich selbst haben.

Ein anderes Sprichwort leitet sich von einer Fabel aus der westlichen Han-Dynastie ab, die von einer Zikade, einer Gottesanbeterin, einem Vogel und einem Jungen handelt. Die Gottesanbeterin erspähte die Zikade, die die Rinde eines Baumes anknabberte. Sie wollte mit ihren langen Vorderbeinen zugreifen, bemerkte aber den Vogel nicht, der hinter ihr stand. Der Vogel, der die Konzentration der Gottesanbeterin ausnutzen und sie gerade mit seinem Schnabel schnappen wollte, bemerkte seinerseits nicht, dass sich ein Junge hinter einem Busch versteckt hatte und mit einer Steinschleuder direkt auf seinen Kopf zielte. *Tángláng pú chán* bedeutet wörtlich «die Gottesanbeterin fängt die Zikade». Diese Wendung beschreibt jemanden, der auf leicht erreichbare Vorteile aus ist, ohne sich über Gefahren oder potenzielle Verluste Gedanken zu machen.

Unser letztes Beispiel ist einer von tausenden und abertausenden von Sprüchen über einen alten Mann, dessen Pferd entlaufen war. Der alte Mann lebte im Norden, nahe der Grenze zur Mongolei. Als das Pferd verschwand, kamen seine Nachbarn, um ihm ihr Mitgefühl auszudrücken. «Wir werden sehen» war alles, was der alte Mann erwiderte. Nach ein paar Tagen kam das Pferd mit einer kleinen Herde wilder mongolischer Ponys wieder zurück. Erneut kamen die Nachbarn, diesmal um ihm zu seinem Glück zu gratulieren. Doch alles, was der alte Mann antwortete, war: «Wir werden sehen.» Am nächsten Tag machte sich der Sohn des Alten daran, die neuen Pferde zuzureiten, ließ sich dabei aber aus Leichtsinn von einem jungen Hengst zu Boden werfen und brach sich ein Bein. Als die Nachbarn diese Neuigkeit vernahmen, kamen sie wieder vorbei und brachten ihren Kummer darüber zum Ausdruck, dass der alte Mann nun eine Arbeitskraft verloren hatte. «Wir werden sehen», sagte der alte Mann abermals. Am Tag darauf kam die kaiserliche Armee auf dem Weg zu einer Schlacht durch den Ort. Alle tauglichen jungen Männer des Dorfes wurden eingezogen und mussten in den Kampf ziehen. Die Dorfbewohner kamen, um den alten Mann zu beglückwünschen, weil sein Sohn zu Hause bleiben durfte. Und auch jetzt antwortete der alte Mann: «Wir werden sehen.»

Wir haben diese Geschichte unzählige Male gehört. Manchmal wird sie Episode um Episode erzählt, und das Schicksal des alten Mannes pendelt zwischen Unglück und Glück. Der Alte, ein glühender Daoist, würde jedoch nie etwas anderes äußern als sein lakonisches «Wir werden sehen». Die Wendung *sàiwēng shī mǎ* bedeutet wörtlich «der alte Mann verliert sein Pferd». Dahinter steht der Gedanke, dass sich ein Verlust von heute morgen in einen Gewinn verwandeln kann – und umgekehrt.

Diese Tendenz der chinesischen Sprache, komplexe Bedeutungen in Aphorismen zu kondensieren, ist auch ein wesentlicher Punkt beim Studium der chinesischen Medizin. Formulierungen wie «*qì* ist der Gebieter des Blutes; das Blut ist die Mutter des *qì*» sind Zitate aus alten Quellen, in diesem Fall aus «Des Gelben Kaisers Klassiker der inneren Medizin». Diese Aussprüche lernt man im Rahmen einer medizinischen Ausbildung auswendig, sie dienen als Gedächtnisstützen für Studenten, die die Fülle der darin implizierten anatomischen und physiologischen Daten verstehen müssen. Für einen Studenten der chinesischen Medizin ist es daher ganz wesentlich, derart knappe Ausdrücke verstehen und in Beziehung zu tiefgründigen, komplexen und subtilen Bedeutungen setzen zu können. Ohne ein solches Verständnis stünden wir mit einem Kopf voller abstruser, im Prinzip bedeutungsloser Worte und Phrasen da. Für chinesische Studenten beginnt die Aufgabe mit dem Studium der alten Quellen, die die tieferen Bedeutungsschichten bergen. Aber für Studenten der chinesischen Medizin, die nicht im kulturellen und linguistischen Umfeld Chinas aufgewachsen sind, muss die Arbeit an einem anderen Punkt ansetzen.

Darum geht es im Grunde in diesem Buch: um den Punkt, an dem eine solche Arbeit zu beginnen hat. Indem wir die Form und Funktion dieser alten chinesischen Aussprüche erforschen, kann der Leser das Material verstehen, auf das wir im Zuge unserer weiteren Erkundung des Wesens und der Effizienz der chinesischen Medizin noch stoßen werden. Ein Ausspruch, der oft von chinesischen Lehrern gebraucht wird, gibt deren Hoffnung Ausdruck, von ihren Studenten eines Tages übertroffen zu werden: «Möge das Blau des Farbstoffs, der aus der Indigopflanze gewonnen wird, tiefer sein als das der Indigopflanze selbst!»

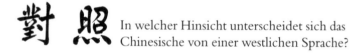 In welcher Hinsicht unterscheidet sich das Chinesische von einer westlichen Sprache?

Diese Frage klingt sehr harmlos. «In jeder!» wäre eine – durchaus angebrachte – Antwort. Dies gilt vor allem für jemanden, der das erste Mal mit dem Chinesischen in Kontakt kommt. Erste Eindrücke sind zwar einprägsam, können aber auch oft in die Irre führen. Das soll nicht heißen, dass das Chinesische sich nicht tatsächlich grundlegend von westlichen Sprachen wie dem Englischen oder dem Deutschen unterscheidet, sondern nur, dass eine eingehendere Beschäftigung mit den Unterschieden, die zwischen diesen Sprachen bestehen, durchaus von Wert sein kann.

Die erste dieser Divergenzen betrifft den Ursprung der jeweiligen Sprache. Worin liegen hier die Unterschiede? Sodann ist zu fragen: Auf welche charakteristische Art und Weise entwickelt eine Sprache ihre Denkmuster, ihre Logik und ihre Ausdrucksformen? Wie beeinflusst der Gebrauch des Chinesischen die Erfahrung der Chinesischsprachigen? Wie unterscheidet sich dies von der Art und Weise, auf die das Deutsche die Erfahrung eines Deutschsprachigen beeinflusst?

Gewisse Eigenheiten beider Sprachen erlauben es uns, charakteristische Unterschiede zu erkennen und zu verstehen. Dies hilft uns auch, jene Divergenzen zu kompensieren, die beim Studium von Materialien und Vorstellungen relevant sind, die im klassischen Chinesischen ihren Ursprung haben. *Vive la différence!*, lautet ein altes französisches Sprichwort, und dessen sollten wir uns in diesem Zusammenhang stets bewusst sein.

 Ursprünge

Unsere Erfahrungen mit chinesischen Studenten, denen wir beim Verstehen der Grammatik des Englischen halfen, hinterließen bei uns einen bleibenden Eindruck oder, besser gesagt, eine Reihe bleibender Eindrücke. Einer der stärksten war, wie erstaunt die chinesischen Studenten waren, als sie erkannten, dass die westlichen Sprachen, aus den unterschiedlichsten Quellen stammen. «Deswegen ist die Grammatik so kompliziert», meinte ein Student, nachdem lange über die griechischen, lateinischen, germanischen, französischen, spanischen, ja, sogar chinesischen Wurzeln einiger englischer Worte diskutiert worden war. Wenn man die gleiche Situation vom entgegengesetzten Standpunkt aus betrachtet, ergeben sich einige nützliche Erkenntnisse.

Die meisten westlichen Sprachen bestehen aus Wörtern und grammatikalischen Strukturen, die aus vielen linguistischen Quellen herrühren. Vielleicht ist das der Grund dafür, dass das Studium von Fremdsprachen traditionellerweise eine wichtige Rolle bei der Erziehung westlicher Schüler spielt. Wir erfahren etwas über unsere eigene Sprache, wenn wir Fremdsprachen lernen, die in ihrer ältesten Schicht die gleichen Wurzeln haben wie unsere Muttersprache und so eine ganze Reihe von Wörtern, Phrasen und grammatikalischen wie syntaktischen Mustern zu dieser beigesteuert haben. Wenn zum Beispiel ein Student des Englischen etwas über den französischen Einfluss weiß, der mit der Eroberung Englands durch die Normannen im Jahr 1066 einsetzte, so kann er daraus wichtige Informationen darüber ableiten, wie das Englische einen Teil seiner offensichtlich französisch beeinflussten Charakteristika erworben hat.

Auch China wurde mehrmals mit mehr oder weniger großem Erfolg von außen angegriffen. Das Resultat war erstaunlich, zumindest während der letzten 2000 Jahre: Die Eroberer übernahmen sehr schnell die chinesischen Sitten, die Sprache und die Kultur. Auch wenn eine derartige Behauptung bei Sinologen heftige Reaktionen auslösen dürfte – wir riskieren sie, um das, worum es uns geht, deutlich zu machen: Die chinesische Sprache leitet sich fast vollständig aus einer Quelle ab – der chinesischen Sprache.

Dies ist keineswegs eine Tautologie. Einer der wesentlichen Unterschiede zwischen dem Chinesischen und zum Beispiel dem Englischen besteht darin, dass Letzteres viele «Elternsprachen» hat, während sich das Chinesische, wie es heute überall in der Welt gesprochen wird, fast ausschließlich von seiner alten Vorläufersprache ableitet. In unserem Zusammenhang ist vor allem folgender Aspekt von Interesse: Wie beeinflusst der rein chinesische Ursprung die Nomenklatur der chinesischen Medizin?

Im Westen sind wir es gewohnt, lateinische Wörter und Phrasen mit einer medizinischen Bedeutung zu assoziieren. Laien erwarten erst gar nicht, die Sprache der Medizin zu verstehen, die die Spezialisten verwenden, mit denen sie im Rahmen einer westlich-medizinischen Betreuung zu tun haben. Tatsächlich war die gesamte westliche Erziehung während der letzten Jahrhunderte stark vom Lateinischen beeinflusst. Diese alte Sprache repräsentiert wissenschaftlichen Standard oder, besser gesagt, ist «Träger eines Standards». Es passiert etwas Wesentliches mit der Medizin, wenn sich Ärzte bei der Ausübung ihres Berufs einer für Außenstehende nicht verständlichen Sprache bedienen. Wie bereits erwähnt, leitet sich im Unterschied dazu die Sprache der chinesischen Medizin von allgemein bekannten chinesischen Begriffen ab, die die Menschen seit Generationen benutzen. Somit sind die Chinesen mit dem Vokabular, das in der traditionellen Medizin benutzt wird, von vornherein vertraut.

Muster des Denkens, der Logik und des Ausdrucks

Einer der charakteristischsten Unterschiede zwischen den chinesischen und westlichen Sprachen besteht darin, dass im Chinesischen in alltäglichen Aussagen das Verb «sein», das wir als Ausdruck eines Zustandes verstehen, nicht existiert. Sätze wie «Bist du müde?» oder «Ich bin müde» sind ohne das Verb «sein» nicht möglich. Das Chinesische verfügt zwar über eine vollkommen funktionale Entsprechung, aber sie wird nicht auf die gleiche Art und Weise beziehungsweise so häufig eingesetzt, wie es in westlichen Sprachen der Fall ist. Diese Auslassung des Verbs «sein» ist typisch für eine im Chinesischen sehr verbreitete Tendenz, die als «Kondensierung» oder «Ephemerisierung» bezeichnet werden könnte. Natürlich hat ein Chinesisch Sprechender nicht das Gefühl, es würde etwas fehlen, die Sprache funktioniert einfach anders. Genauso seltsam mag es für Chinesen erscheinen, dass wir in unseren Sprachen das Bedürfnis verspüren, ausdrücklich zu sagen, dass Dinge als solche sind, und deren verschiedene Zustände und Attribute als «seiend» zu bezeichnen.

Hier sind wir an einem wichtigen Punkt angekommen. Die Kondensation von Bedeutung spiegelt eine grundlegende Tendenz des chinesischen Denkens wider. Diese kommt in dem alten Sprichwort «Eines weniger ist besser als eines mehr» sehr klar zum Ausdruck. Eine solche Bemerkung könnte als Ausdruck einer Weltsicht, die Trägheit und Müßiggang befürwortet, verstanden werden. Zweifellos wurde sie jahrhundertelang auch als Entschuldigung dafür betrachtet, gewissen Pflichten nicht nachkommen zu müssen. Aber wir sprechen hier nicht von Individuen oder Bevölkerungsschichten. Uns geht es um Einblicke in die kollektive Psyche, vor allem um solche, die durch eine sorgfältige Beobachtung der Sprache gewonnen werden können.

Duō yī shì bù rú shǎo yī shì – «Ein Ding mehr ist nicht so gut wie ein Ding weniger» – ist ein Ausspruch, der tief in der chinesischen Philosophie verwurzelt ist. Er lässt ein Gefühl durchklingen, das sich durch das gesamte *Dàodéjīng* zieht: «Um Wissen zu erlangen, sammle Tag für Tag. Um das *dào* zu erlangen, verliere Tag für Tag.» Wir werden uns nicht anmaßen, diese Weisheit zu interpretieren.

Das Paradigma dieser Art von Kultivierung des Intellekts und des spirituellen Selbst finden wir auch in dem konfuzianischen Klassiker *Dàxué* («Das Große Lernen»). Die darin enthaltene Anleitung zur Selbstkultivierung umfasst sowohl Anweisungen, wie ein Haushalt zu ordnen ist, als auch dafür, wie ein Staat gut regiert werden kann:

[Selbstkultivierung] … wurzelt im Einteilen der Dinge in organische Kategorien. Sind Dinge in organische Kategorien eingeteilt, dann bewegt sich das Wissen hin zur Erfüllung; waren die letzten dem Wissen zugänglichen Punkte klar, wurden die ungeordneten Gedanken präzise definiert [der Zeiger der Sonne kommt verbal genau auf dem Punkt zu liegen]. War diese präzise verbale Definition erreicht [wörtlich: diese Aufrichtigkeit], dann stabilisierten sie ihre Herzen; sie disziplinierten sich selbst. Hatten sie Selbstdisziplin verwirklicht, ordneten sie ihr Zuhause; hatten sie ihr Zuhause geordnet, verwirklichten sie eine gute Regierung in ihrem eigenen Staat; waren die Staaten gut regiert, so befand sich das Reich im Gleichgewicht.

Der Text definiert Selbstdisziplin als die Wurzel. Für unsere momentanen Zwecke konzentrieren wir uns jedoch auf die Aussage «… wurden die ungeordneten Gedanken präzise definiert», denn sie haben wir eben als Paradigma einer wesentlichen Tendenz des Chinesischen und des chinesischen kulturellen Geisteszustandes bezeichnet.

Das klassische Chinesisch bildet ein außergewöhnlich dichtes Gewebe von Worten und Vorstellungen. Es ist, als würde ein jahrhundertelanges literarisches Schaffen wie die Masse eines Sterns wirken, die die einzelnen Bestandteile immer mehr zusammenpresst und dadurch deren essenzielle Natur verändert, komprimiert und kondensiert. Der so entstandene Kern strahlt mit einer enormen Energie: Die derart destillierten, raffinierten voluminösen Informationspakete sind auf diese Weise imstande, ihre faszinierenden, bisweilen sehr esoterisch anmutenden Inhalte weit in den unbekannten Raum der Zukunft hinein zu übermitteln. Bei uns ist heute ein Bruchstück dieser sich ständig vergrößernden kulturellen Objekte gelandet, das wir als Traditionelle Chinesische Medizin (TCM) identifizieren. Wenn wir nun die Materialien, aus denen sie sich zusammensetzt, identifizieren und verstehen lernen, werden uns auch das Wissen und die Weisheit zugänglich, die in dem von diesen Worten begrenzten Territorium verborgen liegen.

Ein weiteres faszinierendes Muster der chinesischen Sprache findet sich in der Syntax von Fragen. Fragen spiegeln die Art und Weise wider, wie wir Informationen über die Welt einholen. In einer westlichen Sprache beginnen Fragen, die gestellt werden, um etwas über ein Ding oder eine Angelegenheit herauszufinden, mit «wer», «was», «wo», «wann» oder «warum». Allein schon diese recht banal anmutende Beobachtung sagt uns etwas über die geistigen Vorlieben derer, die mit Hilfe solcher Fragen Informationen sammeln wollen. Die Chinesen haben eine andere, ganz charakteristische Art, Fragen zu stellen. Sie formulieren zuerst eine positive Aussage und wiederholen diese dann als Alternative in negierter Form. Zum Beispiel kann man «Wie geht es dir?» im Chinesischen mit *Nǐ hǎo bù hǎo* übersetzen. Wörtlich heißt dies «du gut nicht gut». Eine sehr verbreitete Art zu fragen, ob jemand irgendwohin gehen will, ist: «*Zǒu bù zǒu?*», was wörtlich so viel wie «Gehen nicht gehen?» heißt.

Diese charakteristische Art, eine Frage zu formulieren, verweist auf ein Set grundlegender intellektueller beziehungsweise kultureller Haltungen. Diese können unter dem Schlagwort «primitive Dialektik» zusammengefasst werden, worunter auch die *yīn-yáng*-Theorie fällt.

Das traditionelle chinesische Denken sieht die Welt als Resultat des Zusammenspiels fundamentaler Kräfte, Mächte oder Energien, was sich eben auch darin, wie im Chinesischen Fragen gestellt werden, und darin, wie die Antworten auf solche Fragen verstanden werden, widerspiegelt. Unsere Lehrer haben uns auf Fragen nach dem Unterschied zwischen miteinander in Beziehung stehenden Konzepten oft mit einem amüsierten Lächeln geantwortet. «Was ist der Unterschied zwischen Blut und *qì*?», fragt der ahnungslose Student. «Blut ist Blut, *qì* ist *qì*», bekommt er dann als Antwort. In solchen Fällen spüren wir, dass die Bedeutung subtiler ist, als es scheinen mag. Sie ist das Licht, das aus dem Feuer der philosophischen und spirituellen Weisheit leuchtet, die in den Vorstellungen von *qì* und Blut verdichtet wurde.

Uns geht es darum, ein Gefühl für die Sprache zu bekommen, indem wir charakteristische Muster, die uns als Anhaltspunkte dienen können, herausfiltern. Wenn uns dieses «Gefühl» fehlt, dann ist unsere Fähigkeit, die Bedeutung von Worten zu erfassen, stark eingeschränkt. Die konkrete, grafische Natur der chinesischen Wörter ermöglicht einen intuitiven, unmittelbaren Zugang zum Sinn, und erst dieser Zugang erlaubt es uns, die allgemeine Kommunikation mittels des chinesischen geschriebenen oder gesprochenen Wortes in allen Dimensionen zu erfassen. Die Unmittelbarkeit der Sprache ist nicht auf das Chinesische beschränkt. Worum es hier geht, ist, zu erkennen, wie solche Phänomene bei chinesischen Schriftstellern, Denkern, Lehrern und Ärzten zum Tragen kommen.

Ein Merkmal der chinesischen Tradition ist die Annahme, dass der Intellekt sowie die emotionale und geistige Verfassung des Lesers oder Hörers notwendigerweise ein dynamischer Teil der Entwicklung der «Bedeutung» des untersuchten Textes ist. Dies ist fast so etwas wie eine Umschreibung jenes Prinzips, das in der westlichen Wissenschaft mit der Quantenmechanik aufkam: dass nämlich der Akt der Beobachtung das beobachtete Objekt oder Phänomen beeinflusst beziehungsweise verändert. Es ist, als wäre den Chinesen dieses Prinzip während ihrer 5000-jährigen Geschichte der Schrift, des Schreibens, des Sammelns und der Weitergabe ihrer großen literarischen und wissenschaftlichen Werke bereits bewusst gewesen. Natürlich verändert sich die Bedeutung der Worte, wenn sie zu unterschiedlichen Zeiten an unterschiedlichen Orten in unterschiedliche Köpfe Eingang finden. Wir erkennen also, wie linguistische Konventionen sowie Muster, die das Funktionieren der Sprache definieren, eine wichtige Rolle im allgemeinen Prozess der Informationsweitergabe über die Jahrhunderte und Jahrtausende spielen.

Dies steht auch mit dem in Zusammenhang, was wir als «Gedächtnisstütze» bezeichnen könnten. Stellen Sie sich zum Beispiel vor, Sie sind ein Bibliothekar, der sich mit Katalogeinträgen herumschlagen muss, die sich über 5000 Jahre erstrecken. Um die Massen von Daten verwalten zu können, die sich im Laufe eines solchen Zeitraums anhäufen, müssen Sie über ein Kürzelsystem verfügen, wie es auch schon Ihre Vorläufer benutzten. Die Essenz eines solchen Systems findet sich in der klassischen Literatur selbst.

Ein typisches Beispiel hierfür ist der «Drei-Wort-Kanon». In den meisten Wissensgebieten, vor allem in solchen, deren Wurzeln sehr weit zurückreichen, gibt es ein derartiges Werk. Ein *sānzìjīng* ist eine Sammlung leicht zu merkender Zeilen, Reime, Rhythmen und anderer Gedächtnisstützen. Dieser Ansatz ist in China nichts Neues. Die endlosen Wiederholungen der Lehrinhalte in chinesischen Schulen, von der Grundschule bis zum College, sind keine Erfindung des kommunistischen Regimes. Sie sagen etwas ganz Grundlegendes dar-

50

über aus, wie Chinesen lernen, sich Informationen zu beschaffen. Dies wurzelt, wie wir gesehen haben, in den Sprachmustern an sich und zeigt sich auf die unterschiedlichste Weise in den traditionellen Lernbereichen.

Warum? Eine Antwort finden wir im traditionellen Konzept von *gōngfū*. *Gōngfū* ist die Geschicklichkeit, die sich im Laufe der Zeit durch intensive Anstrengung einstellt. Dies impliziert eine rigorose Wiederholung verbaler und physischer Drillübungen. In den traditionellen chinesischen Fächern ist «kein *gōngfū*» gleichbedeutend mit fehlender Fertigkeit. Wenn man nicht anstrengende Stunden mit Lernen und Üben verbracht hat, kann man auch nicht erwarten, irgendetwas zu erreichen. Dies geht weit über grundlegende Konzepte wie «arbeite hart, und du wirst belohnt werden» hinaus und berührt die geheimnisvollen Aspekte von *qìgōng, tàijíquán* und anderen Künsten, die den Atem trainieren und *gōngfū* in Bezug auf die fundamentalsten körperlichen Energien entwickeln.

Gōngfū zeigt sich im Wesen und im Gebrauch der Sprache selbst sowie in den Mustern, die erkennbar werden, sobald sich Vertrautheit mit den chinesischen Worten und ihren Inhalten einstellt. Wenn ein Gelehrter mit dem Pinsel schreibt, reflektiert sich sein ganzes Leben, die Gesamtheit seiner Fähigkeiten und seines Wissens, in einem einzigen Strich, in einem einzigen Punkt. Die chinesische Sprache ermuntert uns, überall nach Bedeutung Ausschau zu halten: in jedem Atemzug, in jeder Äußerung, in jeder Spur, die jene hinterlassen haben, die sich Zeit nahmen, zu sprechen, zu schreiben oder auf andere Weise ihre Gedanken festzuhalten.

Wer die Prüfung der Zeit bestanden hat, lebt in der Erfahrung seines Volkes weiter. Wenn es uns gelingt, einige grundlegende Tendenzen verständlich zu machen, die die Richtung bestimmen, in die sich Sprache und Literatur kontinuierlich bewegen, wird der Leser auch leichter Zugang finden zu den Inhalten und Bedeutungen der Worte, Texte und Gedanken, die sie beseelen.

Sprachliche Eigenheiten

Wenn wir sprachliche Eigenheiten einer westlichen Sprache mit denen des Chinesischen vergleichen, lernen wir die Art und Weise, wie Bedeutung in beiden Systemen weitergeben wird, besser zu verstehen. Ein solcher Vergleich kann uns auch helfen, Bedeutungen aus dem Chinesischen in eine andere Sprache zu übertragen, und zwar so, dass sie lebendig bleiben und mit ihnen gearbeitet werden kann. Wir haben bereits die Tendenz des Chinesischen zur Prägnanz erwähnt. Wie wir gezeigt haben, ist einer der Aspekte, in dem diese Tendenz deutlich zum Ausdruck kommt, die flüssige, ja manchmal fast amorphe Natur dessen, was wir in einer westlichen Sprache als «Wortarten» bezeichnen. Ein typisches chinesisches Wort fungiert im Alltagsgebrauch einmal als Verb, dann als Nomen oder Bestimmungswort. Für einen nicht Chinesischsprachigen ist diese chamäleonhafte Natur der Sprache manchmal sehr verwirrend, da chinesische Worte keinerlei Veränderung in Erscheinungsbild oder Aussprache durchmachen, die auf ihre variable Verwendung in unterschiedlichen Kontexten hinweisen würde.

Dies führt uns zu einem weiteren Charakteristikum der chinesischen Sprache, das man als kontextuelle Abhängigkeit bezeichnen könnte. Die Bedeutung eines chinesischen Wortes hängt stark vom Kontext ab, und zwar sowohl vom stilistischen als auch vom grammatikalischen. Letzterer betrifft die Rolle, die ein Wort als Satzteil spielt. Der stilistische Aspekt verlangt vom Studenten der chinesischen Sprache beziehungsweise jener Wissensgebiete, die primär sprachlich vermittelt werden, dass er mit den möglichen Kontextfeldern aufs Engste vertraut ist.

Darum geht es uns auch in diesem Buch: Wir wollen zeigen, wie das Chinesische beziehungsweise traditionelle Wissensgebiete Bedeutung und Wissen kultivieren. Schon vor mehr als tausend Jahren hat Sun Simiao betont, dass ein gut ausgebildeter Arzt mit vielen Wissensgebieten und Denkschulen vertraut sein muss. Dies gilt genauso für Studenten der chinesischen Medizin, egal, welche Kriterien die lokalen Behörden für eine Zulassung zur Berufsausübung anwenden. Ja, sie sehen sich vor die noch schwierigere Aufgabe gestellt, zuerst einmal erkennen zu müssen, dass solche Anforderungen überhaupt existieren. Wenn wir diese Tatsache aber akzeptieren, können wir damit beginnen, einen Zugang zu diesem weiten Gebiet zu finden und uns auf den lebenslangen Prozess der Bedeutungsfindung und Kultivierung von Wissen und Weisheit einzulassen.

Für chinesische Gelehrte aller Zeiten war dies eine kontextabhängige Aktivität, die von einem Individuum nur innerhalb der Grenzen seines Verständnisses dieser Vorstellungen und Grundsätze zu realisieren ist. Worum handelt es sich bei diesen Vorstellungen? Wir haben versucht, ein absolutes Minimum herauszuarbeiten, wie es im Inhaltsverzeichnis aufgelistet ist. Um zu verstehen, welche Bedeutung der Sensibilität für den Kontext zukommt, müssen wir erkennen, dass sie durch die Sprache selbst bedingt ist.

Wer von klein auf Chinesisch spricht, liest und schreibt, entwickelt ganz von selbst ein Gefühl dafür, wie Bedeutung konstruiert wird, wie sich Abkürzungen zu riesigen Gedankengebäuden mit einem einzigen Wort herstellen lassen und – was besonders wichtig ist – wie man sich anhand solcher Wegweiser weitertastet. Es ist wichtig, solche Gewohnheiten zu erkennen, indem man sich ein Verständnis aneignet, das möglichst nahe an das eines Muttersprachlers herankommt.

Für einen Chinesen ist die Stimmung eines Satzes, die durch bestimmte Worte erzeugt wird, wichtiger als das, was wir in den westlichen Sprachen als Tempus kennen. Genauso wie chinesische Worte sich nicht verändern, wenn sie unterschiedliche Funktionen innerhalb eines Satzes erfüllen, genauso wenig tun sie dies, vor allem, wenn es sich um Verben handelt, auf morphologischer Ebene, wenn sie unterschiedliche Tempora ausdrücken. Zum Beispiel zeigt das Wort *liǎo* an, dass eine Aktion bereits abgeschlossen ist, während das Wort *zhě* andeutet, dass etwas noch weiter andauert. Natürlich sprechen auch Chinesen von Vergangenheit, Gegenwart und Zukunft, aber diese Unterschiede werden nicht auf die gleiche Weise wie in einer westlichen Sprache zum Ausdruck gebracht. Wir könnten daraus schließen, dass Chinesen sich selbst in der Zeit anders wahrnehmen, als es Menschen mit einer westlichen Muttersprache tun.

Doch solche Divergenzen sind lediglich Spiegelungen eines grundlegenden Unterschieds, der zwischen dem Chinesischen und dem Deutschen oder einer anderen westlichen Sprache besteht. Dies kann am besten anhand jener Probleme illustriert werden, mit denen man konfrontiert ist, wenn man alte chinesische Konzepte in eine westliche Sprache übersetzen will.

譯 Übersetzungsprobleme und mögliche Lösungen

Dieses Buchs will den Lesern einerseits helfen, ein Verständnis für die chinesische Medizin zu entwickeln, andererseits möchte es eine Methodologie bieten, die es ihnen erlaubt, sie in ihrem kulturellen Kontext zu verstehen. In Kapitel 7 finden Sie eine Liste von ungefähr hundert Begriffen und Wendungen, die die zentrale Nomenklatur der chinesischen Medizin bilden. Vorläufig hoffen wir, dass wir mit Hilfe ausführlicher Erklärungen zu drei Grundkonzepten – *shūxué, qì* und *yīn-yáng* – Möglichkeiten aufzeigen können, die Ihnen den Zugang zu dem Material erleichtern, mit dem Sie beim Studium der chinesischen Medizin konfrontiert werden.

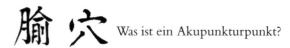 Was ist ein Akupunkturpunkt?

In der chinesischen medizinischen Nomenklatur herrscht eine gewisse Verwirrung, was die Namen der Akupunkturpunkte betrifft. Dies gilt sowohl für den allgemeinen Terminus als auch für Namen spezifischer Akupunkturpunkte. Dies illustriert die allgemeine, inhärente Ambivalenz der Terminologie der chinesischen Medizin.

Im Grunde weiß niemand genau, was ein Akupunkturpunkt ist. Das heißt nicht, dass es nicht genügend Informationen über die Akupunkturpunkte selbst, über ihre Beschaffenheit, ihre Struktur und Funktion sowie über ihre Beziehungen untereinander und die zwischen ihnen bestehenden Interaktionen gäbe. Ja, es existiert eine Fülle von Wissen und Erfahrungen, die im Laufe der letzten Jahrtausende angehäuft wurden, während derer Akupunkturpunkte zur Heilung von Krankheiten eingesetzt wurden. Nichtsdestotrotz scheint in den verlässlichsten chinesischen Quellen Übereinstimmung darüber zu bestehen, dass die Akupunkturpunkte etwas Geheimnisvolles haben. Dies gilt auch für andere Bereiche der chinesischen Medizin, denn viele Konzepte und Methoden sind nur schwer fassbar und schwammig. Dies hindert uns jedoch nicht, uns mit ihnen auseinander zu setzen.

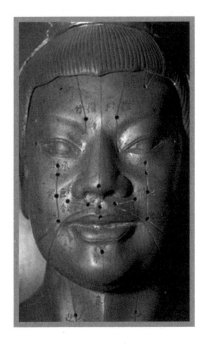

Akupunkturpunkte auf dem berühmten Bronzemodell aus der Song-Dynastie

Ein Akupunkturpunkt ist ein Bestandteil eines Systems. Akupunkturpunkte erfüllen in Bezug auf dieses System eine Spiegelungsfunktion. Sie scheinen Mikrospiegel des Körpers zu sein und auch als solche zu funktionieren. In der chinesischen Medizin wird der Körper als Mikrokosmos des gesamten Universums gesehen. Akupunkturpunkte haben daher eine besonders komplexe Natur.

Was spiegeln sie? Im Wesentlichen Information, Energie, Seinszustände des Körpers, des Geistes, des Wesens als Ganzes und der Bestandteile dieses Wesens. Das System, zu dem die Akupunkturpunkte gehören, ist seinerseits ein reflexives System von Informationsgenerierung und -vermittlung. In der traditionellen Medizin ist dieses System als *jīngluò* bekannt. Meist wird es mit «Leitbahnen», «Meridiane» oder «Kanäle und vernetzte Gefäße» übersetzt.

Das chinesische Zeichen *jīng* hat viele Bedeutungen: «führen», «verwalten»; «konstant», «regelmäßig»; «Kanon» (im Sinne einer klassischen literarischen Schrift); «durchmachen»; «als Resultat von». Außerdem ist es Bestandteil einer großen Anzahl von Wörtern, die eine noch größere Bandbreite von Bedeutungen aufweisen. Innerhalb jenes Systems, zu dem auch die Akupunkturpunkte zählen, bedeutet *jīng* wahrscheinlich am ehesten «durchgehen» oder «Durchgangsstraße».

 jīng   *luò*

Das Wort *luò* ist einfacher zu erfassen. Es meint alles, was einem Netz ähnelt; außerdem heißt es «binden» oder «umwickeln». Es beschreibt die Aktion des Verwebens zu einem Netz beziehungsweise das Ergebnis dieses Verwebens. Das System von Akupunkturpunkten kann man sich also als Matrix vorstellen, die den ganzen Körper erfasst, sämtliche Teile des Körpers miteinander verbindet und als Energie beziehungsweise als Kommunikationsraster dient, das Information und Kraft in Bezug auf den Körper und dessen Bestandteile erzeugt, verteilt, speichert und freisetzt. Es ist ein umfassendes System, das den gesamten Körper beschreibt. Jede Stelle im Körper ist über das *jīngluò-System* von jeder anderen Stelle im Körper durchdrungen und mit ihr verbunden. Es bildet also die Basisinfrastruktur der chinesischen Anatomie und Physiologie. Ein wichtiger Aspekt dabei ist, dass dieses System auch dazu dient, den Körper mit seinem Umfeld zu verbinden, indem es einen Austausch zwischen dem Körper – sowohl was die unterschiedlichen Körperoberflächen als auch die inneren Organe betrifft – und äußeren Einflüssen, Energien und Informationen ermöglicht.

Das chinesische Wort/Konzept, das wir mit «Akupunkturpunkt» übersetzen, setzt sich aus Elementen zusammen, die den Sinn von «Körper-Transport- (oder Kommunikations-)Loch» vermitteln. Der chinesische Terminus ist *shūxué*.

shū

Das erste Zeichen, *shū*, setzt sich aus mehreren Teilen zusammen. Die linke Seite des Zeichens ist der Radikal, der «Fleisch» bedeutet, *rù* 月. Dieser Radikal kommt in vielen Worten vor, die mit dem Körper oder mit Körperteilen und Organen zu tun haben. Die rechte Seite ist das Zeichen *shū* 俞, das seinerseits aus vier Radikalen besteht. Der oberste Radikal ist der für Mensch, *rén* 人. Darunter befindet sich der Radikal *yī* 一, «eins». Darunter befinden sich zwei zusätzliche Radikale: links wieder das Fleisch, *rù* 月, und rechts der Radikal *dāo* 刂, «Messer».

Dieses Zeichen steht in Bezug auf Form und Bedeutung in engem Zusammenhang mit einem anderen Zeichen gleicher Aussprache, das oft benutzt wird, um Akupunkturpunkte zu beschreiben und das in geschriebenen Texten früher oft gleichbedeutend mit *shū* verwendet wurde.

shū

Die beiden Zeichen werden zwar gleich ausgesprochen, unterscheiden sich aber insofern voneinander, als die linke Seite des zweiten Zeichens *shū* jener Radikal ist, der «Vehikel» oder «transportieren» bedeutet. Damit schwingt die Vorstellung von Transportieren in der allgemeineren Bedeutung des Wortes mit.

Auf Grund eines linguistischen Prozesses, bei dem ein Wort von einem anderen Wort, mit dem es sonst nicht in Beziehung steht, die Bedeutung übernimmt beziehungsweise entlehnt, ist die Bedeutung von «Transportieren» auch im ersten Zeichen für *shū* 输 impliziert. Das Zeichen *shū* bezieht sich normalerweise auf eine spezielle Gruppe von Punkten, die am Rücken liegen und vor allem mit der

Bewegung des *qì* der einzelnen inneren Organe zu tun haben. Die allgemeinen Bedeutungen dieser beiden Zeichen haben sich im Laufe der Entwicklung der chinesischen Medizin eng miteinander verwoben.

Das zweite Zeichen des Wortes *shūxué* ist *xué*. Der oberste Teil des Zeichens steht, wie schon weiter oben erwähnt, für ein Dach oder

xué

eine Abdeckung und kommt oft in Zeichen vor, die mit einer Form von Behausung zu tun haben. Der untere Teil des Zeichens weist auf etwas Trennendes hin; er bedeutet auch «acht». Die wörtliche Interpretation des Zeichens könnte sein «eine Wohnstätte, die aus dem Teilen (oder Eröffnen) resultiert». Meist wird dieses Zeichen mit «Höhle», «Loch» oder «Spalte» übersetzt. Im informellen Gebrauch und in der gesprochenen Sprache (im Gegensatz zur geschriebenen) werden Akupunkturpunkte oft als *xuéwèi* bezeichnet. Das zweite Zeichen, *wèi*, bedeutet einfach «Ort» oder «Stelle».

Funktional gesehen, scheinen Akupunkturpunkte zwei grundlegende Aktionen zu vollführen: Sie öffnen sich und sie schließen sich. Die Namen vieler Punkte beinhalten Wörter, die «Tor», «Pass» oder «Tür» bedeuten. Beim Öffnen geben sie Information und Energie frei, beim Schließen speichern sie sie. In diesem Sinne könnte man sie von ihrer Funktion her als Kondensatoren in einem Stromkreis definieren. Im therapeutischen Einsatz lassen sie sich mit einem Umformer vergleichen. Sie sind Orte, an denen die mechanische Energie der Nadel in Energie und Information transformiert wird, die der Körper verstehen und benutzen kann, um sich selbst wieder ins Gleichgewicht zu bringen. Ein solcher Vergleich ist allerdings nur von begrenztem Wert, da Kondensatoren und Umformer präzise klassifizierte Geräte sind, während Akupunkturpunkte in Hinblick auf ihre unterschiedlichen Fähigkeiten mehr oder weniger zufällige Eigenschaften haben, das heißt ein und derselbe Punkt unterscheidet sich bei verschiedenen Menschen hinsichtlich seiner Fähigkeit, Information oder Energie zu speichern oder zu transportieren. Er kann auch bei ein und demselben Individuum zu verschiedenen Zeiten, unter verschiedenen Umweltbedingungen und -einflüssen und bei unterschiedlichen inneren körperlichen Zuständen unterschiedliche Wirkung zeigen.

Die Akupunkturpunkte sind dynamische Elemente; sie verändern sich ständig. Um sie besser zu verstehen, muss man ihre jeweilige Lage, Funktion und Anwendung bei der Behandlung von geistig-körperlichen Zuständen und Krankheiten erforschen. Im klinischen Einsatz repräsentieren sie die Durchgangspassagen, durch die der Arzt den Zustand des Patienten beeinflussen kann. Einfach gesagt, bringt der Arzt die grundlegendsten Prozesse im Patienten wieder ins Gleichgewicht, wobei er sich auf Theorien der Traditionellen Chinesischen Medizin stützt, die an anderer Stelle detailliert beschrieben werden.

Wenn wir berücksichtigen, dass die Punkte selbst das Potenzial zum Öffnen und Schließen besitzen, wie dies bei Toren der Fall ist, können wir uns eine erste Vorstellung davon machen, wie ein Arzt vorgeht. Auf der Grundlage der Theorie beurteilt der Arzt zuerst die Verfassung des Patienten, wobei er den Körper mit all seinen Teilen berücksichtigt. Die Theorien, von denen er dabei ausgeht, liefern dem erfahrenen, gebildeten Arzt eine Basis, anhand derer er den Zustand der einzelnen Akupunkturpunkte vorwegnehmen und abschätzen kann, welche geschlossen sein können und welche geöffnet werden müssen oder umgekehrt. Dies kann man sich auch als «Ableiten» oder «Ausleiten» beziehungsweise «Zuführen» oder «Nähren» vorstellen. Natürlich ist diese Interpretation stark vereinfacht, aber prinzipiell ist es genau das, was der Arzt in dieser Phase tut.

Ein Arzt, der bei einem Patienten ein bestimmtes Zustandsmuster feststellt, braucht nicht den ganzen Körper zu untersuchen, um festzustellen, welche Akupunkturpunkte er behandeln muss, sondern die Theorie führt ihn zu bestimmten Punkten. Indem er dann andere Theorien und Techniken anwendet, überprüft er die Richtigkeit seines erstens Urteils und lokalisiert diejenigen Punkte, die zu diesem spezifischen Zeitpunkt behandelt werden müssen. Im Wesentlichen finden wir diese Punkte in unterschiedlichen Zuständen des Geöffnetseins, des Geschlossenseins oder in einem Zustand vor, in dem sie sich nicht öffnen beziehungsweise schließen können. Der entspre-

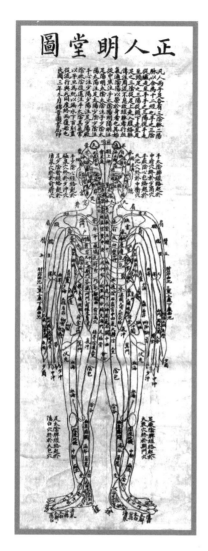

Eine Tafel aus dem Jahr 1914, die
die Vorderansicht der Zirkulation
des *qì* durch die Kanäle und
vernetzten Gefäße zeigt

chende Teil des Systems aus Kanälen und vernetzten Gefäßen, der zu
diesen Punkten in Beziehung steht und von ihnen repräsentiert wird,
ist dementsprechend in Mangel oder in Überschuss. Mangel oder
Überschuss in Bezug worauf? Die Antwort ist zwar leicht formuliert,
aber es ist schwierig, den tieferen Sinn zu erfassen.

60

Die Kanäle enthalten und transportieren *qì* und Blut (*xuè*). Um diese Begriffe wirklich verstehen zu können, muss man sich eingehendst mit ihnen auseinander setzen. In einem nächsten, wieder sehr vereinfacht beschriebenen Schritt manipuliert der Arzt die Nadeln auf verschiedene Art und Weise, wodurch jene Punkte, die pathologisch geschlossen sind, geöffnet werden sollen und umgekehrt. Man kann sich die Akupunkturpunkte wie Blenden (wie zum Beispiel in einer Kameralinse) vorstellen, die die Menge an Energie/Information regulieren, die sich entlang dieser Pfade an bestimmten Stellen im Körper bewegt.

Die Theorie der Kanäle und vernetzten Gefäße liefert eine umfassende Landkarte des Körpers, auf der an hunderten von Stellen Akupunkturpunkte liegen, die spezifische Funktionen erfüllen und in Bezug zu den Organen, Körperstrukturen und anderen Punkten des Körpers stehen. Tausende Jahre klinischer Erfahrung mit diesen Theorien hat zur Entbietung einer gewaltigen Datenmenge hinsichtlich der Wirkungen und der Wirksamkeit dieser einzelnen Punkte bei der Behandlung von Krankheitsmustern und allgemeinen Körper/Geist-Zuständen geführt. Dieses System ist insofern vollständig, als es Zusammenhänge zwischen dem gesamten Körper und einem umfassenden Spektrum von Zuständen herstellt. Aber die wesentlichen Strukturen der Theorie der chinesischen Medizin schließen auch das Wissen und die Intuition des Arztes mit ein. Es ist daher ein offenes System, das ständig weiterentwickelt und verfeinert wird.

 Was ist *qì*?

Die scheinbar so einfache Frage ist vielleicht das beste Beispiel für die Schwierigkeiten, mit denen man sich konfrontiert sieht, wenn man ganz grundlegende Termini der chinesischen Medizin in eine westliche Sprache übersetzen will. Sie illustriert auch einen der zentralen Gründe, aus dem wir dieses Buch verfasst haben: nämlich, dass wir, wenn wir nicht eine gewisse Ahnung von der Natur des kulturellen Hintergrundes der chinesischen Medizin haben, ihre Theorien weder verstehen noch anwenden können.

Das Wort *qì* ist Bestandteil vieler chinesischer Worte. Die meisten dieser Worte haben gar nichts mit chinesischer Medizin zu tun, denn *qì* ist auch ein Grundkonzept vieler Disziplinen der traditionellen chinesischen Kultur, zum Beispiel der Kampfkünste, des *qìgōng*, der Kalligrafie und der Malerei. Ja, *qì* ist das grundlegendste Konzept in der gesamten chinesischen Kultur. Wo immer man hinblickt, wird man diesem Wort begegnen. Seine Bedeutungen variieren, und seine Implikationen in Kunst und Wissenschaft können sehr weit gehen, auf jeden Fall ist es ständig präsent.

Man findet *qì* in den frühesten Geschichten über die Erschaffung der Welt (siehe Kapitel 2). In der traditionellen chinesischen Vorstellung ist alles Existierende in der einen oder der anderen Form *qì*. Aber die meisten Chinesen würden der Behauptung zustimmen, dass *qì* keine spezifische materielle Natur besitzt. Was ist also diese geheimnisvolle Substanz, die keine Substanz hat und innerhalb und außerhalb aller − bekannten wie unbekannten − Phänomene im Universum wirkt?

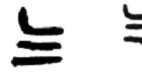

Verwandlungen, die das Zeichen *qì* durchlaufen hat

Bei unserer Suche nach einer Antwort bietet es sich an, das Zeichen selbst genauer zu betrachten. Es war ursprünglich ≈, ein Piktogramm, das den Dampf repräsentiert, der aufsteigt und zu einer Wolke wird. In einem Werk mit dem Titel *Bǔcí qíuyì* schreibt der Gelehrte Yu Shenwu, dass dieses Zeichen leicht mit dem Zeichen für die Zahl Drei, *sān*, verwechselt werden konnte, das ☰ geschrieben wird. Bereits in der Zhou-Dynastie setzte also eine lang währende Transformation des Zeichens *qì* ein, wie wir aus der Illustration ersehen können.

Der bereits erwähnte Prozess des Entlehnens oder Übernehmens einer Bedeutung, der zwischen Worten stattfindet, die in keinerlei Zusammenhang miteinander stehen, spielt auch bei der Entwicklung der Bedeutungen von *qì* eine Rolle. Von den frühesten Zeiten an wurde *qì* mit der Vorstellung von *yúnqì* oder «Wolken-*qì*» verbunden, das heißt mit dem Dampf, der von der Erde aufsteigt und sich zu Wolken verdichtet. Ein anderes Zeichen, mit dem *qì* oft assoziiert wurde, ist *xì*. Dieses Zeichen bedeutet «geben» oder «nehmen», vor allem in Bezug auf Nahrung beziehungsweise «nähren». In alten Texten findet man Beispiele dafür, dass das Zeichen *qì* an Stelle von *xì* verwendet wurde, um die Vorstellung des Nährens zu vermitteln. So wurde langsam das Konzept des Erhaltens von Leben mit dem Zeichen *qì* assoziiert. Das Zeichen *qì* steht aber noch mit einem weiteren Konzept in Zusammenhang, dem des *yuánqì*. *Yuánqì* ist das «ursprüngliche *qì*». In der chinesischen Medizin hat dieser Terminus eine spezifische Bedeutung, die im Detail im letzten Kapitel dieses Buches erklärt wird. In der chinesischen Kultur im Allgemeinen bezieht sich *yuánqì* auf den Zustand des Kosmos, in dem weder das Universum noch eine andere Form von Materie, Energie, Raum oder Zeit existierten. *Yuánqì* wird beschrieben als etwas, das nicht klar ist, es wird mit einem dichten Nebel verglichen. Es wurde als unvorstellbar dicht und so klein, dass es unsichtbar war, gedacht. Aber es enthielt bereits die gesamte spätere Schöpfung. Letztendlich trennte sich diese Singularität in zwei Aspekte: Der schwerere Aspekt setzte sich unten ab und wurde zur Erde, während der leichtere Aspekt aufstieg und den Himmel bildete. Dies ist die ursprüngliche Trennung von *yīn* und *yáng*.

Mit dieser Trennung entstand das *yángqì*, der reine, leichte Aspekt des *yuánqì*, der aufstieg, um den Himmel zu bilden. Gleichzeitig damit erschien das *yínqì*, der schwere, substanzielle Aspekt, der sich absetzte und die Erde bildete. Im Wesentlichen ist dies die Beschreibung der Geburt von *yīn* und *yáng*. So wurde *qì* als das grundlegendste Element aller existierenden Dinge interpretiert.

Die fundamentale Natur des *qì* ist daher die Manifestation der Transformation, die mit der Transformation von Wasser in Wasserdampf verglichen werden kann. *Qì* besitzt zwei wesentliche Charakteristika: *yīnqì* und *yángqì*. Diese beiden unterteilen sich dann weiter gemäß den Prinzipien von *yīn* und *yáng*. *Qì* ist nicht so sehr eine Substanz, sondern wird eher als transformative Manifestation der natürlichen Prozesse verstanden. Berücksichtigt man aber, wovon sich das Konzept von *qì* ableitet, so wird klar, dass es auch einen substanziellen

Aspekt besitzt, obwohl diese substanzielle Natur vergänglich ist, wie der Dampf, der die Wolken bildet.

Eines muss im Zusammenhang mit dem Wort *qì* unbedingt berücksichtigt werden: Für den Chinesen ist *qì* ein lebenswichtiger Bestandteil aller Dinge. Ja, es wäre nicht übertrieben zu sagen, dass vom traditionellen chinesischen Standpunkt aus alles, was erlebt oder erfühlt werden kann, eine Manifestation von *qì* darstellt. Natürlich kommt dem Konzept von *qì* in der chinesischen Medizin eine ebensolche Bedeutung zu. Ein Arzt, der chinesische Medizin praktiziert, befasst sich zuallererst mit dem *qì* des Patienten. Bewegt es sich natürlich und so, wie es soll? Sind die *yīn*- und *yáng*-Aspekte ausgeglichen? Mit anderen Worten: Erfreut sich der Patient guter Gesundheit? Denn Gesundheit ist nach dieser Definition nichts anderes als das Gleichgewicht von *yīn* und *yáng*, wie es sich im frei fließenden, harmonischen Kreislauf des *qì* im Körper/Geist und Leben des Patienten manifestiert.

Natürlich ließe sich noch viel mehr über *qì* sagen. Im letzten Kapitel dieses Buches werden wir die verschiedenen Aspekte von *qì* im Körper unter dem Gesichtspunkt ihrer Bedeutung in der chinesischen Medizin darstellen.

Die Theorie von *yīn* und *yáng*

Die *yīn-yáng*-Theorie ist eine der ältesten Lehren der chinesischen Kultur und eine der «chinesischsten». Ihre Ursprünge sind nicht mehr nachvollziehbar. Die Worte *yīn* und *yáng* waren ursprünglich piktografische Repräsentationen der schattigen beziehungsweise der sonnenzugewandten Seite eines Berges oder Hügels. Sie dienten zur Darstellung zweier Urkräfte, der letzten Bestandteile des Universums und aller in ihm enthaltenen Dinge. Als solche bildeten sie die Grundelemente einer rein chinesischen naturalistischen Philosophie, die die Vorläuferin jener philosophischen Strömung war, die heute als Daoismus bekannt ist. Sie stellen den wichtigsten Ausgangspunkt für daoistische und andere typisch chinesische philosophische Konzepte dar.

Yīn und *yáng* waren bereits im ältesten chinesischen Text, dem *Yìjīng*, voll ausgereifte Konzepte. Ihre einfachste und unmittelbarste

Repräsentation finden wir in dem als *tàijítú* bekannten Diagramm. Über Generationen hinweg haben chinesische Denker ausgehend von diesen beiden Konzepten eine umfassende Beschreibung des Kosmos und der menschlichen Angelegenheiten entwickelt. Aber obwohl sie eine reichhaltige Literatur zu diesem Thema produzierten, tendierten Gelehrte und Schriftsteller dazu, eindeutige Definitionen von *yīn* und *yáng* zu vermeiden. Daher stoßen wir sowohl in klassischen als auch in zeitgenössischen Werken auf Ausdrücke wie «Geheimnis» oder «Wunder», ja, manchmal wird diesen beiden Prinzipien sogar eine religiöse Verehrung zuteil. Um aber die theoretische Struktur der chinesischen Medizin erfassen zu können, müssen wir uns trotz allem mit der Bedeutung dieser Begriffe auseinander setzen, denn die gesamte chinesische Medizin baut auf dem Fundament der *yīn-yáng*-Theorie auf.

tàijítú

Wenn wir die Frage «Was ist *qì*?» stellen, dann werden manche antworten, es resultiere aus dem Zusammenspiel von *yīn* und *yáng*. *Yīn* und *yáng* mischen sich, und es entsteht *qì*. Vielleicht wäre es besser zu sagen, dass das Potenzial, das sich bildete, als sich *yīn* und *yáng* zu Beginn der Existenz trennten, das *qì* hervorbrachte. Wenn wir dann die nächste Frage stellen – «Was ist das allgemeine Ziel eines Arztes der chinesischen Medizin?» –, werden viele antworten, dieses Ziel bestehe darin, ein Gleichgewicht zwischen *yīn* und *yáng* herzustellen. Ein Arzt muss dieses Gleichgewicht wieder herstellen, wenn es gestört ist, und er muss den Patienten dann anleiten, seinen Lebensstil so zu verändern, dass dieses Gleichgewicht aufrecht erhalten werden kann.

Der ganzen *yīn-yáng*-Theorie liegt das Konzept des Geheimnisvollen zu Grunde. Das Mysterium von *yīn* und *yáng* könnte man als das Herz bezeichnen, das in der Brust der chinesischen Medizin schlägt. In dem daoistischen Klassiker *Dàodéjīng* finden wir folgende auf der mystischen Mathematik des alten China fußende Aussage:

65

dào shēng yī	Das Dao bringt Eins hervor;
yī shēng èr	Eins bringt Zwei hervor;
èr shēng sān	Zwei bringt Drei hervor;
sān shēng wàn wù.	Drei bringt die zehntausend Dinge (alles) hervor.

Yīn und *yáng* werden oft als Gegensätze oder einander ergänzende Gegensätze beschrieben. In Kategorien westlichen Denkens ist die Vorstellung von einander entgegengesetzten Kräften eine sehr machtvolle, die in den religiösen, moralischen und ethischen Konzepten von Recht und Unrecht oder Gut und Böse mitschwingt. Wir müssen daher vorsichtig sein, wenn wir einen Vergleich zwischen diesen westlichen Paradigmen und der Lehre von *yīn* und *yáng* anstellen. Obwohl es stimmt, dass *yīn* und *yīng* als Gegensätze gedacht werden, beschreibt dies nur einen Aspekt eines viel komplexeren Beziehungsmusters. Das eine nährt und fördert das Wachstum des anderen; sie kontrollieren einander; sie stützen einander; sie durchdringen einander; sie koexistieren immer und überall. Wenn man sie lediglich als entgegengesetzte Kräfte interpretiert, übersieht man die Bedeutung, die den anderen vielfältigen Interaktionen zukommt.

Wenn Studenten ihre Lehrer zu diesem Thema befragen, erhalten sie oft nur sehr unbefriedigende Antworten. Je länger und eingehender sie sich mit der Materie beschäftigen, desto klarer wird ihnen aber, dass man immer weniger über *yīn* und *yáng* sagen kann, je mehr man darüber weiß. Vielleicht gibt eine unendlich große Menge an Information über *yīn* und *yáng*. Aber letzten Endes werden uns doch immer die Worte des Laozi in Erinnerung bleiben:

| *Dào kě dào fēi cháng dào* | Das Dao, das als Dao beschrieben werden kann, ist nicht das ewige Dao. |

Der Name, den wir kennen, ist nicht der ewige Name. Wer tiefer in das Geheimnis von yīn und *yáng* eindringen will, muss sich auf einen steinigen Weg gefasst machen, der ihn auf eine lohnende Reise führt.

2 Volksglauben, Mythen und Sitten

Wir sind die Kinder des Drachen.

Altes chinesisches Sprichwort

Am Anfang war das Wort.

Genesis

Was wissen wir wirklich über die Menschen früherer Zeiten, über ihre traditionellen Vorstellungen und Praktiken? Alles, was wir wissen können, ist in mündlich und schriftlich überlieferten Geschichten enthalten und erlaubt uns kleine Einblicke und Eindrücke. In Kapitel 4 werden wir uns mit verschiedenen Aspekten der literarischen Tradition und ihrer Funktion bei der Übertragung alten Wissens beschäftigen.

Wenn wir uns im Folgenden dem Volksglauben, den Mythen und den Sitten zuwenden, dann suchen wir einen Hinweis darauf, wie das chinesische Volk die grundlegendsten Fragen des Lebens beantwortet hat. Wer sind wir? Woher kommen wir? Was tun wir hier? Was ist unsere Bestimmung? Solche Fragen und die dazugehörigen Antworten bilden die Basis der Kultur aller Völker.

Eines der Probleme, das sich beim Studium dieses Materials stellt, liegt darin, dass wir Vorstellungen falsch interpretieren, weil wir davon ausgehen, dass sie Vorstellungen entsprechen, wie wir sie aus unserem eigenen kulturellen Kontext kennen. Wir glauben zum Beispiel, dass das chinesische Konzept von *qì* sich auf etwas Grundlegendes, Universelles beziehen muss. Auf Grund dieser Annahme bemühen wir uns, äquivalente oder analoge Konzepte in unserem eigenen kulturellen Erbe zu finden. Das Problem ist: Wir finden sie, egal, ob sie existieren oder nicht.

Diese Behauptung mag sehr seltsam klingen. Genau das ist aber mit dem Konzept des *qì* passiert. Viele haben versucht, dieses Wort zu übersetzen, und manche Texte beschreiben *qì*, die Art und Weise, es zu kultivieren, und die Rolle, die es in der chinesischen Medizin und in den Kampfkünsten einnimmt, als könnte es in Analogie zu Ideen gesetzt werden, die aus unserem westlichen Bezugsrahmen übernommen wurden.

Wir haben uns für den diametral entgegengesetzten Ansatz entschieden. Wir beginnen mit der Annahme, das *qì* – wie auch viele andere Basiskonzepte der chinesischen Medizin – keine Entsprechung in der westlichen Vorstellungswelt hat. Das heißt jedoch nicht, dass diese Vorstellungen für einen westlichen Menschen völlig unverständlich wären. In Wirklichkeit sind sie einem Westler genauso oder genauso wenig zugänglich wie einem Chinesen – auch chinesische Studenten müssen sich intensiv mit dem Begriff *qì* befassen, um ihn wirklich verstehen zu können. Allerdings laufen Letztere nicht Gefahr, den Begriff *qì* mit Worten gleichzusetzen, die wenig bis gar nichts mit dessen traditioneller Natur und Funktion zu tun haben.

Wir haben uns also entschieden, diese Haltung einzunehmen, um genau dieser Falle auszuweichen. Wir tun es nicht, weil wir die chinesische Medizin und Kultur in den Himmel heben wollen, sondern weil es uns diese Haltung erlaubt, Unterschiede herauszuarbeiten und einen Weg zu einem neuen intellektuellen Territorium zu erschließen. Und wir hoffen, dass wir jenen, die bereits Zugang zu dem großen Schatzhaus der chinesischen Medizin gefunden haben, weiterhelfen können.

Es gibt zahlreiche Ähnlichkeiten zwischen den verschiedenen traditionellen Künsten und Disziplinen des alten China. Wir könnten diese Gemeinsamkeiten auf mehrere Arten beschreiben, doch wir haben uns für eine «organische» Annäherung entschieden. Wir teilen die Ähnlichkeiten in Kategorien ein, die den wesentlichen Ingredienzen der meisten chinesischen kulturellen Manifestationen entsprechen. Dabei handelt es sich um einen Fundus kollektiver Vorstellungen, der in der chinesischen Kultur seinen Ausdruck zu suchen scheint.

Dieser Fundus von gemeinsamen Elementen bildet als Ganzes genommen die «Wurzel», die lebendige Essenz der Kultur in China. Im Wesentlichen kann man diese Wurzel gleichsetzen mit dem Konzept von *qì*. Das Material in den folgenden Abschnitten stellt die Zweige dar, die dieser Wurzel entstammen. Indem wir die Zweige untersuchen und dem Fluss des *qì* folgen, das diese Zweige miteinander verbindet, können wir diese Wurzel gewahr werden. Dieses Gewahrsein ist unerlässlich, wenn wir die Grundlage der chinesischen Medizin verstehen wollen, denn schon Konfuzius schrieb in *Dàxué* («Das Große Lernen»): «Wenn Verwirrung an der Wurzel herrscht, dann kann nichts wohl geordnet sein.»

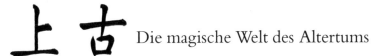 ## Die magische Welt des Altertums

Lange vor der Aufzeichnung historischer und anderer Ereignisse – also in der Ferne der Vorgeschichte – waren in China schon kulturelle Bilder herausgebildet. Wir trafen einmal einen Archäologen, der Knochen aus der Prä-Shang-Zeit (vor 1600 v. Chr.) studierte, die hieroglyphenartige Inschriften trugen. «Ich mag dieses alte Zeug», erklärte er uns bei einem Bier auf dem Balkon der heute bereits nicht mehr existierenden, damals aber berühmten Reggae Bar in Chengdu, «weil ich mich nicht mit der Sprache herumschlagen muss. Es gibt da keine Worte, nur Gegenstände und Bilder.»

Was diese hieroglyphenartige Inschriften vermitteln, ist das Bild einer primitiven, ursprünglichen und kraftvollen Welt. Es war eine Welt, in der Geister und Dämonen frei mit den Menschen interagierten, in der keine sichtbare Barriere zwischen Menschheit und Natur bestand. Die frühen Chinesen begriffen sich selbst als Begünstigte der Natur, in der sie lebten. Sie waren der Spielball unzähliger natürlicher und übernatürlicher Kräfte, die in einem endlosen, zyklischen Kampf gefangen waren. Einige dieser Kräfte waren wesentlich stärker als der Mensch, andere standen unter der Kontrolle der Menschen, wieder andere waren verdächtig ruhig und sanft, um dann plötzlich ihre überwältigende und todbringende Seite zu zeigen.

In dieser fernen Vergangenheit gab es eine Gruppe von Menschen – sowohl Männer als auch Frauen –, von denen man glaubte, sie würden über spezielle Kräfte verfügen, die es ihnen erlaubten, zwischen Menschen, Geistern, Göttern und Dämonen zu vermitteln. Die Chinesen nannten solche Menschen *wū*. Dieses Wort kann auf unterschiedliche Weise übersetzt werden, wobei jede westliche Vokabel immer nur eine Teilbedeutung des chinesischen Begriffs abdeckt. Wie so oft braucht man mehrere Sätze, um die Bedeutung dieses einen Zeichens vermitteln zu können. Man könnte von «Magiern», «Zauberern», «Hexen», «Hexern», «Geisterbeschwörern» sprechen.

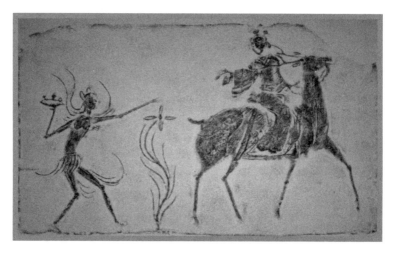

Steinabreibung von einem Relief auf einem Grab aus der Han-Dynastie, die eine *wū* (Shamanin) zeigt, die eine Kräutermedizin für einen Prinzen (die Seele) zubereitet, um ihn auf seiner Reise zu unterstützen

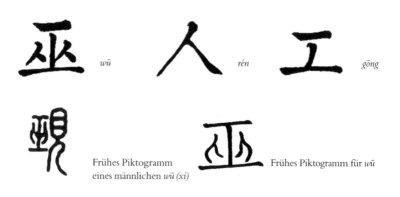

wū   *rén*   *gōng*

Frühes Piktogramm   Frühes Piktogramm für *wū*
eines männlichen *wū (xí)*

Untersucht man das Zeichen *wū* etwas genauer, kann man einiges über das Wesen und die Funktion jener herausfinden, die diesen Namen trugen. Das Zeichen besteht aus dem Zeichen *gōng*, das «Arbeit» bedeutet, plus dem Zeichen *rén*, das auf beiden Seiten von *gōng* wiederholt wird. Es gab zwei Zeichen: das oben angeführte für eine weibliche *wū* und ein anderes für einen männlichen *wū*. Das Zeichen für einen männlichen *wū* beinhaltete auch das Zeichen *jiàn*, das «sehen» bedeutet. In diesen beiden Zeichen – und auch in vielen anderen – kann der obere horizontale Strich als das, was oben ist, interpretiert werden, das heißt als Himmel. Der untere horizontale Strich entspricht dem, das unten ist, also der Erde. Als «Summe» des Zeichens ergibt sich demnach «zwei Menschen arbeiten, um Himmel und Erde zu verbinden». Nach dem ältesten chinesischen Wörterbuch, dem *Shuōwén jiězì*, entwickelte sich das Zeichen aus dem Abbild eines frühen Tänzers, der ein Gewand mit langen Ärmeln trug, und symbolisierte die Tanzrituale, die diese frühen Heiler bei ihrer «Arbeit» aufführten.

Das Reich der Menschen liegt zwischen Himmel und Erde, und die *wū* waren im Stande, mit unsichtbaren Geistern im Himmel, auf der Erde oder im Körper der Menschen zu kommunizieren und deren Bewegungen und Veränderungen zu interpretieren. Im Zuge der Entwicklung der Zivilisation erlangten die *wū* ungeheuren Einfluss. Es entstanden Machtinstitutionen, und Könige und Herrscher weigerten sich, ohne den Rat ihrer Magier und spirituellen Führer zu handeln. Sie zogen sie bei militärischen Fragen hinzu und wandten sich an sie, wenn es darum ging, neue Entwicklungen einzuleiten. Sie konsultierten sie sogar, wenn sie sich für eine bestimmte Kleidung zu einem bestimmten Anlass entscheiden mussten, oder wollten von ihnen wissen, ob es opportun sei, den Hof zu verlassen.

Dies zeigt, dass diese Geisterbeschwörer im Leben der frühen Chinesen eine ganze Reihe von Funktionen übernahmen. Sie waren Orakel, Weise, Richter und Heiler. Sie waren die Bewahrer der Weisheit, deren Macht das Weltliche überstieg. Die Menschen vertrauten ihnen ihre Gesundheit, ihr Schicksal, ihr Leben an. Kurz: Sie waren zu einer Zeit, in der die chinesische Medizin noch in den Kinderschuhen steckte, die ersten Ärzte. Man sprach den *wū* die Macht zu, jene Einflüsse, die Krankheiten und andere Formen des Leidens bewirkten, mildern zu können. Daher wurden sie auch *wūyī* genannt, wobei *yī* «Medizin» oder «Arzt» bedeutet.

Der *wū* arbeitete mit der Kraft, die Gegenständen, Worten und Menschen innewohnt; sie bedienten sich der Stärke der Natur, um zu heilen. Sie sangen, tanzten und flehten die bösen Geister an, einen kranken Patienten zu verlassen. Sie vertrieben die Krankheit bringenden Teufel, indem sie machtvolle geheime Worte aussprachen. Da sie zwischen den Menschen und natürlichen sowie übernatürlichen Kräften standen, die in frühen Zeiten kaum unterschieden wurden, fungierten sie als Kanäle für Einflüsse, die das Verständnis und die Kontrolle des Menschen überstiegen.

Diese frühen Ärzte machten sich die implizite Macht von Worten zunutze, um ihre magische Medizin zu betreiben. Wortmagische Traditionen sind nichts rein Chinesisches, aber in China sind derartige Traditionen besonders ausgeprägt. Dies erklärt sich aus der Natur der Sprache selbst sowie der Rolle, die Worte spielen, und daraus, wie sie benutzt werden, um Information einzufangen und zu kristallisieren. Wissen ist letztendlich Macht. In der chinesischen Kultur war die Fähigkeit, die Sprache zu seinen eigenen Gunsten zu manipulieren, von jeher extrem wichtig – was sich auch heute noch in der Bewunderung niederschlägt, die die Chinesen für Schriftsteller und Dichter hegen.

Die Wurzeln der chinesischen Medizin stecken in einem Boden, der dicht besät ist mit primitiven Traditionen, abergläubischen Überzeugungen und Missverständnissen hinsichtlich der Natur und der Rolle, die der Mensch darin spielt. Im Laufe der Jahrhunderte jedoch verfeinerten sich diese Ängste und Verwirrungen allmählich zu einer klaren, außergewöhnlich scharfsinnigen Wahrnehmung der Kräfte, die in den drei Reichen von Himmel, Erde und Menschheit am Werke sind. Es kristallisierte sich heraus, was zum primären Ziel der medizinisch Praktizierenden werden sollte: die Herstellung einer Harmonie zwischen diesen drei Reichen.

Die chinesische Medizin ist nach wie vor aufs Engste mit ihren ältesten Wurzeln verbunden. In ihren Theorien finden sich immer noch primitive Vorstellungen, und es gelingt ihr auch, deren Potenzial nutzbar zu machen. Sie bilden einen pragmatischen, höchst effektiven Wissenskorpus, der sich im Laufe der Jahrhunderte verdichtet und

Techniken zur Bewahrung der Gesundheit der Menschen entwickelt hat. Im wörtlichen und im übertragenen Sinn erwuchs die chinesische Medizin aus jenen frühen Nebeln, die die Chinesen als *qì* bezeichnen, ebenso freilich aus den Mythen, die die Entstehung der Welt beschreiben.

Die Entstehung der Welt

So wie ein Kind wissen will, woher es kommt, so wollen auch die Kulturen der Welt wissen, wo sie ihren Ursprung haben. Jede Kultur hat ihre traditionellen Erklärungen und Erzählungen in Bezug auf die Entstehung der Welt. Wenn diese Traditionen wachsen und an Einfluss gewinnen, stärken sie ihre Hegemonie, indem sie einen Stammbaum, eine Ahnenkette, aufstellen. In religiösen Traditionen dient dieser Stammbaum als Verbindung zum Unsterblichen, zum Ewigen und Himmlischen. Gläubige erhalten daher eine Erklärung, die die Fragen «Wo?», «Wann?» und «Warum?» insofern beantwortet, als sie auf einen einzigen, ersten Ursprung verweist.

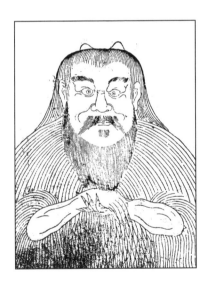

Holzschnitt von Sancai Tuhui (1628 bis 1644), der Pán Gǔ zeigt (mit freundlicher Genehmigung der Harvard-Yenching Library, Harvard University)

73

Die Chinesen verfügen über eine große Anzahl solcher Mythen und Erzählungen. Am bekanntesten und «chinesischsten» ist wahrscheinlich die Geschichte von Pán Gǔ. Wir geben sie hier so wieder, wie sie von alters her überliefert wurde.

Vor dem Anfang der Welt war alles in ein riesiges Ei gepackt. Der gesamte Kosmos, alle Materie, Energie, Raum, Zeit, Zahlen – alles war in diesem Ei enthalten. Es war so voll gestopft, dass die Dinge nicht mehr voneinander getrennt werden konnten. Es wäre nicht möglich gewesen, ein Ding von einem anderen zu unterscheiden. Die Substanz, die dieses Ei ausfüllte, wurde *yuánqì* genannt. Dieses Wort kann auf unterschiedliche Weise übersetzt werden, wobei jeweils eine Bedeutungsschicht wiedergeben wird. Seine Urbedeutung ist jedoch «ursprüngliches *qì*».

In diesem Ei befand sich auch der Riese Pán Gǔ. Da ein Zustand herrschte, in dem nichts außer dem Ei und Pán Gǔ existierte, langweilte sich der Riese. Frustriert und voller Ungeduld, zerbrach er das Ei. Zuerst erschien ein Arm, dann ein Bein, dann der andere Arm und das andere Bein und schließlich war der Babyriese Pán Gǔ geboren, womit er eine Linie begründete, in der das Volk, das diese Geschichte erzählt, seinen Ursprung haben sollte.

Als er inmitten des zerbrochenen Eis und des ausströmenden *yuánqì* stand, begann sich das ursprüngliche *qì* zu teilen. Die leichteren Teile stiegen auf und bildeten den Himmel. Die schwereren, dichteren Teile sanken ab und bildeten die Erde. Pán Gǔ stand zwischen Himmel und Erde. Wo er ging, entstanden Täler. Während er durch das neue Universum wanderte, verwandelte sich sein Schweiß in Flüsse, Seen und große Meere. Aus seinen Körperhaaren bildeten sich Wälder. Die Maden, die aus dem Körper des Riesen zu Boden fielen, wurden zu Menschen.

Diese Geschichte, die der Menschheit einen wenig respektablen Ursprung zuweist, enthält Elemente, die wichtig für das Verständnis der Theorie der chinesischen Medizin sind, da sie den Ursprung des *qì* beschreiben. Wenn man die Sprache des Mythos durch die abstrakten Begriffe der zeitgenössischen chinesischen Medizin übersetzt, dann wird hier geschildert, wie *yīn* und *yáng* ihren ursprünglichen Zustand einbüßten und im ersten Moment des Seins, also in dem Augenblick, in dem Pán Gǔ die Schale des kosmischen Eis sprengte, ein komplexes Muster von miteinander in Beziehung stehenden Aktivitäten entwickelten. Dies bringt eine in den klassischen Schriften über *tàijíquán* häufig auftauchende Wendung zum Ausdruck: «*Tàijí* kommt von *wújí* und ist die Mutter von *yīn* und *yáng*.» *Tàijí* heißt so viel wie «letzte Grenze» oder «Grenzen der Existenz». *Wújí* bedeutet «grenzenlos» oder «Unendlichkeit». Die Existenz von *qì* in der Welt, in der Atmosphäre und in den Kanälen und vernetzten Gefäßen ist direkt mit der ursprünglichen Unterscheidung von *yīn* und *yáng* verbunden. Alles Geschaffene resultiert aus dieser kosmologischen Evolution vom Grenzenlosen zu den festlegenden Beziehungen von *yīn* und *yáng*. Eine der größten Erkenntnisse der daoistischen Philosophie (die wir in den folgenden Kapiteln genauer beleuchten werden) ist die Anerkennung von *qì* als drittem Element in der kosmologischen Formel. Vom medizinischen Standpunkt aus sind solche Einsichten von entscheidender Bedeutung.

Wir beginnen, diese Implikationen zu verstehen, wenn wir Ärzte der traditionellen Medizin fragen, was sie mit ihrer Behandlung erreichen wollen. Wir hören dann immer, dass sie ein Gleichgewicht zwischen *yīn* und *yáng* herstellen und das *qì* des Patienten harmonisieren wollen. Dies bedeutet nicht, dass sie *yīn* und *yáng* in einen ursprünglichen, undifferenzierten Zustand zurückführen wollen, sondern dass die dynamische Balance von Substanz (*yīn*) und Funktion (*yáng*) im Körper gestört und die tolerierbare Grenze überschritten ist und dass der Arzt durch die Anwendung der Prinzipien von *yīn* und *yáng* versucht, dieses Ungleichgewicht zu beseitigen. Krankheit resultiert aus Extremen, und die Intervention eines Arztes nach den Prinzipien der Traditionellen Chinesischen Medizin reflektiert in einem gewissen, wenn auch nur mehr schwach erahnbaren Sinn den Schöpfungsmythos des Pán Gǔ.

Vom medizinischen Standpunkt aus betrachtet ist ein weiterer wesentlicher Aspekt der Geschichte von Pán Gǔ die Schaffung der Wasserwege und anderer geomorphologischer Gegebenheiten. Die Bilder des Mythos spiegeln sich im Konzept der *jīngluò* (der Kanäle und vernetzten Gefäße beziehungsweise der Leitbahnen) wider, die den gesamten menschlichen Körper durchziehen, *qì* in jeden Teil des Körpers transportieren und jeder Funktion zugänglich machen. Im

Grunde sind die mythisch geschaffenen irdischen Wasserwege und die an Wasserwege erinnernden Kanäle des *qì* nichts als einander reflektierende Spiegelbilder. Im Mythos hinterlässt das Gewicht des Körpers des Riesen seine Spuren in der Gestalt der Erde. In der Theorie der *jīngluò* ist es das auf einer symbolischen, zyklischen Reise durch diese Kanäle ins Meer fließende *qì*, das sowohl Funktion als auch Form des menschlichen Körpers bestimmt.

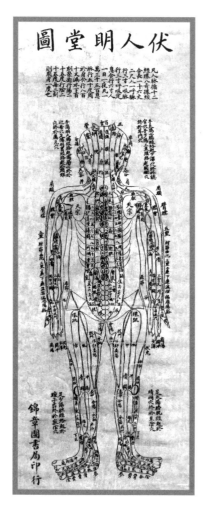

Diagramm von 1914, das in Rückenansicht die Zirkulation des *qì* durch die *jīngluò* zeigt

Im Chinesischen werden die *jīngluò* und einige auf ihnen liegende Akupunkturpunkte in Analogie zu fließendem Wasser beschrieben. Man unterscheidet Brunnen-, Quell-, Fluss- und Meerespunkte, und es gibt eine Reihe anderer Punkte, deren Namen gewisse Aspekte der natürlichen Umgebung widerspiegeln. Dies macht deutlich, an welchem Referenzrahmen sich die Medizintheoretiker des alten China orientierten, die den menschlichen Körper als mikrokosmisches Abbild des gesamten Universums begriffen. Der Körper wird hier als ein System gesehen, das analog der Welt ist, in der er lebt. Er hat seine Täler und Schluchten, Hügel, Flüsse und windgepeitschten Orte. Außerdem erkannte man im Körper verschiedene Strukturen, die in ihrer Form und/oder Funktion Elementen aus der Umgebung des Menschen ähnelten: Speicher, Schatzkammern, Märkte, Städte und Straßen.

Wir können hier nicht alle Begriffe und die Phänomene, auf die sie sich beziehen, auflisten. Uns geht es einfach darum, zu zeigen, dass die chinesische Auffassung von der Struktur und der Funktion des Körpers, das heißt des Lebens an sich, ein vollkommen integriertes, ganzheitliches Bild oder Muster von Bildern darstellt. Mit «Bild» meinen wir hier eine ästhetische Wahrnehmung, ein holistisches Bild des Universums. Das folgende Zitat von Sun Simiao aus der Tang-Dynastie, einem der am meisten verehrten Ärzte Chinas, illustriert diese Bilder-Muster, die die chinesische Imagination ausmachen.

Zwischen Himmel und Erde ist die Menschheit das Kostbarste.
Der Kopf des Menschen ist rund – ein Symbol der Gestalt des Himmels.
Der Fuß ist eckig – ein Symbol der Gestalt der Erde.
Der Himmel hat vier Jahreszeiten; der Mensch hat vier Gliedmaßen.
Der Himmel kennt fünf Phasen; der Mensch hat fünf innere Organe.
Der Himmel hat sechs Extreme [d. h. oben, unten, Norden, Süden, Osten und Westen]; der Mensch hat sechs Eingeweide.
Der Himmel hat acht Winde [d. h. Winde, die aus den acht Himmelsrichtungen blasen]; der Mensch hat acht Hauptgelenke.
Der Himmel hat neun Sterne; der Mensch hat neun Körperöffnungen.

Der Himmel hat zwölf Zeitspannen; der Mensch hat zwölf Kanäle. Der Himmel hat 24 Sonnenjahreinteilungen; der Mensch hat 24 *shù*-Punkte [Punkte, die beiderseits entlang der Wirbelsäule liegen und besonders zum Mobilisieren des *qì* des entsprechenden inneren Organs geeignet sind].
Der Himmel hat 365 Grad; der Mensch hat 365 Knochen und Gelenke.
Der Himmel hat Sonne und Mond; der Mensch hat die Augen.
Der Himmel hat Tag und Nacht; der Mensch hat Wachen und Schlafen.
Der Himmel hat Donner und Blitz; der Mensch hat Freude und Zorn.
Der Himmel hat Regen und Tau; der Mensch hat Tränen und Rotz.
Der Himmel hat *yīn* und *yáng*, der Mensch hat Kälte und Hitze.
Die Erde hat Quellen und Wasser; der Mensch hat Blut und Gefäße.
Die Erde hat Gras und Holz; der Mensch hat Haare auf dem Kopf und am Körper.
Die Erde hat Metall und Steine; der Mensch hat Zähne.

Wir gehen deshalb so genau auf diese Bildwelt ein, weil wir damit zeigen wollen, welche Bedeutung einer einfachen Aussage wie «Die chinesische Medizin ist holistisch» tatsächlich zukommt. Die chinesische Medizin geht von einer grundlegenden Annahme aus: Die Menschen sind ein mikrokosmisches Abbild des gesamten Universums. Vor diesem Hintergrund sehen wir in der Geschichte von Pán Gǔ und dem kosmischen Ei nicht bloß den Mythos von der Geburt des Universums, sondern vor allem auch die Entstehung einer Reihe universeller Bilder, die das gesamte kulturelle Gewebe Chinas durchziehen und die Phantasie, die Sprache, die Theorie und letztlich auch die medizinischen Substanzen und Praktiken der alten wie der modernen chinesischen Ärzte beseelen.

Ein Bild nimmt dabei eine zentrale Stellung ein: das des *qì*. Die Transformation des ursprünglichen *qì* in das *qì* von Himmel und Erde ist eine Vorstellung, die die gesamte theoretische Infrastruktur der chinesischen Medizin prägt. Die Existenz des ursprünglichen *qì* in seinem frühesten Stadium bedeutete, dass alle Dinge eins waren. Das *qì* von *yīn* und *yáng* bewahrt dieses verbindende, einigende Potenzial. Für chinesische Philosophen und Medizintheoretiker diente das Konzept von *qì* zur Erklärung praktisch aller Naturphänomene. Sie sahen *qì* überall: in der Bewegung der Sterne genauso wie in der Nahrung, die sie zu sich nahmen.

 ## Ernährung

> Wenn es irgendetwas gibt,
> das uns wirklich am Herzen liegt,
> dann ist es weder die Religion
> noch die Weisheit, sondern das Essen.
>
> *Lin Yutang*

Bei unseren Recherchen für dieses Buch verbrachten wir viel Zeit damit, Menschen einfach zuzuhören. Die Geschichten und Beobachtungen, die Philosophien und Weisheiten, die Gefühle und Haltungen, die wir dabei kennen lernten, bildeten eine ständig wachsende Matrix an Information, die es uns erlaubte, unser Verständnis zu vertiefen. Ein Bekannter erzählte die folgende Geschichte über die Einstellung der Chinesen zum Essen.

Als ich das erste Mal nach China kam, arbeitete ich als Englischlehrer in einer Mittelschule. Das erste große Bankett, das ich miterlebte, fand anlässlich eines Empfangs des Direktors des städtischen Bildungskomitees statt. Er war ein freundlicher Mann in den Vierzigern, der ein bisschen Englisch sprach. Wir saßen nebeneinander, während reizende junge Damen das Essen servierten. Eine köstliche Spezialität nach der anderen wurde aufgetragen, wie ich es mir bei meinen zahlreichen Besuchen chinesischer Restaurants in den Vereinigten Staaten nie hätte träumen lassen, und darüber sprach ich jetzt mit meinem Sitznachbarn.

Gegen Ende des Essens hob der Gastgeber sein Glas zum x-ten Mal, und statt einen Toast zu sprechen, gab er mir zwei Ratschläge, die ich nie vergessen werde.

«Erstens», sagte er, als er sein Glas sinken ließ, um zu mir sprechen zu können, «pass auf, wenn du Rad fährst.»

Ich dankte ihm und wollte schon einen Schluck nehmen, als er mich leicht am Arm berührte und mich bat zu warten.

«Zweitens», fuhr er mit einigem Kopfnicken fort, «wenn du uns Chinesen verstehen willst, dann achte darauf, wie wir essen!»

Daraufhin leerten wir unsere Gläser und machten uns an das eben aufgetragene Gericht. Ich glaube, es waren Rindersehnen in einer schwarzen Bohnensoße – einfach köstlich.

Es gibt eine andere, weit verbreitete Geschichte, die den Stellenwert der Ernährung in der chinesischen Medizin unterstreicht. Viele Ausländer sind überrascht, wenn sie bei einem Essen erfahren, welches Gericht welche Krankheit oder welchen medizinisch relevanten Zustand beeinflussen oder bessern kann. «Alles, was sie mir zu essen geben, ist eine Art Medizin!», meinte einmal ein Geschäftsmann nach seinen ersten Wochen in Hongkong. Die Chinesen betrachten das Essen tatsächlich nicht nur als Mittel zum Stillen des Hungers und als

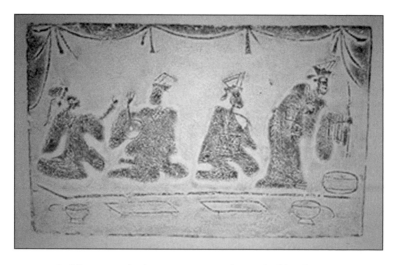

Auf dieser Steinabreibung von einem Relief aus der Han-Dynastie, das ein Bankett darstellt, sind stilisierte Gesten zu erkennen, die die Verehrung symbolisieren, die Chinesen dem Essen entgegenbringen.

Annehmlichkeit ob des vorzüglichen Geschmacks, sondern auch als Präventivmaßnahme gegen Krankheiten. Ernährungstherapie ist in China eine alte Disziplin, und in allen Chinatowns auf der Welt gibt es vorzügliche Restaurants, in denen medizinische Kost serviert wird.

Die Beziehung zwischen Essen und Kräutern mag einigen klar erscheinen, für andere wiederum völlig unverständlich sein. In der chinesischen Medizin gibt es jedenfalls folgendes Sprichwort: «Medizin und Essen entspringen derselben Quelle.» Auf Grund ihrer täglichen Erfahrung mit Nahrungsmitteln kategorisierten die Chinesen des Altertums die Geschmäcke sowie das Wesen von medizinischen Substanzen und von Nahrungsmitteln nach ein und denselben Richtlinien. Mild schmeckende Pflanzen wurden regelmäßig als Nahrungsmittel konsumiert. Solche mit intensivem Geschmack und stärkerer Wirkung wurden als Arzneien betrachtet. Sogar die Entdeckung der einfachsten Art und Weise, chinesische Kräuter einzunehmen – als Tee oder Suppe –, geschah in den damaligen Küchen. Kräuter, die täglich beim Kochen verwendet werden – Ingwer, Knoblauch oder Zwiebeln, um nur einige zu nennen –, finden sich oft auch in Arzneimitteln. Genauso sind aber Kräuter, die wegen ihrer medizinischen Eigenschaften gerühmt werden, ganz normale Bestandteile der chinesischen Küche.

Zum Beispiel wird ein Hühnchen, vor allem wenn es für ältere Menschen zubereitet wird, oft in einer Suppe mit Ginseng- oder Astralaguswurzel gekocht, da diese Kräuter als *qì*-Tonika gelten. Viele chinesische Gerichte enthalten die Frucht des chinesischen Bocksdorns, *gǒujǐzǐ*, die als Heilkraut geschätzt wird, das das *yīn* nährt. Diese kleinen roten Beeren werden oft gemeinsam mit einer ganzen Reihe anderer medizinischer Substanzen dem chinesischen Weißwein zugesetzt, so dass ein Glas Wein, zum Essen getrunken, einen wesentlichen Bestandteil einer gesunden Ernährung darstellt.

Die traditionelle Geschichte von der Erfindung der Kräutermedizin hilft uns zu verstehen, welche Beziehung zwischen Arznei- und Nahrungsmitteln besteht. Shennong, einer der drei mythischen Kaiser von China, der über 5000 Jahre alt geworden sein soll, wird als Gott des Ackerbaus verehrt. Nach der Legende kostete er hunderte von Pflanzen und konnte an ihrem Geschmack die Natur ihres *qì* und ihre medizinischen Eigenschaften erkennen.

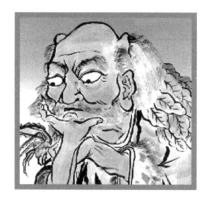

Shennong auf einem Gemälde von
Yoshio Manaka (ungefähr 1984)

Diese einfache, alte Geschichte enthält Elemente, die für ein tieferes
Verständnis wichtig sind. Die Tradition der Kräutermedizin entwickelte sich in China dank der besonderen Verbundenheit der Menschen mit
der Natur in einem langen Prozess von *trial and error* als ein wesentlicher
Aspekt des natürlichen Konsums landwirtschaftlicher Produkte.

Dies ist ein weit verbreitetes Phänomen. Überall haben Menschen
ein Wissen über die medizinischen Eigenschaften von Pflanzen entwickelt, die in ihrem Umfeld wachsen. In den Traditionen der chinesischen Medizin spiegeln sich die Ergebnisse einer tausende Jahre
umfassenden praktischen Erfahrung wider, die in höchstem Maße
verfeinert wurde. Es ist noch gar nicht so lange her, dass dieses Wissen
im Westen in Vergessenheit geraten ist. Heute erwacht in vielen westlichen Gesellschaften wieder das Interesse an der Beziehung zwischen
Pflanzen, Kräutern, Nahrungsmitteln, menschlicher Ernährung, Medizin und Wohlbefinden. Eben dieses Bewusstsein haben die Chinesen über Jahrtausende kultiviert und verfeinert.

Bereits in der Zhou-Dynastie (1066−770 v. Chr.) wurde die Position eines kaiserlichen Ernährungsfachmanns, eines *shíyī*, geschaffen,
und von dieser Zeit an hat es am Kaiserhof immer einen *shíyī* gegeben. Die Arbeit dieser Ernährungsspezialisten trug wesentlich zum
breiten Einsatz von Heilkräutern bei. Während der Zeit der Streitenden Reiche (475−221 v. Chr.) schrieb der berühmte Arzt Bian
Que:

Um Arzt zu sein, muss man den Ursprung einer Krankheit klar erkennen. [Man muss] wissen, welcher Teil des Körpers befallen ist, und ihn mit Nahrung behandeln. Wenn die Diät die Krankheit nicht heilen kann, dann verschreibe eine Kräuterrezeptur.

Auch das am meisten geschätzte Buch der chinesischen Medizin, «Des Gelben Kaisers Klassiker der inneren Medizin», gibt folgenden Rat: «Nimm Heilkräuter, um Krankheit zu eliminieren, und folge der Rezeptur mit einer Diät, die den Patienten nährt.» Durch diese Beispiele wird sehr deutlich, dass bei der Behandlung von Krankheiten nicht zwischen Ernährung und Medizin unterschieden wurde und nicht das akute Stadium von Krankheiten, sondern auch das Stadium der Rekonvaleszenz berücksichtigt wurde, in dem es vor allem gilt, den Genesenden zu nähren. In sämtlichen Dynastien der vergangenen 3000 Jahre wurden zahlreiche Werke zum Thema Nahrungsmitteltherapie verfasst. Sie dienen als Führer für alle, die den triebhaften Hunger nach Nahrung kontrollieren und harmonisieren wollen. Die chinesische Ernährungstradition liefert ein unschätzbares Wissen hinsichtlich der Eigenschaften und Funktionen einzelner Nahrungsmittel. Lange bevor es Theorien oder Techniken zur Herstellung von Arzneimitteln gab, griffen die Menschen auf dieses Wissen zurück, um ihre Essgewohnheiten zu beeinflussen und Symptome zu behandeln.

Natürlich fußt auch dieses Wissen auf dem Konzept des *qì*, dem wir im Mythos des Pán Gǔ begegnet sind: auf dem *qì*, das dem kosmischen Ei entwichen ist, dem *qì*, das alles Erschaffene nährt. Daher wurde die Beziehung zwischen den Menschen und der Nahrung, die sie zu sich nahmen, auch im Hinblick auf die Wirkweise des *qì* beschrieben. Essbare Pflanzen und Kräuter wurden nach Geschmack und *qì* eingeteilt. Dieses alte rudimentäre System der Klassifizierung der Kräuter überlebte bis heute in den Grundlagen der chinesischen Kräutermedizin.

Ehe und familiäre Verpflichtungen

Im traditionellen chinesischen Leben gibt es keine feierlichere Angelegenheit als eine Hochzeit. Wie in allen feudalen Gesellschaften dieser Welt war die Ehe eine soziale und politische Institution, die Macht und die Beziehungen zwischen Familien, Staaten und Nationen festigte. Aber auch wenn es um nicht so bedeutende Dinge ging, wurde die Ehe in China immer äußerst ernst genommen.

Traditionellerweise wurden Ehen von den Eltern der Braut und des Bräutigams arrangiert, manchmal Jahre im Voraus. Diese Arrangements wurden in der Regel ohne Rücksicht auf die Gefühle des Paares getroffen, weil eine Heirat sowohl im Ritual als auch in der Realität nicht nur dazu diente, eine neue Familieneinheit zu schaffen, sondern auch ein Grundmuster für die Entwicklung des familiären und sozialen Lebens darstellte. Diese Aspekte waren wesentlich wichtiger als die emotionale Seite. Indem Eltern für ihre Kinder eine passende Heirat arrangierten, sicherten sie ihre eigene Zukunft ebenso wie auch die der Kinder. Insofern galt die Ehe als unverletzliche soziale Institution, die auf keinen Geringeren als Fu Xi, einen der drei legendären Kaiser aus Chinas Vorgeschichte zurückging.

Die Grenzen der Ehe waren jedoch nicht so strikt definiert wie in modernen westlichen Kulturen, die Monogamie als zentral für eine Ehe betrachten. Im traditionellen China hing die Anzahl der Frauen, mit denen sich ein Mann verbinden konnte, allein von seiner Finanzkraft ab, nicht von religiösen oder philosophischen Glaubenssätzen. Der gesellschaftliche Brauch sah vor, dass ein Mann eine Hauptfrau und zahlreiche Konkubinen hatte. Ärmere konnten sich nicht so viele Frauen oder überhaupt nur eine leisten.

Unter den Frauen in reichen Haushalten herrschte eine hierarchische Ordnung, die den konfuzianischen Sinn für Pflichterfüllung und Verantwortung widerspiegelte. Die konkrete Pflichtenliste war zwar nicht endlos, aber doch erdrückend lang. Sie umfasste Dinge wie die Position, die man bei Tisch einnehmen durfte, die Rechte und Privilegien des Nachwuchses oder den Einfluss auf den männlichen Haushaltsvorstand. Dabei ist zu bedenken, dass solche Regeln, wie gesell-

schaftliche Einengungen überall auf der Welt, oft nicht (strikt) eingehalten, jedoch nie ganz aufgegeben wurden.

Es ist eine der Ironien des zeitgenössischen China, dass «Vielehen»
(die offiziell nicht mehr anerkannt werden) wieder an Boden gewinnen, da immer mehr chinesische Männer über genügend finanzielle
Ressourcen verfügen, um sich mehrere Frauen leisten zu können.
1995 beschrieb der Bürgermeister von Shenzhen, einer der boomen-
den Städte an der früheren Grenze zwischen Hongkong und China,
in einer Radiosendung diese Vielweiberei als eines der sozialen
Hauptprobleme, mit denen die Stadt zu kämpfen habe. Shenzhen ist
die Stadt, die Deng Xiaoping höchstpersönlich als Modell für die zukünftige Entwicklung Chinas auserkoren hatte. Im heutigen China ist
Reichtum nicht nur höchst respektabel, sondern wird auch als Gelegenheit betrachtet, traditionelle Werte wieder erstehen zu lassen.

Die Gepflogenheiten, die mit der Institution der Ehe verbunden
sind, gaben den Chinesen in ihrem Alltagsleben ein Gefühl der Sicherheit. Ehefrauen hatten ihren eigenen Kanon von Werten, Pflichten und Verantwortungen, Ehemänner den ihren. Verantwortung war
jedoch nicht auf diese beiden Positionen innerhalb der Familie beschränkt. Jedes Familienmitglied fand sich in einem klar abgegrenzten
Muster von Verantwortung und Privilegien wieder. Dies zeigt ein
Prinzip, das in einem konfuzianischen Klassiker, dem *Zhōngyōng* («Das
Wahren der Mitte»), beschrieben wird.

Der Mann guter Herkunft betrachtet seinen eigenen Status und
sieht ihn, den Tatsachen entsprechend, in einem klaren Licht. Er
handelt und strebt nicht nach Dingen, die nicht seinem Status entsprechen. Wenn er sich selbst reich und ehrenvoll findet, dann benimmt er sich, wie es einem geziemt, der reich und geehrt ist; findet er sich selbst in niedriger Stellung, dann benimmt er sich, wie
es einem Manne niedriger Stellung entspricht.

Genau dasselbe gilt auch für jedes andere Mitglied einer chinesischen
Familie; jeder hat seine klar abgegrenzte Stellung innerhalb der
mikrokosmischen Struktur der eigenen Familie und innerhalb des
Makrokosmos der Gesellschaft.

Das traditionelle Konzept des angemessenen Arrangements der

Dinge findet sich auch in der «sozialen Organisation» des Körpers der Medizintheorie wieder. Die inneren Organe werden als Herrscher, Minister und Beamte betrachtet, die die körperlichen Angelegenheiten regeln. Sie kommunizieren und tauschen sich aus, und im Falle einer Krankheit stehen sie durch das Medium des Körper-*qì*, des *qì*, das dem Ei des Pán Gǔ entströmte, in Wettstreit. *Qì* fließt in der gesamten natürlichen Umgebung ständig zwischen *yīn* und *yáng*, und das große *qì* von Himmel und Erde organisiert die Gesamtheit aller menschlichen Wesen als eine funktionale Einheit gemäß der hierarchischen Struktur der chinesischen Familie und der Gesellschaft im Allgemeinen.

 ## Die Familie als Mikrokosmos – soziale Strukturen als Makrokosmos

Eine menschliche Familie vermag den gesamten Staat menschlicher zu gestalten. Eine zuvorkommende Familie vermag einen ganzen Staat in einen zuvorkommenden Staat zu verwandeln. Ein einziger begieriger, verdorbener Mensch vermag eine Nation ins Chaos zu stürzen.

Diese Worte aus dem konfuzianischen Klassiker *Dàxúe* («Das Große Lernen») beschreiben einen in der traditionellen chinesischen Kultur tief verwurzelten Gedanken. Wenn man generell davon ausgehen kann, dass die Familie das fundamentale Organisationsprinzip der menschlichen Gesellschaft bildet, dann ist China ein herausragendes Beispiel hierfür. Die Familie hat im Leben des chinesischen Volkes über so lange Zeit eine zentrale Rolle gespielt, dass auch heute noch viele Chinesen fest davon überzeugt sind, dass nicht einmal die gesellschaftlichen Kräfte, die heute die rasante wirtschaftliche Expansion Chinas prägen, diese gesellschaftliche Grundlage ins Wanken bringen können.

Wenn wir chinesischen Kollegen entgegenhalten, dass die sozialen Belastungen, die die westliche Familie in den vergangenen Jahrzehnten so sehr unter Druck setzten, einen ähnlichen Effekt auf den Charakter und die Struktur der chinesischen Familien haben könnten, sobald sie auch in China voll wirksam würden, antworten die meisten mit großer Selbstsicherheit, dass «die Familie im chinesischen Leben eine zu wichtige Rolle spielt und dass sie zu alt und zu gefestigt ist», um von Fernsehen, Internet, Drogen oder Gewalt unter Teenagern unterminiert werden zu können. Trotz der Statistiken, die eine rapide Zunahme der Scheidungsrate und einen allgemeinen Verfall der Familienwerte und der traditionellen Rollenbilder in den letzten zehn bis fünfzehn Jahren nachweisen, bildet für viele Chinesen die Familie nach wie vor das Kernstück ihrer Kultur.

Die Tatsache, dass sich die Chinesen so sehr auf die Unveränderlichkeit der Familie und die Bedeutung der Beziehungen der Familienmitglieder untereinander, vor allem die zwischen Eltern und Kindern, stützen, spiegelt sich natürlich auch in der chinesischen Medizin wider. Familienbeziehungen werden als Metaphern benutzt, um die Beziehungen zwischen den inneren Organen und den Transformationen des *qì* aus physiologischem und pathologischem Blickwinkel zu beschreiben. Die chinesischen Ärzte sprechen zum Beispiel vom «Mutter-Organ», das das «Sohn-Organ» hervorbringt und nährt, wenn sie das Muster der *qì*-Erzeugung innerhalb des Körpers beschreiben wollen. Dieses Beziehungsmuster basiert auf der Theorie der fünf Wandlungsphasen und dient dazu, die Verschlimmerung einer Krankheit vorherzusagen beziehungsweise zu verhindern. Diese Bilder ziehen sich durch die gesamte Theorie der chinesischen Medizin – so wie familiäre Beziehungen nach wie vor kraftvolle, unauslöschliche Bilder sind, die das Denken und Fühlen der Chinesen beeinflussen, egal, wo sie leben.

Das Modell, das der chinesischen Familie und der sozialen Organisation des Körpers, wie ihn die chinesische Medizin beschreibt, zu Grunde liegt, geht im Wesentlichen auf die Schriften des Konfuzius zurück. In seinen Werken wird die Position eines Mannes und der Mitglieder seiner Familie durch vier grundlegende Beziehungen definiert: *jūn chén fù zǐ*, was so viel wie «König, Minister, Vater, Sohn» bedeutet. Diese grundlegenden Elemente des Patriarchats reflektieren nach dieser Auffassung eine universelle Ordnung. Innerhalb der familiären und gesellschaftlichen Hierarchien werden diese Positionen mit gewissen Rechten, Pflichten und Verantwortungen assoziiert, während sie in der Medizin die Interaktionen zwischen den einzelnen Bestandteilen einer medizinischen Rezeptur definieren. (In Kapitel 3 und 4 wird das konfuzianische Modell der sozialen Ordnung und deren Beziehung zur Medizin detailliert beschrieben.)

In den konfuzianischen Idealen von der Familie sowie im Leben des chinesischen Volkes kommt ein Set von Werten, Glaubenssätzen und Haltungen zum Ausdruck, das sich über tausende von Jahren hinweg entwickelt hat. Eines der Schlüsselelemente in diesem Wertesystem ist die Bedeutung, die der Dauerhaftigkeit oder Langlebigkeit beigemessen wird. Es gibt ein wichtiges chinesisches Wort, das diesen essenziellen Wert zum Ausdruck bringt und eine Brücke des Verstehens zwischen der chinesischen und der westlichen Kultur bilden kann, nämlich *cháng* 長. Wörtlich übersetzt bedeutet dieses Zeichen «lang». Das gleiche Zeichen, aber *zhǎng* ausgesprochen, bedeutet «wachsen». Doch die eigentliche Bedeutung verbirgt sich tief unter der Oberfläche der Worte.

Im Chinesischen heißt die Große Mauer *chángchéng.* Wenn Chinesen dieses Wort benutzen, um eines der wichtigsten Monumente ihrer Zivilisation zu beschreiben, wird dieses Zeichen nicht nur im wörtlichen Sinn von «lang» verstanden, denn es wird auch in einem anderen Ausdruck verwendet, dem in China ungeheure Bedeutung zukommt: *chángshòu*, «langes Leben». *Chángshòu* bezeichnet nicht nur eine große Lebensspanne, sondern auch einen Segen des Himmels. Es ist die große Belohnung, die man erntet, wenn man die verschiedenen Regeln und Prinzipien befolgt, die sich im Zuge jahrhundertelanger Experimente zur Verlängerung des Lebens und zur Jungerhaltung herausgebildet haben. Kaum eine Vorstellung hat die medizinische Praxis von ihren Anfängen an stärker bestimmt als dieses Streben nach Langlebigkeit und Dauerhaftigkeit.

Was dauerhaft ist, ist nach chinesischer Auffassung wertvoll, denn es hat Wurzeln. Was nicht dauerhaft ist, ist dem Untergang geweiht. Die Chinesen messen dem Alter, der Anhäufung von Erfahrung, Wissen und Einsicht, die sich nach und nach zu Weisheit entwickeln können, große Bedeutung bei. Dies erklärt, warum älteren Menschen in der chinesischen Familie ein besonderer Stellenwert zukommt. So wie wir im Westen manchmal schwindeln, wenn es um unser Alter geht, und wir uns jünger machen, so machen sich die Chinesen um ein paar Jahre älter, um in den Augen der anderen wertvoller zu erscheinen. Wir kennen einen alten Mann, der Arzt und *tàijíquán*-Lehrer ist und innerhalb der paar Monate, die wir mit ihm arbeiteten, um acht Jahre alterte!

Genauso wichtig ist aus dem traditionellen Blickwinkel das Alter der Familie an sich. Zum Beispiel rühmen sich die meisten Ärzte der chinesischen Medizin, dass sie aus einer Familie stammen, die auf einige, wenn nicht Dutzende von Generationen von Ärzten zurückblicken kann. Dies mag für einen Westler nicht so besonders interessant oder beeindruckend scheinen, aber in jenen Fällen, in denen es tatsächlich stimmt, ist es eine seltene Auszeichnung für einen Chinesen, denn wenn sich die Linie über Generationen zurückverfolgen lässt, so ist es nicht nur wahrscheinlich, dass die Familie über gut gehütete Geheimnisse verfügt, sondern es wird auch angenommen, dass Abkömmlinge solcher Familien auf Grund ihrer Abstammung etwas besitzen, das anderen fehlt.

Diese Auffassung beschränkt sich natürlich nicht auf Arztfamilien. Praktisch jede Familie mit entsprechenden Mitteln führt ein Familien- oder Jahrbuch, in dem die Namen, Geburtsdaten, Hochzeiten, Todesfälle und andere wichtige Informationen aller Familienmitglieder aufgezeichnet werden. Ein seltsam anmutender Bestandteil dieser Annalen ist die generationenspezifische Namengebung. Jede Generation erhält einen bestimmten Namen, so dass jedes Mitglied einer Generation einen Teil des Namens mit jedem Bruder, jeder Schwester, jedem Cousin gemein hat. So weiß man, wenn man den Namen eines Familienmitglieds hört, welchen Platz es in der familiären Hierarchie einnimmt. Auch dies zeigt, wie wichtig den Chinesen das Gefühl für die eigene Position innerhalb einer existierenden Ordnung ist. Dank dieses Bewusstseins ist der Einzelne mit etwas Größerem als seinem individuellen Aspekt verbunden.

Dieselbe Auffassung spiegelt das traditionelle Konzept wider, das den Körper als eine Familie und die einzelnen inneren Organe als deren Mitglieder versteht. In der chinesischen Medizintheorie hat jedes Organ eine bestimmte «Position» und Funktion. Wenn die Organe sich alle dementsprechend verhalten, herrscht Harmonie im ganzen Körper. Es lag daher nahe, physiologische Störungen, die bei Krankheiten auftreten, mit Metaphern, die auf diesen Beziehungen gründen, zu beschreiben. Die chinesische Wendung *zǐ dào mǔ qì* zum Beispiel bedeutet wörtlich «der Sohn stiehlt das *qì* der Mutter» und bezieht sich auf einen verbreiteten pathologischen Zustand, der Herz und Leber befällt. Gemäß der Theorie der fünf Wandlungsphasen ist die Leber, die mit der Holz-Phase assoziiert wird, die Mutter des Herzens, das seinerseits in Beziehung zur Feuer-Phase steht. Mit anderen Worten: Das Feuer des Herzens hat seinen Ursprung in der Leber. Aber wenn das Herz-Feuer im Überschuss und so heiß und aktiv ist, dass es seine angestammten Grenzen überschreitet, verzehrt es das *yīn* der Leber. Der Sohn – das Herz – stiehlt das *yīn* der Mutter, der Leber. Diese Familienmetapher vermittelt also ein spezifisches Verständnis von Pathologie als auch ein qualitatives Bild einer Disharmonie, das nicht nur in der Vorstellung des ursprünglichen *qì* wurzelt, sondern in dem darüber hinaus all jene kulturellen Einflüsse, wie sie im Mythos des Pán Gǔ zum Ausdruck kommen, erkennbar werden.

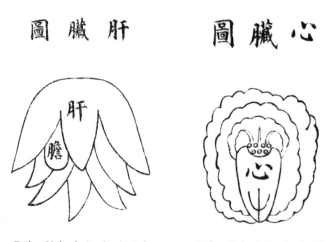

Früher Holzschnitt, der die Leber darstellt (*gāzàng*)

Früher Holzschnitt, der das Herz darstellt (*xīnzàng*)

Bei dem Streben nach Harmonie geht es in erster Linie darum, die Grundlage für ein langes Leben zu schaffen, wie es im oben erklärten chinesischen Zeichen für *cháng* zum Ausdruck kommt. Die Langlebigkeit einer Familie übertrug sich nach chinesischer wie westlicher Auffassung vom Vater auf den Sohn, also innerhalb des männlichen

Aspekts der Generationenfolge. Traditionellerweise ist der Vater das Oberhaupt der Familie, während das organisierende Prinzip der Mutter zugeordnet wird. Dies spiegelt die Vorstellung des *yīn* (weiblich und nährend) und *yáng* (männlich und aktiv) in Bezug auf zwischenmenschliche Beziehungen wider. Zahllose Generationen lang hat dies die grundlegende strukturelle Integrität des Familienlebens und damit des gesellschaftlichen Lebens sichergestellt.

Wann immer *yīn* und *yáng* vorhanden sind, ist auch *qì* vorhanden. Die harmonische Interaktion zwischen Vater und Mutter sowie zwischen Eltern und Kindern bildet neben allen anderen familiären Beziehungen die Basis für die notwendigen Transformationen, die eine Familie über die Generationen hinweg durchläuft. Mit anderen Worten: Das Gleichgewicht von *yīn* und *yáng* innerhalb der Familie sorgt dafür, dass das *qì* der Familie ungehindert fließen kann, was im chinesischen Ideal von «vier Generationen unter einem Dach» zum Ausdruck kommt.

Diese Vorstellungen lassen sich bis zu den Strukturen der chinesischen Gesellschaft unter dem ersten Kaiser zurückverfolgen. Ein traditioneller Name für den chinesischen Herrscher ist «Sohn des Himmels». Der Himmel symbolisiert das reine *yáng*, das männliche Element. Die Wirkung der Führerschaft überträgt sich über den Kaiser vom Himmel auf die Erde, daher ist der Kaiser auch der Vater der Nation. Diese Abstammungslinie zieht sich durch die komplexe bürokratische Regierungsstruktur und verteilt politische und wirtschaftliche Macht im ganzen Land. Dieses System reflektiert die Struktur der Familie, die als ein Mikrokosmos der Gesellschaft und des Universums selbst verstanden wird.

Diese Vorstellungen und Bilder wurden zwar metaphorisch, aber trotzdem direkt in die Theorien und Termini der chinesischen Medizin übernommen. Das Prinzip des «Regierens» und Lenkens ist ein Beispiel für eine typische medizinische Metapher. Der Kanal, der entlang der Wirbelsäule vom Perineum bis zum Scheitel verläuft, ist als *dūmài* oder «Lenkergefäß» bekannt. Er gilt als der «*yáng*igste» aller *yáng*-Kanäle, und daher lenkt die Bewegung des *qì* im *dūmài* die Bewegung des *yángqì* im ganzen Körper.

Dieses Konzept spiegelt die Architektur des sozialen Kontrakts wider. Das Zitat aus dem konfuzianischen Klassiker *Dàxúe*, «Das Große

Lernen» (siehe Seite 86) illustriert diesen Punkt. Die Chinesen waren lange der Meinung, das Land könne nur dann gedeihen, wenn das Familienleben geordnet sei. Daher waren die Beziehungen zwischen den Familienmitgliedern derart wichtig, und es wurden damit sehr subtile Bedeutungen und spezifische Charakteristika assoziiert. Der Platz, den ein Mensch in der Familie einnimmt, bestimmte in hohem Maße, in welchen Bahnen sich sein Leben entfalten konnte.

Die chinesische Medizin ist durch diesen Aspekt des sozialen Milieus, in dem sie sich entwickelt hat, stark beeinflusst worden. Die gesamte Organisation der körperlichen Strukturen und Funktionen reflektiert die chinesische Vorliebe für Ordnung und Harmonie, die auch in den Idealen hinsichtlich des Familienlebens und den entsprechenden gesellschaftlichen Strukturen deutlich wird. Innerhalb des theoretischen Rahmenwerks der chinesischen Medizin funktionieren die inneren Organe daher auch wie eine Familie, in der jedes einzelne eine relative Wichtigkeit besitzt und die ihm zugeteilte Rolle spielt.

Wer mit den Methoden der chinesischen Diagnostik und den Prinzipien der Formulierung eines Behandlungsplans vertraut ist und weiß, nach welchen Kriterien die Akupunkturpunkte in der klinischen Anwendung von Akupunktur ausgewählt werden, kennt zweifellos die oben beschriebene Mutter-Sohn-Beziehung. Die Bilder von Mutter und Sohn sind nicht nur poetische Metaphern, die auf sehr prägnante Weise die therapeutischen Beziehungen kodieren, die alte chinesische Meister der Medizin entdeckt haben. Sie sind auch das Ergebnis genauer Beobachtungen, die ein klares, umfassendes Verständnis davon erkennen lassen, wie der gesamte Körper in ein funktionales Ganzes integriert ist. Wie auch bei anderen medizinischen Metaphern und literarischen Kunstgriffen handelt es sich hier um ein Werkzeug, das – richtig angewandt und verstanden – dem Arzt den Weg zu effektiven diagnostischen und therapeutischen Methoden weist.

Vor allem aber können diese Theorien uns ein Gefühl für jene Harmonie von Körper und Geist vermitteln, die dank eben dieser Theorien und der Methoden der chinesischen Medizin auch erreichbar wird. Sie reflektieren die das gesamte chinesische Denken durchdringende Vorstellung, dass das Universum eine Reihe mikro- und makrokosmischer Beziehungen bildet, die zwischen drei Hauptbereichen – Himmel, Erde und Menschheit – bestehen. Die Harmonie von Körper und Geist kann wie die Harmonie in Himmel und Erde nur dann erreicht werden, wenn das *qì* harmonisiert wird. Diese Vorstellung hat es den Chinesen nicht nur erlaubt, medizinische Theorien und Praktiken zu erarbeiten, sondern sie hilft ihnen auch, eine Verbindung zu ihrer frühen Vergangenheit herzustellen.

 ## Kontinuität von der Frühzeit bis zur Gegenwart

Ein wichtiger Aspekt der kollektiven Erfahrung und Weltsicht der Chinesen ist die Kontinuität dessen, was es bedeutet, Chinese zu sein. Es mag jedem Menschen, egal, welcher Nation er angehört, schwer fallen, sich vorzustellen, dass seine Nation untergehen könnte, für einen Chinesen ist dieser Gedanke schlicht unmöglich.

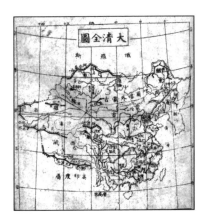

Eine Karte des Chinesischen Reiches zur Zeit der Qing-Dynastie

Dies heißt jedoch nicht, dass die Chinesen sich nicht einen revolutionären Wandel in ihren inner- und zwischenstaatlichen Beziehungen vorstellen oder einen solchen realisieren könnten. Die Geschichte des 20. Jahrhunderts beweist, dass die Chinesen durchaus fähig sind, außergewöhnliche, umwälzende Veränderungen vorzunehmen. Die Chinesen haben aber auch nicht bloß ein geografisches Bild von sich selbst, was in dem alten chinesischen Sprichwort «Manchmal sind wir vereint, dann wieder sind wir getrennt» zum Ausdruck kommt, das das historische Auf und Ab der Beziehungen zwischen den Regionen und Provinzen beschreibt.

Auf Grund der geschichtlichen Fluktuationen ist China vielleicht mehr als Geisteszustand und weniger als Nationalstaat bestehen geblieben. Diese Kontinuität verleiht dem chinesischen Volk – und damit der chinesischen Kultur in allen ihren unterschiedlichen Ausformungen – ein charakteristisches Gefühl für sich selbst, das in seinen kulturellen, wissenschaftlichen, intellektuellen und künstlerischen Leistungen sichtbar wird. Dieses «Gefühl für sich selbst» zeichnet sich durch einige wichtige Eigenschaften aus.

An erster Stelle steht ein Gefühl für Beständigkeit. Chinese zu sein bedeutet, Teil von etwas zu sein, das allen Prüfungen der Zeit widerstanden hat. Wir könnten sagen, dass jene Artefakte, die für die Chinesen unabdingbar sind, einer jahrhundertelangen Prüfung unterzogen worden sind. Im Zuge der natürlichen Selektion haben sich die Chinesen von der Tauglichkeit ihrer traditionellen Denkweisen und der traditionellen Methoden, grundlegende existenzielle Probleme zu lösen, überzeugen können. Sie wissen daher, dass diese auch in Zukunft Bestand haben werden.

Die Vielehe ist nur einer von vielen traditionellen Werten, die heute wieder aufleben. Moderne Chinesen akzeptieren die westlichen Fortschritte in Wissenschaft und Technik und setzen alles daran, ihre westlichen Kollegen zu überholen. Nichtsdestoweniger bleiben viele überkommenen Sichtweisen und Traditionen verhaftet. Die älteste dieser Ansichten ist die Überzeugung, dass das Wesen des Lebens im Wandel liegt.

Wenn es eine traditionelle philosophische Vorstellung gibt, die die Chinesen befähigt hat, sich ihre kulturelle Identität zu bewahren und sie weiter zu verfeinern, dann ist es der Begriff des Wandels. Es ist kein Zufall, dass der älteste und am meisten geachtete (wenn auch nicht der am besten verstandene) chinesische Klassiker das *Yìjīng* ist (siehe Kapitel 4). Die Chinesen entwickelten eine kulturelle Methode, ein Gefühl der Beständigkeit und Kontinuität aus dessen scheinbarem Gegenteil – dem Wandel – zu entwickeln. Ironischerweise ist es das Auf und Ab der chinesischen Geschichte, das die Essenz dieser Kontinuität bildet.

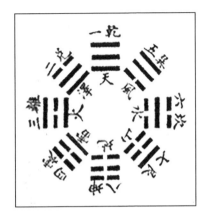

Bāguà – die acht grundlegenden
Symbole des *Yìjīng*

Dieses subtile, komplizierte Konzept der Beständigkeit durch Wandel
ist von enormer Bedeutung für die medizinische Theorie und Praxis.
Ein gut ausgebildeter chinesischer Arzt sieht seine Patienten nicht statisch. Die Symptome und Zeichen des Patienten werden auf der Basis
einer ganzheitlichen diagnostischen Theorie interpretiert, die auf
dem Erkennen dynamischer Krankheitsmuster beruht. Medizinische
Interventionen sind demnach koordinierte Interaktionen, die den
Krankheitsprozess an seinem weiteren Fortschreiten in Richtung
Verschlimmerung der Krankheit hindern sollen. Dies erlaubt es dem
Arzt, Patienten zu behandeln, bevor sie noch kränker werden, das
heißt, er lindert den Verlauf der Krankheit, bevor diese unbehandel-
bar wird. Dieser prognostische Aspekt der chinesischen Medizin
macht zu einem Großteil ihre Attraktivität aus, kann aber nur von
jenen genutzt werden, die verstehen, wie die frühen Medizintheoretiker die Welt wahrnahmen und analysierten.

 Die chinesische Sicht der Welt

Die Frage nach der chinesischen Weltsicht ist nicht leicht zu beantworten. Wenn man versucht, die vielen in diesem Zusammenhang
relevanten Aspekte zu ordnen, drängt sich jedoch eine Vorstellung
in den Vordergrund. Wir nennen diesen Aspekt «Zentralität», da

das chinesische Wort, *zhōng*, im chinesischen Leben außerordentlich wichtig ist. Wie viele andere chinesische Wörter hat es zahlreiche Bedeutungen, und noch viel mehr Haltungen, Gefühle und Vorstellungen sind mit ihm verbunden.

Zuerst einmal bedeutet *zhōng* «Zentrum», «Mitte». Das Zeichen 中 ist das einfache, schematische Abbild eines Zentrums; die grafische Anordnung der Elemente weist auf diese Bedeutung hin. Dieses Zeichen leitet sich von einem alten Piktogramm für eine Fahnenstange ab. Auch dieser Begriff findet sich in vielen wichtigen Konzepten wieder: Er ist der Name für China. Im Chinesischen hat dieser Name übrigens nichts mit der Qin-Dynastie zu tun hat, wovon sich der deutsche Begriff «China» ableitet. Die Chinesen nennen ihre Heimat «das zentrale Land» oder «Reich der Mitte».

Es ist für Nationen ganz normal, sich selbst als Zentrum zu begreifen. In den USA publizierte Weltkarten stellen die USA in die Mitte der Welt. Analoges gilt für Europa und andere Weltgegenden. Dementsprechend findet man in China im Zentrum der Karten in den Schulräumen natürlich China, das Reich der Mitte.

Um ein Verständnis für die traditionelle chinesische Kultur, die chinesische Medizin und andere damit verbundene Bereiche entwickeln zu können, muss man verstehen, was die Chinesen meinen, wenn sie von *zhōngguó*, dem «Land in der Mitte», sprechen. Im Laufe der Herausbildung der chinesischen Kultur hat sich der Hang der Chinesen, die Welt auf selbstbezogene Weise wahrzunehmen und dementsprechend zu handeln, zu einer hoch komplexen Weltsicht entwickelt, in der die Chinesen sich und ihre Kultur als zentral begreifen, und zwar nicht nur auf asiatischer, sondern auch auf globaler Ebene. Während der ganzen Geschichte haben die Chinesen gesehen, wie andere Länder entstanden und untergingen. Die Grenzen Chinas variierten zwar, und das chinesische Territorium war einmal größer, dann kleiner und dann wieder größer. Manchmal drangen fremde Horden über die Grenzen vor, erlangten die Hegemonie und brachten die Hauptstadt unter ihre Kontrolle. Aber China bestand weiter. Dynastie um Dynastie, Invasion um Invasion bewegte sich das Reich der Mitte durch die Geschichte, so, als würden sich die anderen Staaten und Königreiche um China drehten.

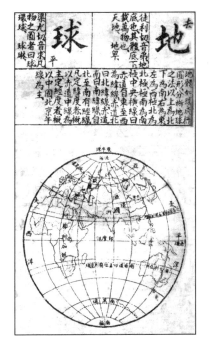

Chinesische Weltkarte aus einem
illustrierten Wörterbuch der
Qing-Dynastie

Die Chinesen waren jahrhundertelang auch ein seefahrendes Volk.
Lange bevor sich die Europäer aufs hohe Meer wagten, als der Westen
noch vom Dogma der Kirche, die Erde sei eine Scheibe, geknebelt
war, befuhren chinesische Kaufleute Südostasien, Indien, Afrika,
Zentralasien und den Mittleren Osten. In jener Zeit, die wir das
«Mittelalter» nennen, als es noch keine internationalen Übereinkom-
men oder Copyright-Bestimmungen gab, teilten die Chinesen be-
reitwillig die wichtigsten Entdeckungen, die sie in Wissenschaft und
Technik gemacht hatten, und lieferten damit einen Anstoß für die
westliche Renaissance. China und das chinesische Volk waren nicht
nur ein Innovationszentrum, sie verfügten auch über Technologien,
die es ihnen ermöglichten, zu überleben und zu gedeihen. Daher begreifen sie sich als die Nation, die den zentralen Platz in der Weltge-
meinschaft einnimmt. Das chinesische medizinische Wissen ist einer
der wesentlichsten intellektuellen Beiträgen Chinas zum geistigen
Gut der Menschheit, und wenn auch die meisten Chinesen der An-

97

sicht sind, dass die Bedeutung und die Macht des Reichs der Mitte in den letzten Jahrhunderten abgenommen hat, zeigt das medizinische Wissen eben jenen Überlebensgeist: Während die medizinischen Künste Chinas am Ende des 19. und zu Beginn des 20. Jahrhunderts vernachlässigt, ignoriert, ja, geächtet wurden, erfahren sie heute wieder einen Aufschwung. In den Höhlen von Yan'an bedienten sich Mao Zedong und seine Anhänger aller ihnen zur Verfügung stehender medizinischer Mittel. Die Wirtschaftlichkeit und Wirksamkeit von Akupunktur und traditioneller Medizin waren für die Guerillaarmee, die letztendlich siegreich war und 1949 China wieder einigte, von unschätzbarem Wert. Seitdem hat die chinesische Regierung die Entwicklung einer «Weltmedizin»-Bewegung immer unterstützt, deren Ziel es ist, die traditionelle Medizin in moderne Gesundheitsdienste zu integrieren.

Im Dezember 1997 segnete die staatliche Behörde für Traditionelle Chinesische Medizin in Beijing einen Zehn-Jahres-Plan ab, der die Verbreitung und Integration der Traditionellen Chinesischen Medizin (TCM) in der ganzen Welt fördern soll. Angesichts der weltweit steigenden Anzahl von Ärzten und Patienten, die sich der chinesischen Medizin zuwenden, scheint diesem Programm Erfolg beschieden zu sein, und es rückt eine bedeutende Dimension der traditionellen chinesischen Weltsicht ins Zentrum der Aufmerksamkeit.

Erklärung von Naturphänomenen

Eine Lektion, die wir aus unserer Beschäftigung mit der chinesischen Sprache und Literatur gezogen haben, besteht darin, dass die Form eines Werkes seinem Inhalt entsprechen muss. Wäre dies ein Buch mit volkstümlichen Geschichten, so müsste es anders gestaltet sein. Da aber die wesentlichen Beziehungen zwischen der chinesischen Medizin und ihrem kulturellen Background gleichzeitig grundlegende Bestandteile der traditionellen chinesischen Geschichten, Mythen und Fabeln bilden, stehen im Mittelpunkt unserer Aufmerksamkeit traditionelle chinesische Erklärungen für den Ursprung aller Erscheinungen.

Im Unterschied zur modernen Physik, die sich fast ausschließlich mit den Grundbausteinen der physischen Welt beschäftigt, entwickelten die Chinesen ein reichhaltiges «Vokabular» zur Beschreibung der Natur und natürlicher Phänomene, das auf dem Konzept des sich wandelnden *qì* aufbaut. Es ist daher von entscheidender Bedeutung, diese Vorstellung zu verstehen, wenn wir die Theorien und Techniken der chinesischen Medizin erfassen wollen. Ein Herzchirurg, der eine heikle Bypass-Operation durchführt, ohne eine genaue Vorstellung vom Herzen, dem Körper, in dem es schlägt, und bis zu einem gewissen Grad auch von der Welt, in der dieser Körper lebt, zu haben, ist kaum denkbar. Genauso schwer ist es, sich vorzustellen, dass man eine Akupunkturnadel benutzt, ohne zu wissen, wo man stechen soll, wie sie zu handhaben ist und warum man akupunktieren soll, wenn man das chinesische Konzept des *qì* nicht versteht. Dieses Wissen kann nur aus einem Verständnis der traditionellen Auffassung vom Körper und der Umweltmatrix, die ihn hervorbringt und seine Entwicklung fördert, erwachsen.

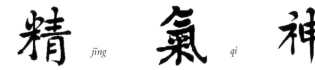

jīng   *qì*   *shén*

Alle traditionellen Erklärungen, die Chinesen Naturphänomenen angedeihen lassen, beginnen beim Konzept des *qì*. Um aber die komplexen Manifestationen des *qì* überhaupt fassbar zu machen, beschrieben die alten Philosophen, Kosmologen und Medizintheoretiker drei elementare Schätze, mit denen die Menschen gesegnet sind: *jīng, qì* und *shén*. Da die frühen Denker den Körper selbst als Mikrokosmos des Universums betrachteten, bestand das gesamte Universum für sie aus *jīng, qì* und *shén*.

Diese drei bilden nach *yīn* und *yáng* die zweite Komplexitätsschicht der taxonomischen Organisation der Phänomene in der chinesischen philosophischen und medizinischen Tradition. Diejenigen, die einer solchen Tradition folgen, beschreiben *jīng, qì* und *shén* als die drei Schätze des Körpers. Was aber ist *jīng*? Was ist *qì*? Was ist *shén*? Die Antworten hängen davon ab, wie man *qì* versteht.

Die Übersetzung des Wortes *qì* wirft sehr komplexe Fragen auf. Es ist klar, dass die chinesischen Philosophen davon ausgingen, dass *qì*, vor allem das ursprüngliche *qì*, verantwortlich war für die Schaffung des Universums und dass es das Universum nach seiner Erschaffung zusammenhielt. In der Frühlings- und Herbstperiode (770–475 v. Chr.) legte Zhuangzi, einer der legendären Begründer des Daoismus, dies ganz klar dar: «In allem Geschaffenen existiert nur ein *qì*.» Damals hatten die Chinesen bereits beschrieben, wie Himmel, Erde, Wasser, Feuer, Mond und Sonne entstanden. Das *Qián záodù* («Klassiker der Astronomie») tut dies in Begriffen, die an den Mythos von Pán Gǔ erinnern:

> Bevor Himmel und Erde ins Sein traten, existierte nichts als ein alles umhüllender Nebel. Dies wird der Große Anfang genannt. Der Große Anfang brachte die Gestalt der Leere hervor. Die Gestalt der Leere brachte das Universum hervor. Das Universum brachte das *qì* hervor.
>
> Daher ist das *qì* begrenzt. Das leichte *qì* [der leichtere Aspekt des *qì*] steigt auf und wandelt sich zum Himmel. Das schwere *qì* [der schwere Aspekt des *qì*] sinkt ab, verdichtet sich und wird zur Erde. Das leichte, feine *qì* ist einfacher als das trübe *qì*. So trat der Himmel vor der Erde ins Sein.

Weiter hinten im Buch heißt es:

> Das *qì* der Hitze stammt aus der Anhäufung von *yáng* und bringt das Feuer hervor. Die Essenz [*jīng*] des *qì* des Feuers ist die Sonne. Das kalte *qì* stammt aus der Anhäufung von *yīn* und bringt das Wasser hervor. Die Essenz des *qì* des Wassers ist der Mond.

Alles auf der Erde und im Himmel ist also aus dem *qì* entstanden, und die Eigenschaften des *qì*, wie sie durch *yīn* und *yáng* beschrieben werden, zeigen sich ausnahmslos in allen geschaffenen Dingen.

Frühe chinesische Philosophen gingen von folgender Annahme aus: «Wenn das *qì* des Himmels und das *qì* der Erde interagieren, treten alle Dinge ins Sein.» Im *Sùwèn* aus «Des Gelben Kaisers Klassiker der inneren Medizin» heißt es:

Im Himmel ist es *qì* [Nebel]. Auf Erden nimmt es Form an. Wenn *qì* und Form interagieren, bringen sie alle Dinge dieser Erde hervor.

Für die Chinesen ist das *qì* zu wenig substanziell, um wahrgenommen werden zu können. Es erfüllt die Atmosphäre, in der alle Dinge existieren. Da es ständig in Bewegung und in Veränderung begriffen ist, können wir es nur dann gewahr werden, wenn wir die Veränderungen in den beobachtbaren Phänomenen verstehen. Alles Geschaffene verdankt seine Existenz den Transformationen des *qì*, ja, es ist die Bewegung des *qì*. Würde diese Bewegung aufhören, gäbe es keine Veränderung mehr im Universum – es würde kein Universum mehr existieren. So schafft also das *qì* die ganze Welt, und jeder Teil dieser Welt ist von *qì* erfüllt. Es füllt den Raum zwischen allen Gestalten, zwischen allen Gegenständen. Es füllt die Leere zwischen Himmel und Erde. Es füllt die Kluft, die zwischen getrennten Dingen besteht, und verbindet diese. Es existiert zwischen Menschen und zwischen der Natur und den Menschen. *Qì* ist das Medium des Seins, das alles im Universum verbindet und ein Ganzes, eine Einheit daraus macht.

Die Tatsache, dass die Menschen Teil dieser Ganzheit sind, ist eine der Grundannahmen, von denen die chinesische Philosophie, die chinesische Theorie der Medizin und die traditionelle chinesische Weltsicht ausgehen. Besonders wichtig für die Theorie der Medizin ist der Glaube, dass das *qì* das menschliche Leben hervorbringt. In der «Abhandlung über den vollkommenen Schatz des Lebens» im *Sùwèn* aus «Des Gelben Kaisers Klassiker der inneren Medizin» heißt es: «Menschen werden vom *qì* von Himmel und Erde hervorgebracht. Ihr Wachstum folgt dem Muster der Vier Jahreszeiten.» Weiter hinten im selben Werk lesen wir: «Das *qì*, das aus dem Zusammenspiel von Himmel und Erde entsteht, bringt die Menschheit hervor.»

Die materielle Substanz, die den menschlichen Körper ausmacht, ist so gesehen eine Kombination aus Himmel und Erde. Hier treffen wir wieder auf die zentrale Aussage in der Geschichte von Pán Gǔ, diesmal mit Bezug auf eine medizinische Theorie. Das dynamische Potenzial von *yīn* und *yáng*, das durch das Aufbrechen des kosmischen Eis entstanden ist, bringt die lebensbegründenden Prozesse hervor, die den menschlichen Körper bilden und beseelen. Dieses *qì* ist das transformative Potenzial, das die Kräfte nährt, die wir als menschliches Leben kennen. Außerdem bindet das *qì*, das durch den Körper fließt, dieses Potenzial an den lebenden Körper. Die inneren Organe, das Blut, der gesamte Körper und alle seinen äußeren Bewegungen hängen in ihrem funktionellen Impetus vom *qì* ab.

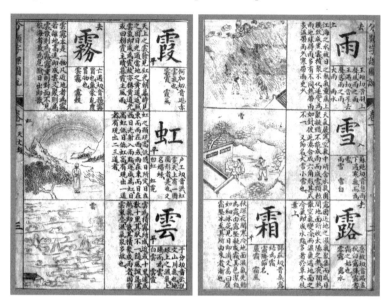

Abbildungen aus einer Enzyklopädie aus der späten Qing-Dynastie.
Sie beschreiben verschiedene atmosphärische Phänomene wie Regen, Schnee,
Tau, Wolken, Regenbogen, Nebel und Dämmerung.
Alle diese Erscheinungen werden als Manifestationen des «*yúnqì*»,
des *qì* der Wolken, betrachtet, wie folgende Zitate belegen:
«Regen: Die Wasser von Flüssen und Meeren verdunsten durch das warme *qì* und
sammeln sich, um schwarze Wolken zu bilden, die den Regen hervorbringen.»
«Schnee: Wenn es kalt ist, kann das wässrige *qì* in der Luft sich selbst nicht halten,
es gefriert und verwandelt sich in Schnee und Eis.»

Ist also das *qì* dicht und vibrierend, wird der Mensch gesund und voller Lebenskraft sein. Ist das *qì* hingegen zerstreut und schwach, dann wird der Betreffende krank oder beeinträchtigt sein. Bewegt sich das *qì* in eine unnatürliche oder abnormale Richtung oder bewegt es sich dann, wenn es innehalten sollte, so entsteht Krankheit. *Qì* bringt nicht nur Leben hervor; es erhält das Leben und verleiht ihm seine Qualität.

Ein alter Ausspruch aus «Des Gelben Kaisers Klassiker der inneren Medizin» bringt diesen Gedanken zum Ausdruck: «Wenn das *qì* sich sammelt, nimmt es Gestalt an. Wenn das *qì* sich zerstreut, verschwindet die Gestalt.»

Was ist nun – im Kontext des *qì* – mit dem chinesischen Wort *jīng* gemeint? In der chinesischen Medizin entsprechen diesem Begriff mehrere Konzepte: «verfeinert», «Essenz», «Extrakt»; «vollkommen», «vortrefflich»; «genau», «fein»; «klug»; «präzise», «gewandt»; «Energie», «Geist»; «Sperma», «Samen»; «äußerst»; «Dämon»; «die Ursubstanz, die die Körperfunktionen aufrechterhält», «die Essenz des Lebens». Dieser Begriff bezieht sich auf die verfeinerten Anteile des gesamten *qì* im Universum, auf alle nützlichen Elemente innerhalb des menschlichen Körpers und auf die in den Nieren gespeicherte Energie.

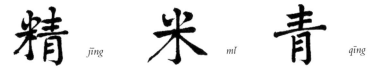

Das Konzept von *jīng* ist als Metapher bereits im Zeichen selbst enthalten, das aus zwei Elementen besteht. Auf der linken Seiten sehen wir das Zeichen für *mǐ*, was so viel wie «Reis» oder «Korn» bedeutet. Das Zeichen auf der rechten Seite ist das Zeichen *qīng*, das «grün» oder «jung» bedeutet. In der Ming-Dynastie erklärte ein Arzt namens Xu Jun die Bedeutung von *jīng* damit, dass die Kombination von *mǐ* und *qīng jīng* ergibt. Um dieses Bild zu verstehen, müssen wir uns klarmachen, welche Bedeutung der Reis im Leben der Chinesen spielt: Lange Zeit war er das Hauptnahrungsmittel. Für zahllose Generationen von Chinesen symbolisiert das Erscheinen der jungen grünen Reissprossen die Regeneration des Lebens selbst.

Würde sich dieses Phänomen der grünen Reissprossen nicht in einem jahreszeitlichen Rhythmus wiederholen, würde das Leben selbst aufhören. Xu Jun erläutert dieses machtvolle Symbol der Essenz des Lebens, indem er sagt: «Der junge grüne Reis bedeutet Essenz.» In dieser machtvollen, für sich selbst sprechende Metapher erkennen wir auch die implizite Bedeutung des generativen Prinzips von *jīng*, so wie der Bauer im Sprießen des Reises im Frühling ein Symbol für die

Erneuerung des Lebens sieht. In der Medizin ist *qīng* die Farbe, die mit dem Frühling und der Wandlungsphase des Holzes, mit Wachstum und der Erneuerung des Lebens, das sich im Winter ins Samenstadium zurückgezogen hat, assoziiert wird.

In chinesischen medizinischen Texten, aber auch in der Umgangssprache, der sich Praktizierende der chinesischen Medizin bedienen, stößt man immer wieder auf den Begriff *jīngqì*. Dieses zusammengesetzte Wort spiegelt die Auffassung wider, dass *jīng* eine Manifestation von *qì* ist und nur in Beziehung zu *qì* funktionieren kann. Diese grundlegende theoretische Konzept stellt vielleicht in mancher Hinsicht eine Abwandlung der Philosophie des Guanzi dar, der während der Periode der Streitenden Reiche (475–221 v. Chr.) wirkte. Er benutzte den Begriff *jīngqì*, um das *qì* zu erörtern. Seine Arbeiten markieren einen Höhepunkt jener philosophischen Strömung, die das Studium des *qì* in den Mittelpunkt stellte. Seine Philosophie hat insofern die chinesische medizinische Theorie beeinflusst, als sie die Vorstellung einer zyklischen Verwandlung des Lebens einbrachte. Die Theorie der chinesischen Medizin geht davon aus, dass *jīngqì* die Essenz bildet, aus der der menschliche Körper geschaffen wird. *Jīngqì* ist nicht nur die reproduktive Essenz, also Samen oder Ei. Es ist auch nicht nur ein bestimmter Aspekt des Universums oder des menschlichen Körpers, sondern die Essenz des Lebens selbst.

Jīng existiert im Zyklus des menschlichen Entstehens implizit schon vor der Geburt. Es wird im Moment der Zeugung aus dem Verschmelzen des *jīngqì* der Eltern gebildet. Dieses fundamentale *jīngqì* wird zur substanziellen Basis des dadurch entstehenden neuen Lebens, seines Wachstums und unter Umständen auch seiner Fortpflanzung. Sobald das *jīngqì* in einen Körper eintritt (und ihn damit erschafft), ist dieser Körper mit einer Reserve dieser Lebensessenz ausgestattet. Nur so ist der Körper im Stande, Leben und Wachstum zu fördern und zu erhalten.

Es wäre nicht möglich, chinesische Medizin ohne ein umfassendes und authentisches Verständnis von *jīng* zu praktizieren. Chinesische Medizintheoretiker sind der Meinung, dass praktisch jedes Phänomen, das mit dem menschlichen Körper in Beziehung steht, eine Manifestation des dynamischen Potenzials ist, das die Essenz des Lebens, das *jīngqì*, enthält.

Was ist dann *shén*? Das Wort hat vier Grundbedeutungen: 1. meint es die impliziten Gesetzmäßigkeiten und die Manifestation der Bewegungen und Transformationen der Substanzen in der natürlichen Welt; 2. den Meister (das lenkende Prinzip) über das menschliche Leben; 3. die äußere Manifestation von Leben; 4. den menschlichen Geist, Bewusstsein. Im *Sùwèn* heißt es:

> Die Geburt des Lebens wird Transformation genannt. Das Extrem der Substanzen ist als Wandel bekannt. Die unermesslichen Bewegungen von *yīn* und *yáng* werden *shén* genannt.

Im *Xìngmìng guīzhǐ* ist zu lesen:

> Es bringt das Leben hervor. Du kannst am Wachstum des Lebens sehen, wie es das Leben nährt. Du kannst am Verschwinden des Lebens sehen, wie es das Leben zerstört. Es heißt *shén*.

Shén ist der am wenigsten substanzielle der drei Schätze, da es der Geist ist, der Funke des Himmels, der allem Lebenden die Lebenskraft verleiht. Im traditionellen China wurde die spirituelle Dimension des Lebens als sehr komplex erlebt. Im Begriff *shén* schwingt auch die Vorstellung von einem ewigen oder himmlischen Geist mit, der in der Brust des Menschen wohnt. *Shén* wird mit dem Herzen, dem höchsten der inneren Organe, assoziiert. Das Herz gilt gleichzeitig auch als Sitz des Bewusstseins. Daher sind Leser chinesischer Werke manchmal verwirrt, weil das chinesische Wort *xīn* sowohl «Herz» als auch «Geist» bedeutet. In der traditionellen chinesischen Physiologie hängt die Kontrolle der mentalen Prozesse, zu denen das Bewusstsein, das Denken und die Gefühle gezählt werden, von den verschiedenen Funktionen des Herzens ab.

shén

Darin kommt der alte, nicht nur in China verbreitete Glaube zum Ausdruck, der menschliche Geist stelle eine Spiegelung der göttlichen Intelligenz dar. Das Konzept von *shén* als Bindeglied zwischen Himmel und Menschheit ist bereits in den piktografischen Wurzeln des Wortes enthalten. *Shén* besteht aus zwei Komponenten: Die rechte Seite des Zeichens ist der Radikal *shēn;* er gibt dem Zeichen die Aussprache. Außerdem bezeichnet dieser Radikal auch den neunten der zehn himmlischen Stämme, einer Zeiteinteilung in einem komplexen System für das Messen und Einteilen von Tagen, Monaten und Jahren nach dem alten chinesischen Mondkalender. Jener Abschnitt des Tages, der *shēn* entspricht, war die Zeit, in der sich die Berater des Kaisers von Zhou versammelten, um seine Edikte anzuhören und zu diskutieren. Die Position des Kaisers als «Sohn des Himmels» spiegelt also die Beziehung wider, die zwischen dem Göttlichen und dem Menschlichen besteht und die in dem Wort *shén* mitschwingt, denn auf der linken Seite von *shén* finden wir das Zeichen *shì* 示, das 礻 geschrieben wird, wenn es als Element eines zusammengesetzten Zeichens fungiert. Es ist ein Piktogramm, das im *Shuōwén jiězì,* dem ältesten erhaltenen chinesischen Wörterbuch, folgendermaßen beschrieben wird:

Shì ist der Himmel, der ein Zeichen sendet, um die Menschen über Glück und Unglück in Kenntnis zu setzen. Seine Bedeutung ergibt sich aus *èr* [das Zeichen «zwei», das in *shì* in Form der beiden oberen Linien vorhanden ist und hier auf die «Zweiheit» von *yīn* und *yáng* hinweist]. Die drei Zeichen [repräsentiert durch die drei unteren Linien] sind die Sonne, der Mond und die Sterne. Um die himmlische Sprache zu beobachten und den Wandel der Jahreszeiten zu prüfen, zeigt sich *shì* im Willen Gottes.

Die vollständige Bedeutung von *shén* wird nun allmählich klar: Das Wort bedeutet nicht nur «Geist» im oben beschriebenen Sinn, sondern auch «Gott». *Shén* im menschlichen Körper steht also für den ewigen Funken des göttlichen Geheimnisses, der göttlichen Intelligenz, die den Menschen mit dem Himmel verbinden und göttliche Führung durch die geheimnisvollen Transformationen des Lebens bieten.

Das *Sùwèn* sagt: «Wer *shén* hat, ist mit Leben erfüllt. Verliert man *shén,* dann stirbt man.» Diese Bedeutung von *shén* kommt auf ganz typische Weise im Wort *shénqì* zum Ausdruck, das analog zu dem bereits erwähnten *jīngqì* gebildet wird. Wenn ein chinesischer Arzt sich daran macht, einen Patienten zu untersuchen, muss er den Zustand des *shénqì* dieses Patienten kennen, das heißt, er muss – technisch gesprochen – das Temperament, die Lebendigkeit des Patienten kennen. Ist der Klang seiner Stimme voll? Ist seine Haltung aufrecht? Sind seine Auffassungsgabe und sein Ausdruck klar und auf das Gegenüber bezogen? Dies sind die ersten entscheidenden Beobachtungen für die Prognose, die auf den bereits zitierten Prinzipien des *Sùwèn* basieren.

Die letzten drei der oben angeführten Bedeutungen des Wortes sind im Kontext der chinesischen Medizin besonders wichtig. Das Wort bedeutet auch «Gott», «göttlich», «übernatürlich», «magisch»; «Geist»; «Ausdruck»; «klug». Stets haben Ärzte, Philosophen (vor allem die Daoisten) und alle, die ihre Gesundheit bewahren wollten, die drei Schätze – *jīng, qì* und *shén* – hochgehalten und zu verstehen versucht. Ihnen war klar, dass die Gesundheit von Körper und Geist und daher das Leben selbst von diesen drei Geschenken abhängen. Fehlt einer der drei Schätze, kann man sich weder Gesundheit noch Leben bewahren.

Jīng, qì und *shén* lieferten den alten Theoretikern eine aufs Äußerste reduzierte Beschreibung der Matrix, die die Grundlage des Lebens mit allen seinen Ausdrucksformen bildet. Die Suche nach Einheit und deren Entwicklung im menschlichen Leben war jahrhundertelang das wichtigste Ziel der chinesischen Medizin, und sie benutzte diese Konzepte, um den Geheimnissen von Leben und Tod auf die Spur zu kommen.

生 死 Leben und Tod

Wenn man durch die Straßen einer chinesischen Stadt bummelt, wird man früher oder später eine seltsame Entdeckung machen: Drei, vier oder mehr große Kränze aus buntem Papier stehen vor der Eingangstür eines Hauses. Drinnen und draußen, überall, wohin man blickt, sieht man Tische, an denen *májiàng-(mahjongg-)* oder Kartenspieler sitzen. Schaut man sich dann genauer im Inneren des vorderen Raumes um, entdeckt man verblasste Schwarzweißfotografien eines meist alten Menschen mit ernstem Gesichtsausdruck.

Die Tische sind mit Früchten und Imbissen übersät. Wein und Bier fließen in Strömen. Die Gäste, die sich bei diesen Zusammenkünften einfinden, treten manchmal auf die Straße hinaus und schauen mit leeren Augen herum, so, als würden sie jemanden suchen, der nicht da ist. Kommt man an einem der darauffolgenden Tage wieder an demselben Haus vorbei, so trifft man noch immer dieselben Menschen an. Drei Tage und drei Nächte dauert diese Zusammenkunft, denn so lange währen die «weißen Angelegenheiten», die Verabschiedung eines Toten.

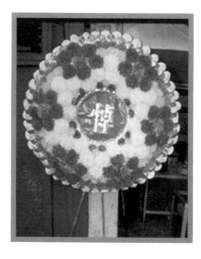

Ein für ein Begräbnis vorbereiteter Kranz mit dem chinesischen Zeichen für Kummer

«Rote» und «weiße» Angelegenheiten sind die wichtigsten Anlässe im Leben eines Chinesen. Weiß und Rot sind die Farben des Todes beziehungsweise der Hochzeit. Zu Beginn dieses Kapitels haben wir uns mit den «roten» Angelegenheiten beschäftigt. Jetzt konzentrieren wir uns auf die traditionellen chinesischen Haltungen, Vorstellungen und Sitten, die zwei genauso wichtige Aspekte betreffen: Leben und Tod.

Als wir in der Klinik der Universität für Traditionelle Chinesische Medizin in Chengdu arbeiteten, fragten wir eines Tages den Direktor der Abteilung für Akupunktur, wie es einem Patienten gehe, dessen Krankengeschichte wir mitverfolgt hatten.

«Er hat kein *qi*», antwortete Dr. Wang, ohne den Blick vom Schreibtisch zu heben. «Was meinen Sie?» «Aiyah!», antwortete Dr. Wang. Er klopfte mit den Fingern auf den Schreibtisch und runzelte die Stirn, wie er es immer tat, wenn wir das Alleroffensichtlichste nicht verstanden. «Er ist gestorben.»

Am Tag darauf kamen Angehörige des Mannes ins Krankenhaus, um den Arzt zum Begräbnis einzuladen. Wir begleiteten ihn, um der Familie und dem Mann, dessen Leben nicht gerettet werden konnte, die Ehre zu erweisen. Es war eine Szene, die der oben beschriebenen stark ähnelte. Bei diesem chinesischen Begräbnis, das natürlich alles andere als ein fröhliches Fest war, wurde in gewisser Weise ein Naturgesetz befolgt. Wir wollten wissen, was Dr. Wang über den Verlust seines Patienten dachte. Seine lakonische Äußerung beantwortete die Frage sehr treffend: «*Yīn* und *yáng* haben sich getrennt. Das bedeutet, dass das Leben an sein Ende gekommen ist. Da ist nichts mehr zu machen.»

Für westliche Menschen kann es manchmal schwierig sein, die chinesische Haltung gegenüber Religion und Glauben zu verstehen. In den meisten Religionen ist die Frage nach dem, was nach dem Tode kommt, das heißt nach dem Tod des Körpers, ein ganz zentraler Punkt. Gibt es einen Gott oder irgendeine andere Macht, eine Kraft, eine Intelligenz, der gegenüber wir über unsere Lebensführung Rechenschaft ablegen müssen? Gehen wir in irgendein himmlisches Reich ein, oder droht uns eine Bestrafung in der Hölle? Werden wir wieder geboren? Sind wir in einem unendlichen Rad der Existenz gefangen? Solche Fragen sind typisch religiöse Spekulationen. Im Westen bilden die Antworten darauf die Grundpfeiler einer Religion, und die Antworten, die uns die Religionen geben, sind die Grundpfeiler des Glaubens.

Die Chinesen sind anders. Die pragmatische Haltung, die in ihren traditionellen Vorstellungen und Haltungen zum Ausdruck kommt, zeigt sich auch ganz deutlich in ihrer Einstellung gegenüber dem Tod. Wie so oft, müssen wir uns mit dem, was fehlt, beschäftigen, um zu verstehen, was da ist. Für die Chinesen spielt ein Leben nach dem Tod, wie wir es uns vorstellen, keine besonders wichtige Rolle. Dies lässt die folgende Passage aus Lin Yu Tangs «Mein Land und mein Volk» sehr deutlich erkennen:

> Nichts ist überraschender als die zutiefst humanistische Hingabe der Chinesen an das wahre Ende des Lebens, wie sie es verstehen. Dabei lassen sie alle theologischen und metaphysischen Phantasien außer Acht, denn sie sind in diesem Zusammenhang irrelevant. Als unserem großen Humanisten Konfuzius die wichtige Frage über den Tod gestellt wurde, war seine berühmte Antwort: «Ich kenne das Leben nicht, wie sollte ich dann den Tod kennen?»

Für einen Chinesen ist der Tod sowohl etwas extrem Einfaches als auch etwas zutiefst Mysteriöses, denn der Tod ist einfach ein Verlust von *qì*, die Trennung von *yīn* und *yáng*. Wenn Chinesen einen geliebten Menschen verlieren, dann tendieren sie dazu, dies nicht zu erklären oder zu rationalisieren. Sie trauern einfach. Aber sie achten darauf, dass gesellschaftliche Beziehungen, die Bande, von denen die Familie und die Gesellschaft abhängen, weiter Bestand haben. In den ausgefeilten Begräbnisriten zeigt sich der Respekt für alte Bräuche zur Verehrung der Toten. Selbst im Tod erweist sich also die Kraft, mit der das *qì* alle Facetten des chinesischen Lebens durchdringt, sichtbar. So wie die Verstorbenen ihr *qì* dem «Großen *qì*» der Natur hingeben, so integrieren die Hinterbliebenen das Fehlen des Toten und füllen die Leere mit ihren eigenen Gefühlen und der Hingabe an den chinesischen Weg des Lebens.

Wenn wir uns mit dem Thema Tod beschäftigen, erkennen wir, dass die Chinesen ein Glaubens- und Verhaltensmuster entwickelt haben, das wichtige kulturelle Werte offenbart. Die Werte, die sie mit dem Leben verbinden, spiegeln sich in ihrem Verhalten den Toten gegenüber wider. In der Trauer um den Toten bringen die Chinesen ihren Kummer offen und ehrlich zum Ausdruck. Andererseits befolgen sie sowohl im privaten Kreis als auch in der Öffentlichkeit ausgefeilte, sehr subtile Trauerrituale.

Wie ist es nun möglich, die chinesischen Vorstellungen und die Haltungen gegenüber dem Tod als Ansatzpunkt für die Theorien und Praktiken der Traditionellen Chinesischen Medizin zu sehen? Zuerst müssen wir in Rechnung stellen, dass die traditionelle Definition von Tod besagt, dass das *qì* verloren gegangen ist. Chinesische Ärzte schenken dem *qi* ihrer Patienten immer große Beachtung, aber bei todgeweihten Patienten sind sie extrem wachsam. Das schlimmstmögliche Zeichen ist ein plötzliches, sichtbares Wiederaufleben des *qì*, weil dies vor allem bei Menschen in kritischem Zustand kurz vor dem Tod beobachtet werden kann. In der chinesischen Medizin ist dies als «Kerze, die hell auflodert, bevor sie erlischt» bekannt.

Welche Vorstellung sich die Chinesen von der Rolle machen, die das *qì* für die Beziehung zwischen Leben und Tod spielt, wird vor allem im Vergleich mit westlich geprägten Haltungen deutlich. Folgendes Zitat, betreffend die Einstellung zum Tod während der Han-Dynastie, stammt aus *Death in Han China* von Kenneth Brashier.

Ein wichtige Rolle in diesem Prozess der Anrufung spielt das Alter des Verstorbenen im Moment des Todes. In der elegischen Hymne wird ein Kind vielleicht als «Blüte, die nie aufblühen konnte» bezeichnet, ein junger Mann mag «in seinem Morgen gefallen sein» und eine alte Frau «kehrt für immer in ihre dunkle Hütte zurück». Was das tatsächliche Alter des Verstorbenen betrifft, so müssen sich die Trauernden an die Einleitung erinnern, in der es meist erwähnt wird. Auf den ersten Blick mag dieses Detail als völlig unwichtig erscheinen, wenn es um die Wahrung der Identität geht, aber in der Han-Kultur ist das Sterbealter von grundlegender Bedeutung, da hier Kinder noch nicht als Menschen gelten und die Verehrung der Alten Pflicht ist. Das Alter, das jeden Aspekt des Lebens berührt – die Sitzordnung genauso wie Dorffeste oder die Herabsetzung des Strafmaßes –, ist ein Schlüsselfaktor, wenn es darum geht, festzustellen, wie ein Ahne in das restliche soziale Gefüge eingebunden ist [Abb. a]. Ein hohes Alter wird als Zeichen moralischer Integrität gewertet.

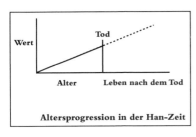

Abb. a

111

Dies deckt sich nicht mit der westlichen Erfahrung. Gemäß der *History of Old Age: From Antiquity to the Renaissance* von George Minois sehen Westler die Entwicklung ihres Lebens als einen Bogen, der seinen Höhepunkt mit 40 oder 50 erreicht und dann zu einem «wertlosen hohen Alter» abfällt. Diese Vorstellung findet sich sowohl in der Literatur als auch in der bildenden Kunst zumindest seit Dantes Zeiten. Eine kürzlich durchgeführte Studie mit dem Titel *Celebrations of Death: The Anthropology of Mortuary Ritual* zeigt, dass sich seit damals kaum etwas verändert hat: «Das Leben des Einzelnen sollte sich wie ein Bogen von einer frechen Jugend hin zu ergiebigen mittleren Jahren entwickeln, um dann langsam hin zu einem Tod zu führen, der sowohl akzeptabel aus auch unausweichlich ist.» Im Moment des Todes dehnt das Christentum diesen Bogen aus und lässt ihn «wiedererstehen». Die Altersprogression hat daher im Westen die Gestalt von Abbildung b.

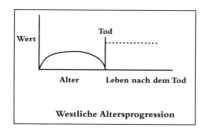

Abb. b

Die Chinesen der Han-Zeit sehen die Altersprogression völlig anders. Wie bereits angemerkt, wurde den Kindern am einen Ende der Skala relativ wenig Wert beigemessen, während die Alten am anderen Ende der Skala das höchste Ansehen genossen. Was den Tod betrifft, so lassen sowohl die Literatur der Han-Zeit als auch die moderne Archäologie den Schluss zu, dass die Betonung auf Kontinuität lag, was so weit ging, dass man die Toten fragte, wie sie die Nacht verbringen wollten, und ihre Gräber ähnlich wie die Behausungen zu Lebzeiten baute. Ein Leben nach dem Tod stellt man sich wie eine Reihe von Beförderungen vor, bei denen der Tote in immer größeren Gruppen aufgeht; während er also auf der Rangleiter aufsteigt, verliert er paradoxerweise an Identität innerhalb der Ahnenschaft. Während die Toten langsam aus dem Ge-

112

dächtnis verschwinden, werden Opferzeremonien immer seltener abgehalten, aber da sie rar sind, werden sie höher geschätzt.

Der Wert solcher Diagramme liegt in den Fragen, die auftauchen, wenn die Diagramme voneinander abweichen. Der klar abgegrenzte «Todespunkt» im westlichen Diagramm wird im Han-Diagramm durch einen weniger deutlich abgegrenzten «Todesprozess» ersetzt, eine Tatsache, die die aus der Han-Zeit erhaltenen Stelen reichlich belegen. In der westlichen Altersprogression erfordert die am Ende des Lebens stattfindende Verlagerung vom wertlosen Alter hin zum Leben nach dem Tod einen phantastischen Sprung, eine radikale Transformation. In der Han-Altersprogression steht am Ende des Lebens lediglich eine subtile Transformation, da die Welt sich zu verdunkeln beginnt und das *qì* der erst kürzlich verstorbenen Ahnen sich mit dem ursprünglichen *qì* vermischt, aus dem sich ihr Leben und das aller anderer kondensiert hat. Von diesem Punkt an durchläuft der Tote eine strukturierte Amnesie, die in einem langsamen Verblassen mündet.

In beiden Diagrammen beeinflusst die Phase unmittelbar vor dem Tod die Phase unmittelbar nach dem Tod. Während das westliche Diagramm eine geheimnisvolle Transformation erfordert, um verlorenen Boden wettmachen zu können, zeigt das Han-Diagramm einen weiteren Anstieg. Mit anderen Worten: Der Wert, der dem Altern beigemessen wird, hat direkte Auswirkungen darauf, wie man sich das Leben nach dem Tod vorstellt. Wenn man versteht, wie in der Han-Zeit der Toten gedacht wurde, dann begreift man auch deren Haltung gegenüber dem Altern.

Die chinesische Medizin hat eine enttäuschend simple Sicht des Todes. Wenn *yīn* und *yáng* ihr kompliziertes Beziehungsgeflecht nicht länger aufrechterhalten können und das *qì* nicht mehr aufsteigt und zwischen *yīn* und *yáng* im Körper zirkuliert, dann hört der Körper auf zu leben. Aber diese einfache Erklärung baut auf einem komplexen Gefüge von religiösen und philosophischen Vorstellungen von Leben und Tod auf. Wir werden einige dieser Vorstellungen im nächsten Kapitel untersuchen, da sie alle Aspekte des Lebens im alten China beeinflussten.

Im Moment reicht es zu sagen, dass die Kinder des Drachen eine einfache, pragmatische Haltung entwickelten: Sie taten alles, um das

Leben zu verlängern und die Jugend zu erhalten. Gemäß den Theorien der chinesischen Medizin kann dies nur gelingen, wenn man die Harmonie von *yīn* und *yáng* wahrt und kultiviert, so dass das *qì*, das daraus entspringt, frei fließen kann und so die Schätze des Lebens schützt. Wie wir gesehen haben, durchdringt diese machtvolle Metapher des ständigen Wandels sämtliche chinesischen Mythen, Vorstellungen und Sitten. Seit das *qì* von Himmel und Erde dem Riesenei des Pán Gǔ entwichen ist, bildet es die Wurzel des chinesischen Lebens. Es ist der kostbarste Schatz der chinesischen Kultur und gleichzeitig die Basis für einen wesentlichen Teil der chinesischen Philosophie und Religion.

3 Philosophie und Religion

Für westliche Menschen scheint es kaum vorstellbar,
dass die Beziehung zwischen Mensch und Mensch
(die auf Moral gründet) ohne Bezugnahme auf ein
Höchstes Wesen aufrechterhalten werden kann. Für
einen Chinesen ist es genauso erstaunlich, dass sich
ein Mensch gegenüber einem anderen nicht als an-
ständiges Wesen verhalten könnte oder sollte, wenn
er nicht von einer zwischen ihnen bestehenden indi-
rekten Beziehung über einen Dritten ausgeht.

Lin Yutang

Zwei menschliche Tätigkeiten, so scheint es, könnten ihrem Wesen
nach kaum gegensätzlicher sein als Medizin und Religion. Religion
verlangt blinden Glauben und eine unerschütterliche Hingabe an die
Ideologie. Um als Gegenstand des Glaubens bestehen zu können,
müssen religiöse Theorien unbeweisbar sein. Die Medizin hingegen
verlangt Theorien, die verlässliche praktische und nachvollziehbare
Resultate zeitigen, denn in der Medizin wird ein «Beweis» als statistische Wahrscheinlichkeit definiert. Während manche Menschen ihren
Glauben dadurch unter Beweis stellen, dass sie für ihre religiöse Überzeugung sterben, besteht die Hingabe des Arztes darin, Leben zu retten. Er kann sich daher nicht auf Vorstellungen beschränken, die einem
bestimmten Glauben entsprechen. Er muss die Freiheit haben, den
ihm bekannten Theorien und Methoden zu folgen. Wenn wir jedoch
die Geschichte der chinesischen Medizin studieren, bemerken wir,
wie eng dort Religion und Philosophie mit Medizin verflochten sind.

Wie ihre Kollegen in anderen Kulturen entwickelten die chinesischen Philosophen – egal, ob Buddhisten, Daoisten oder Konfuzianer – höchst komplexe Theorien über die Bedeutung des Lebens und
dessen Geheimnisse. Bei ihrem Bemühen, die Natur des Lebens bes-

ser zu verstehen und Krankheiten zu heilen, befassten sie sich auch mit religiösen Schriften. Darin entdeckten sie wichtige theoretische Prinzipien, was zum Teil auf die philosophische Ausrichtung der chinesischen Religion zurückzuführen ist, und nahmen diese in die traditionellen chinesische Medizintheorie auf.

So stoßen wir im kulturellen Substrat der chinesischen Medizin auf eine reichhaltige, sehr komplexe Schicht: die der Philosophie und Religion. Obwohl sich das vorhandene Material natürlich nicht umfassend darstellen lässt, können wir doch an Hand von Beispielen versuchen, die Essenz der drei wichtigsten chinesischen Religionen zu erfassen, um zu verstehen, wie diese Vorstellungen und Ideen die Entwicklung der Medizin beeinflussten und förderten.

In China existiert eine «religiöse» Tradition, die bis in die frühesten Zeiten zurückverfolgt werden kann. Traditionelle chinesische religiöse Haltungen kommen in einem gewissen Maße auch darin zum Ausdruck, wie die Chinesen ihr Leben gestalten, egal, welcher Ideologie oder Lehre sie folgen. Wie Lin Yutang in dem eingangs angeführten Zitat feststellt, unterscheidet sich der chinesische Blick auf Religion grundsätzlich von dem der westlichen Welt. Dies gilt für Buddhisten, Daoisten und sogar für chinesische Christen, Juden und Moslems. Natürlich gibt es zwischen den chinesischen Religionen und philosophischen Strömungen Unterschiede hinsichtlich der Lehrmeinungen. Einige dieser Unterschiede sind sehr subtil, andere wiederum ganz offensichtlich; manche sind zu vernachlässigen, andere von entscheidender Bedeutung.

Das Gleiche gilt für die Philosophie. Ein Großteil der chinesischen religiösen Traditionen hat seinen Ursprung in philosophischen Quellen. Zum Beispiel ist es, was die Vergangenheit angeht, nicht wirklich möglich, eine exakte Abgrenzung zwischen daoistischer Religion und daoistischer Philosophie vorzunehmen. Heute ist es ein bisschen einfacher, obwohl die Trennlinie zwischen Religion und Philosophie nach wie vor leicht unscharf wirkt, weil sich nicht alle Vorstellungen und Praktiken eindeutig zuordnen lassen. Außerdem kann das eklektische Denken auf eine lange Tradition zurückblicken, und die chinesischen Intellektuellen haben philosophische Grundsätze und Glaubenssätze vermischt und dabei etwas hervorgebracht, was man als «Religion des gesunden Menschenverstandes» bezeichnen könnte.

道 Daoismus

Keine der religiösen und philosophischen Traditionen Chinas ist chinesischer als jene Denkschule, die als Daoismus bekannt ist. Der Daoismus als zusammenhängendes System von Regeln und Prinzipien entstand in der Zeit der Streitenden Reiche (475–221 v. Chr.), doch seine Wurzeln reichen bis in die ältesten Traditionen und Glaubensformen zurück. Zentrales Thema des Daoismus ist das *dào*. Es ist unmöglich, den Begriff *dào* mit einem einzigen Wort einer westlichen Sprache zu übersetzen. *Dào* hat eine ganze Reihe von Bedeutungen: «Pfad», «Weg», «Straße»; «Methode». Aber keiner dieser Begriffe kann auch nur annähernd seine tiefste philosophische Dimension vermitteln. Außerdem beschränken sich die Schwierigkeiten nicht auf das Problem der Übersetzung. Die «Bibel» des Daoismus beginnt mit einer vagen Warnung an jene, die diesen Weg gehen wollen: «Das *dào*, das als *dào* beschrieben werden kann, ist nicht das ewige *dào*.»

Schon das Zeichen selbst, 道, ist rätselhaft. Es setzt sich aus zwei Elementen zusammen. Das erste ist das Zeichen für «Kopf», *shǒu* 首. Das zweite ist *zhǒu*, ein Zeichen, das «gehen» bedeutet und als ⻌ erscheint, wenn es Teil eines zusammengesetzten Zeichens ist. Kombiniert man diese beiden, so könnte man auf einen «Kopf in Bewegung» kommen, was *einer* Bedeutung von *dào*, nämlich «denken», nahe kommt.

Als philosophischer Terminus kann es als Wissen um den Weg, den man geht, als ein In-Bewegung-Versetzen des Kopfes verstanden werden. Letztere Vorstellung ist in der Philosophie des Daoismus außerordentlich verbreitet. Was das philosophisches Konzept angeht, so verstand derjenige, der das *dào* verstand, gleichzeitig die gesamte Existenz, ihre Ursprünge, ihre Prinzipien, ihre Richtung, ihr Ziel und selbst ihre unfassbaren Geheimnisse.

Wie bei vielen anderen geistigen Traditionen Chinas lassen sich auch die Ursprünge des Daoismus bis zu einer Gestalt zurückverfolgen, deren Bild von Legenden überlagert ist. Laozi, Bibliothekar des Staates Lu, verbrachte seine frühen Jahre damit, Adlige und Beamte vom praktischen Wert seiner naturalistischen Philosophie zu überzeugen. «Einen Staat zu regieren», schrieb er, «ist, als würde man einen kleinen Fisch kochen.» Das heißt: Je mehr man tut – je ausgefeilter die Kochmethoden sind –, desto eher läuft man Gefahr, die Mahlzeit zu verderben. Laozi ging davon aus, dass «nichts zu tun» wesentlich effektiver sei, als danach zu streben, die Welt zu gewinnen. Aber nur wenige schenkten seinen Lehren Beachtung, man tat sie als obskure, esoterische Magie ab. Der Legende nach verzweifelte Laozi daran, dass er keine Schüler fand, und zog sich aus der Zivilisation zurück. Unterwegs hielt er seine Gedanken in einem 5000 Zeichen umfassenden Traktat fest, das als *Dàodéjīng* oder «Klassiker des *Dào* und des *Dé*» bekannt wurde. Das Wort *dé* ist etwas weniger problematisch als der Begriff *dào*. Es bedeutet «Moral» oder «Tugend».

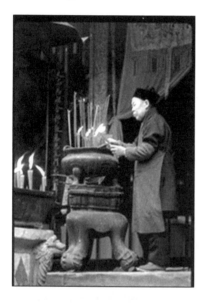

Eine daoistische Nonne im Tianshidong
(Tempel des Himmlischen Lehrers)
in den Qingcheng-Bergen bringt
im Hof des Tempels Räucherwerk
als Opfergabe dar.

Im Grunde lässt sich die Lehre des Laozi, wie sie im *Dàodéjīng* enthalten ist, in einem einzigen Wort zusammenfassen, das seine Anhänger von jeher verwirrt und ratlos macht: *wúwéi*, «Nichthandeln». Nur durch Nichthandeln, meinte der Weise, könne man in Einklang mit der sich ständig wandelnden Natur leben. Als Symbol seiner Lehre wählte er das Wasser, das sich auf seinem Weg zum Meer im-

118

mer niedrigere Plätze sucht und dabei jenes Verhaltensprinzip an den Tag legt, das er als das schätzenswerteste betrachtete: Widerstandslosigkeit.

Warum ist das Meer der König aller Flüsse? Weil es tiefer liegt als alle Flüsse.

In der weichen, nachgiebigen Natur des Wassers erkannte Laozi die verborgene, mysteriöse Macht der Natur. Seine Philosophie kann als Richtschnur für jene angesehen werden, die versuchen, dieses Geheimnis zu verstehen und sich damit in Einklang zu befinden. In Kapitel 25 des *Dàodéjīng* heißt es:

Es gibt in diesem Universum vier Phänomene von Größe: Die Menschheit ist eines davon. Die Menschheit folgt dem Weg der Erde. Die Erde folgt dem Weg des Himmels. Der Himmel folgt dem Weg des *dào*. Das *dào* folgt dem Weg der Natur.

«Das *dào* folgt dem Weg der Natur.» Diesen Ausspruch finden wir als Inschrift in kunstvollen goldenen Lettern über den Toren eines jeden daoistischen Tempels in China. Dieses Streben nach Harmonie mit der Welt und den Phänomenen der Natur war das organisierende Prinzip, um das herum sich sowohl die daoistische Philosophie als auch die daoistische Religion entwickelten. Während der folgenden Jahrhunderte wurde der Daoismus zu einem schier undurchdringlichen Dickicht aus Magie, Geisterverehrung, Alchemie und esoterischem Wissen, und dieser Weg der Natur führte die Daoisten zum «Tor aller unbeschreiblichen Wunder», die «Geheimnis um Geheimnis» in sich bargen.

Die erste organisierte daoistische Gruppe wurde während der Östlichen Han-Dynastie im Jahre 142 n. Chr. von einem gewissen Zhang Daoling ins Leben gerufen. Er wählte einen Berg in der heutigen Provinz Sichuan als Heimat. Heminshan, der Berg des Kranichschreis, wurde zum Zentrum des ersten formellen daoistischen Kults. Abertausende von Anhängern pilgerten zu diesem Berg, und jeder von ihnen brachte fünf Scheffel als Opfer dar. So wurde die Sekte unter dem Namen «Fünf-Scheffel-Reis-Daoismus» bekannt.

Zhang Daoling war nicht nur Philosoph, sondern auch Vertreter einer Denkrichtung, die die Bedeutung der Sexualität betonte. Durch sexuelle Praktiken sollten Krankheiten geheilt, Langlebigkeit erlangt, der höchste magische Akt vollzogen und das wahre Ziel der Alchemie erlangt werden: Unsterblichkeit. Wir wissen aus Materialen, die in den Gräbern von Mawangdui gefunden wurden, dass solche Konzepte bereits im zweiten vorchristlichen Jahrtausend existierten. Entsprechende Vorstellungen flossen in die frühesten erhaltenen medizinischen Texte ein, zum Beispiel in «Des Gelben Kaisers Klassiker der inneren Medizin».

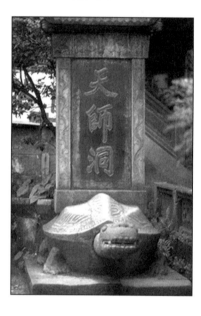

Eine Steinschildkröte trägt die Namensstele des Tempels des Himmlischen Lehrers (Tianshidong) in den Qingcheng-Bergen.

Obwohl es schwierig ist, die konkreten Aktivitäten dieser frühen Daoisten aus den historischen Aufzeichnungen abzuleiten, scheint doch klar, dass sie eine Reihe von Methoden praktizierten, die unter dem Sammelbegriff *yǎngshēng* klassifiziert wurden. Die Grundbedeutung dieses Begriffes ist «Gesundheit pflegen». Darunter fielen die unterschiedlichsten Praktiken: *qìgōng*, bestimmte Ernährungsweisen inklusive Fasten, der Genuss verschiedener Kräuter (als Nahrungsergänzung) sowie Übungen, die als *dǎoyǐn* bekannt sind. Einen sehr pro-

120

minenten Platz nahmen Sexualtechniken ein, deren Ziel die Wahrung und Kultivierung des *jīng*, der Essenz, war.

Der «Fünf-Scheffel-Reis-Daoismus» starb zwar aus, aber seine Praktiken überlebten. In der Sui- und in der Tang-Dynastie (589 bis 907 n. Chr.) hatten sie sich zu einer Tradition daoistischer Alchemie weiterentwickelt, die unter dem Namen «Goldenes Elixier» bekannt ist. Daoistische Alchemisten waren entscheidend an der Klassifizierung pflanzlicher, mineralischer und tierischer Ingredienzen beteiligt, die bis heute in der chinesischen Medizin Verwendung finden. Ihre Experimente zur Herstellung eines Elixiers, das Unsterblichkeit bewirken sollte, brachten eine Fülle von empirischem Wissen über die Anwendung medizinischer Substanzen hervor.

Im Laufe seiner mehr als 2500-jährigen Geschichte hat der Daoismus wesentlich mehr zur chinesischen Medizin beigetragen, als ein Mensch in seinem ganzen Leben erfassen kann. Laozis esoterische, magische Sicht der idealen Beziehung zwischen Mensch und Natur übte einen enormen Einfluss auf die frühen Medizintheoretiker aus, deren Werke noch heute die Eckpfeiler der medizinischen Praxis bilden.

In seinen «Rezepten, die tausend Stück Gold wert sind» schrieb Sun Simiao, der große Alchemist der Tang-Dynastie: «Wenn du Laozi und Zhuangzi nicht studierst, wirst du nicht verstehen, wie du dein alltägliches Leben leben kannst.» Um die Bedeutung einer solchen Bemerkung zu verstehen, müssen wir uns auf die Assoziationsketten konzentrieren, die wir in jenem Gedankengebäude finden, das die theoretische Infrastruktur der chinesischen Medizin bildet.

Die «Abhandlung über die Interaktion von *yīn* und *yáng*» in «Des Gelben Kaisers Klassiker der inneren Medizin» weist auf einen wichtigen Punkt hin. Dieses Kapitel beschäftigt sich mit wichtigen Aspekten der Beziehung zwischen Mensch und Natur, vor allem mit der Harmonisierung mit den Bewegungen in der Welt, die dem Wandel der Jahreszeiten (d. h. den Transformationen des *qì*) entsprechen. Diese berühmte Stelle definiert das Wesen eines herausragenden Arztes: Ein solcher behandelt seine Patienten, bevor sie krank werden. Ein Aspekt dieses Textes hat eindeutig daoistische Wurzeln: Die Fähigkeit, Krankheiten zu verhindern, kann nur durch ein Leben in Harmonie mit den Kräften der Natur entwickelt werden.

Die alten Chinesen erkannten, dass es lebensnotwendig ist, in Harmonie mit den Jahreszeiten, der Tageszeit und der jeweiligen Phase des eigenen Lebens zu stehen. Diese Sensibilität gegenüber Zeit, Wetter und anderen Naturphänomenen ging weit über ein simples Wissen um die beste Zeit zum Säen und Ernten hinaus. Die frühen Geomanten brachten die Angelegenheiten der Menschen mit der Bewegung der Sterne, der Planeten, der Jahreszeiten, der Sonne, des Mondes, der Erde und der auf der Erde lebenden Wesen in Verbindung.

Dass sich aus dieser Sensibilität ein ausformuliertes, logisches System entwickeln konnte, ist zum großen Teil ein Verdienst der Philosophie des Daoismus. Das daoistische Denken bildet eine einzigartige Struktur innerhalb der kulturellen Strömungen des alten China. Es ist die Kristallisation eines alten Wissens, von dem sich Laozis Vorfahren durch tausende Jahre des kulturellen Wachstums und der kulturellen Entwicklung leiten ließen. Dieser Aspekt ist für ein richtiges Verständnis ausschlaggebend: Die Philosophie des Daoismus, die zwar vor ungefähr 2400 Jahren als solche entstanden ist, bündelt traditionelle Vorstellungen vom Leben, die bereits zu dem Zeitpunkt, als Laozi seine Abhandlung schrieb, auf eine lange Entwicklung zurückblicken konnten.

Der britische Sinologe Joseph Needham glaubt, dass der Daoist Sun Simiao das Schießpulver erfunden hat. Sollte dies zutreffen, dann geschah das wahrscheinlich im Zuge von Experimenten, die er auf der Suche nach dem Elixier des ewigen Lebens anstellte. Dieses Elixier zu entdecken war eines der größten Anliegen aller daoistischen Alchemisten.

Sun Simiao, der seine Werke 1000 Jahre nach Laozi verfasste, bemerkte, dass Studenten der Medizin in den Schriften der daoistischen Philosophen eine Anleitung dafür finden konnten, eine Harmonie mit der Welt, in der sie lebten, herzustellen.

«Arzt, heile dich selbst», sagte Hippokrates. Die chinesische Version könnte lauten: «Arzt, wahre die Harmonie mit *yīn* und *yáng*, auf dass Tod und Krankheit keine Chance haben.» Diese Sicht von Präventivmedizin bildet den Kern der chinesischen Medizin und hätte sich ohne den Einfluss der als Daoismus bekannten Religion nicht entwickeln können.

Aber der Daoismus zeigte der chinesischen Medizin nicht nur den Weg zur Harmonie mit der Natur, sondern eröffnete den Theoretikern auch wichtige neue Einsichten in das Konzept des *qì*. Letzteres ist zwar bei weitem älter als die daoistische Denkschule, aber im Daoismus wurde die Vorstellung des *qì* als Quelle des Lebens und der Aufrechterhaltung des Lebens auf einzigartig umfassende Weise weiterentwickelt und verfeinert.

In Kapitel 10 des *Dàodéjīng* zum Beispiel stellt Laozi eine Reihe schwer verständlicher, doch gleichwohl faszinierender Fragen:

Kann man den Geist des Blutes und den Geist es Atems vereinen und verhindern, dass sie sich trennen? Kann man, wenn man das *qì* so sehr konzentriert, dass man Geschmeidigkeit erlangt, wieder wie ein Säugling werden?

Die Beziehung zwischen *qì* und Blut nimmt im alten chinesischen Modell der menschlichen Physiologie einen zentralen Platz ein. In «Des Gelben Kaisers Klassiker der inneren Medizin» lesen wir: «Das *qì* lenkt das Blut. Das Blut ist die Mutter des *qì*.» Es waren Laozi und seine Anhänger, die sich bei ihrer Suche nach Erkenntnissen darüber, wie das Leben beginnt und wie es gefördert und aufrechterhalten werden kann, auf die geheimnisvolle, illusorische Natur des *qì* konzentrierten. Ihre Einsichten waren von unschätzbarem Wert für die Entwicklung medizinischer Theorien und Techniken.

Die Struktur der Theorie von *yīn* und *yáng* sowie deren Inhalte leiten sich zum Großteil aus dem Daoismus ab. Das *Dàodéjīng* erklärt: Alle Dinge tragen das *yīn*, aber umarmen das *yáng*, und so vereint sich ihr pulsierendes *qì*.» Nirgends in der chinesischen Literatur wird die Beziehung zwischen *yīn, yáng* und *qì* klarer definiert als in solchen Textstellen. Wir sehen also, dass das Schatzhaus der chinesischen Medizin auf einem Fundament ruht, das die daoistischen Philosophen errichtet hatten.

佛 Der chinesische Buddhismus

Die Kultur und die intellektuelle Entwicklung Chinas waren im Laufe der Geschichte nur wenigen Einflüssen ausgesetzt, die so tiefgreifende Wirkung zeitigten, wie es der Buddhismus tat. Allerdings sind die Spuren, die der Buddhismus in den Theorien der chinesischen Medizin hinterließ, subtiler und weniger klar als die des Daoismus oder den Konfuzianismus.

Wahrscheinlich kamen die ersten buddhistischen Mönche im ersten vorchristlichen Jahrhundert aus Indien nach China. Dies markierte den Beginn eines intensiven Austauschs von Menschen, Sitten, Wissen und Literatur. Während der folgenden vier oder fünf Jahrhunderte wurden zahlreiche buddhistische Sutren ins Chinesische übersetzt. Dieser umfangreiche Import buddhistischer Texte und Gedanken hatte weitreichende Auswirkungen.

Buddhistische Mönche zogen Menschen aus allen Volksschichten an und bekehrten sie. Somit waren die einheimischen Philosophen und Ideologen einem intensiven Wettbewerb ausgesetzt. Sie nahmen sich die Formen und Praktiken der neuen Religion zum Vorbild, und bald entstanden auch die ersten daoistischen Kulte, zum Beispiel der «Fünf-Scheffel-Reis-Daoismus», von dem schon die Rede war.

Für einen Außenstehenden, der zum ersten Mal Tempel der beiden Religionen besucht, erscheint die Ähnlichkeit zwischen den daoistischen und den buddhistischen Formen der Verehrung frappierend. Allerdings gibt es einige markante Unterschiede, was Kleidung und Haartracht betrifft. Die buddhistischen Mönche rasieren normalerweise ihren Schädel, während die Daoisten ihr Haar nie schneiden – sowohl Männer als auch Frauen tragen es zu einem Knoten gedreht, oft bedeckt von charakteristischen engen Kappen. Buddhisten tragen braune, safran- oder purpurfarbene Roben, während die Daoisten sich für Blau entschieden haben. Ein Ausländer bemerkt darüber hinaus keine besonderen Unterschiede zwischen Mönchen und Nonnen der beiden Religionen.

Als der Buddhismus in Kontakt mit der chinesischen Kultur und den einheimischen Religionen kam, begann eine langsame, lang andauernde und nachhaltige Entwicklung, geprägt von wechselseitigem Einfluss: Es waren nicht nur der Daoismus und in geringerem Maße auch der Konfuzianismus, die sich ihre Organisationsstruktur von den Buddhisten abschauten, sondern auch der Buddhismus erfuhr in China eine grundlegende Transformation. Im Laufe der Jahrhunderte kristallisierten sich einige Aspekte heraus, die nunmehr typisch für den chinesischen Buddhismus sind und ihn in seiner Praxis von der in anderen Ländern ausgeübten Variante unterscheiden.

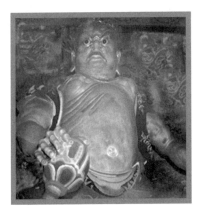

Statue eines zornerfüllten Bodhisattva
im Kloster des Göttlichen Lichts

An erster Stelle sind hier die Darstellung buddhistischer Gestalten und deren Identität zu nennen. Von allerfrühester Zeit an wurden in China die Ahnen vergöttlicht. Worte wie «Gott» oder «Geist» sind daher meist austauschbar. Es gibt viele «Götter», die eine lose Gemeinschaft bilden und im Grunde Menschen sind, die nach ihrem Tod die Position eines Gottes erlangt haben, weil ihre Nachkommen oder Anhänger ihnen entsprechende Verehrung zukommen ließen. Neben solchen Göttern gibt es aber auch andere, die eher dem entsprechen, was wir im Westen als «Gottheit» bezeichnen würden.

Die buddhistische Hierarchie beginnt bei dem großen Siddhartha Gautama und umfasst berühmte Mönche und Lamas, die durch Meditation und Mitgefühl, durch ihre Lehren und ihr beispielhaftes Leben mit dem Titel «Buddha» belohnt wurden. In manchen großen chinesischen Klöstern findet man Darstellungen dieser Hierarchie, zu der 500 oder mehr solcher Buddhas gezählt werden. Eine dieser berühmten Sammlungen befindet sich im Tempel des Göttlichen Lichts außerhalb von Chengdu.

Einer dieser Buddhas, dem in China besondere Verehrung zuteil wird, ist Guanyin. Das Geschlecht dieser äußerst beliebten und verehrten Gestalt ist zweideutig. Wahrscheinlich war das menschliche Wesen, das ursprünglich Guanyin war, ein Mann. Aber dieser Buddha wird fast ausschließlich als Frau dargestellt. Dabei kann mitspielen, dass die mit Guanyin assoziierten Eigenschaften – Mitgefühl und Barmherzigkeit – in der chinesischen Kultur in erster Linie als weibliche Merkmale gelten.

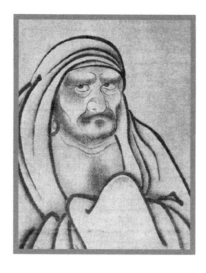

Der Patriarch Damo (Bodhidharma)

Eine der wichtigsten Entwicklungen des chinesischen Buddhismus setzte mit Bodhidharma ein, einem indischen Mönch, der im 6. Jahrhundert n. Chr. nach China kam. In China ist er unter dem Namen Damo dashi («Großer Lehrer Damo») bekannt. Er lebte sehr asketisch und stellte den Weg zur Erleuchtung in den Mittelpunkt seiner Praxis, die sich durch strenge Meditation in Einsamkeit auszeichnete. Der Legende nach meditierte er neun Jahre lang in einer Berghöhle, bevor er die Erleuchtung erlangte. Er wird in der gesamten buddhistischen Welt verehrt und gilt als erster Patriarch des Zen-Buddhismus.

126

Die buddhistische Schule, die Damo in China begründete, ist als Chan bekannt. Chan ist die chinesische Transliteration des Sanskritbegriffs *dhyāna*. Im Japanischen wird das chinesische Zeichen *zen* ausgesprochen. Diese Form des Buddhismus zeichnet sich durch das Streben nach einem plötzlichen, vollkommenen spirituellen Erwachen aus, das aus der strengen Befolgung der «Methode» oder des «Weges» resultiert – dies die wörtliche Übersetzung von *dhyāna*. Diese «Methode» folgt einem Hauptgedanken: Alles geht von unserem Geist aus. Die Realität ist Illusion. Die letzte Wirklichkeit ist Leere. Diese typisch buddhistische Idee fand in den Lehren von Damo und seinen Anhängern ihre höchste Ausformung. Diese Vorstellung lief den chinesischen naturalistischen und humanistischen Tendenzen vollkommen zuwider, die das Kernstück der Lehren der Konfuzianer und Daoisten ausmachten. Bis zum 10. Jahrhundert hatte sich dieser Konflikt institutionalisiert. Joseph Needham führt in diesem Zusammenhang den Schriftsteller Hu Yin an:

Hu Yin (1093–1151) war zum Beispiel überzeugt davon, dass glühende Kohlen und Eis sich besser vermischen würden als Konfuzianismus und Buddhismus. Im *Sun Yuan Hsueh An* wird berichtet, dass er folgende Äußerung gemacht haben soll: «Der Buddhismus betrachtet die Leere als das Höchste (*khung wei chih*) und die Existenz als Illusion (*yu we huan*). Jene, die das wahre *dào* erkennen wollen, sollten sich dessen bewusst sein. Tag für Tag sehen wir, wie Sonne und Mond sich am Himmel bewegen, wie Berge und Flüsse in der Erde verwurzelt sind, während Menschen und Tiere auf der Welt umherziehen. Wenn zehntausend Buddhas auf ein Mal erscheinen würden, wären sie imstande, die Welt zu zerstören, ihre Bewegung zum Stillstand zu bringen oder sie zu Nichts zu reduzieren. Die Sonne bringt den Tag hervor, der Mond bringt die Nacht hervor, die Berge stehen aufrecht, die Flüsse fließen dahin, und Menschen und Tiere wurden seit dem Anfang der Zeit geboren – diese Dinge haben sich nie verändert, und man sollte sich darüber freuen, dass dem so ist. Wenn Dinge vergehen, entstehen andere. Mein Körper wird sterben, aber die Menschheit wird weiterbestehen. Also ist nicht alles Leere.»

Der Gegensatz zwischen dem Buddhismus und den anderen Denk-schulen Chinas lieferte jahrhundertelang immer wieder Zündstoff für politische, wirtschaftliche und auch ideologische Konflikte. Diese Konflikte haben dazu geführt, dass sich in vielen traditionellen chinesischen Praktiken und Wissensbereichen sehr unterschiedliche Ansätze herauskristallisierten. Zum Beispiel gibt es rein buddhistische Formen des *qìgōng*, der Kräutermedizin und der Gesundheitsvorsorge, die sich über die Jahrhunderte entwickelten. Dem Buddhismus ist es auch zu verdanken, dass nunmehr eine Reihe indischer Heilpflanzen in der chinesischen Medizin Verwendung finden. Im Zuge dieser Migration von Menschen und Ideen fanden nämlich zahlreiche Kräuterzutaten ihren Weg nach China, und zwar nicht nur aus Indien, sondern auch aus anderen Teilen der Welt. Dazu zählen *hónghuā* (rote Blume), *xuèjié* (Drachenblut) und *mǎqiánzǐ* (*Nux vomica*). Solche Substanzen wurden nicht nur der Medizin inkorporiert, sondern bis zu einem gewissen Grad wurden auch ihre systematischen Entsprechungen, die in indischen Texten zu ihrer Kategorisierung dienten, mit in das allgemeine chinesische Schema zur Kategorisierung der *Materia medica* übernommen.

Ein zeitgenössischer Autor, Zhang Xiufeng, formuliert dies folgendermaßen:

Dem Buddhismus war die Erhaltung des Lebens per se ursprünglich kein besonderes Anliegen. Tatsächlich aber zeitigt die Praxis buddhistischer Meditation eine ähnlich positive Wirkung … Das letztendliche Ziel des Studiums des Buddhismus besteht darin, den Geist zu erleuchten, die wahre Natur zu verstehen und sich selbst von allen Anhaftungen zu befreien …, um menschenbedingte Störungen und Leiden zu überwinden.

Im Wenshuyuan, dem größten buddhistischen Tempel in Chengdu, erklärte uns der dortige Arzt:

Es gibt kaum eine direkte Beziehung zwischen Buddhismus und Medizin; jedenfalls ist sie nicht annähernd so intensiv wie die zwischen Daoismus und Medizin. Der Buddhismus will die Seelen der Menschen befreien. Wenn jedoch Geist und Seele frei sind, leiden die Menschen nicht mehr an Krankheiten oder irgendetwas anderem.

Der wahrscheinlich bedeutendste Beitrag des Buddhismus zum chinesischen intellektuellen Leben war das Konzept des «Erwachens», das bereits weiter oben beschrieben wurde. Das Besondere dieses buddhistischen Erwachens, der Erleuchtung, kommt am besten in der Geschichte des Huineng, des sechsten Patriarchen des Chan(Zen)-Buddhismus, zum Ausdruck. In deren Mittelpunkt steht die Weitergabe des *yībō*. Der erste Patriarch, Damo, gab seine Robe (*yī*) und seine Almosenschale (*bō*) als Zeichen der Nachfolge als Oberhaupt der Chan-Schule an den von ihm auserwählten zweiten Patriarchen, Huike, weiter. Auch der dritte, vierte und fünfte Patriarch folgten diesem Beispiel. Huineng, der sechste Patriarch, erhielt als letzter diese Symbole der Nachfolge; nach ihm wurden sie nicht mehr weitergegeben.

Der Grund dafür liegt darin, dass Huineng sie zerstört hatte, und die Bedeutung dieses Zerstörungsaktes zeigt die subtile Verfeinerung der chinesisch-buddhistischen Vorstellung vom Erwachen. Huineng war eine Waise. Als Kind kam er in den Dongchan-Tempel (Tempel des östlichen Zen) und wurde Schüler des fünften Patriarchen, Hongren. Während seines gesamten Aufenthalts in diesem Kloster bekleidete er die niedrigsten Positionen. Seine Arbeit bestand darin, den Hof des Klosters zu kehren, Holz zu hacken, Reis zu schälen usw. Eines Tages versammelte Hongren alle seine Schüler und bat sie, ein Gedicht zu verfassen. Ohne es offen zu sagen, suchte Hongren seinen Nachfolger. Sein führender Schüler, Shenxiu, schrieb:

Der Körper ist der Bodhi-Baum [Baum des Erwachens]. Das Herz ist wie das Gestell eines klaren Spiegels. Reinige ihn sorgfältig und unablässig, so dass sich kein Staub ansammeln kann.

Als der Meister die Gedichte seiner Schüler las, erkannte er, dass Shenxiu die Schwelle noch nicht überschritten hatte und erst beim Tor zum Erwachen angelangt war. Da er jedoch kein besseres Gedicht fand, forderte Hongren die versammelten Mönche auf, Shenxius Gedicht zu studieren. Wenn sie sich an seine Botschaft hielten, wären sie im Stande, den Weg des Bösen zu vermeiden.

Huineng konnte sich mit dem Gedicht nicht befassen, da er des Lesens nicht mächtig war. So bat er einen der anderen Mönche, ihm zu helfen, seine Gedanken niederzuschreiben. Er war nicht in der Lage, sie selbst zu Papier zu bringen, da er nie schreiben gelernt hatte. Das Gedicht, das Huineng diktierte, lautete folgendermaßen:

Ursprünglich hatte Bodhi keinen Baum.
Der klare Spiegel hat kein Gestell.
Ursprünglich existiert nichts.
Wo könnte sich da Staub ansammeln?

Als die anderen Mönche Huinengs Gedicht hörten, waren sie zutiefst erstaunt. Sie brachten es Hongren, dem sie sagten, Huineng befinde sich auf dem Weg zur Erleuchtung. Hongren las das Gedicht und fand nichts Positives daran. Sein einziger Kommentar war, dass Huineng noch nicht erwacht sei. An diesem Abend jedoch rief der Patriarch seinen Schüler zu sich, lehrte ihn das *Diamant-Sutra* und gab ihm sein *yībō*. Er erklärte, dass niemand Damo gekannt habe, als dieser nach China gekommen sei. Er habe sein Erbe weitergegeben, damit es von Generation zu Generation als Symbol der Authentizität von Lehrer zu Schüler vererbt werden konnte. Er unterstrich, dass die wahre Lehre nur von Herz zu Herz weitergegeben werden könne, im Geheimen und von Geist zu Geist. Er warnte Huineng davor, dass das *yībō* Gegenstand von Eifersucht und Streitigkeiten werden könne. Er riet ihm, es nicht mehr weiterzugeben. «Wenn du es weitergibst, wird dein Leben an einem seidenen Faden hängen. Du musst diesen Ort sofort verlassen. Ich befürchte, dass dir jemand etwas antun will.»

In dieser Nacht verließen die beiden heimlich das Kloster. Wie Hongren vorhergesehen hatte, waren die anderen Schüler erzürnt, als sie erfuhren, dass die Robe ihrer Schule an Huineng vererbt worden war. Sie zogen aus, um ihn aufzuspüren. Schließlich fanden sie ihn. Als sie Robe und Schale zurückforderten, warf Huineng beide auf den Boden. Die irdene Schale zerbrach.

Der Einfluss von Huinengs Lehre auf den Chan-Buddhismus war groß. Darin wird betont, dass allein die Praxis der stillen Sitzmeditation und das Erwachen zählen. In einer Schale oder eine Robe kann die wahre Natur des Lebens nicht verkörpert sein, genauso wenig kann sie vom Lehrer an den Schüler weitergegeben werden, es sei denn auf die Art, wie er selbst die Lehre von seinem Lehrer erhalten hatte: von Herz zu Herz.

Selbst Neokonfuzianer wie der oben zitierte Hu Yin waren von diesem Konzept des Erwachens beeindruckt und ließen diese Vorstellung in ihre Sicht der Dinge einfließen. So erklärten sie, die Wahrheiten des Daoismus und des Konfuzianismus könnten in jenen «erweckt» werden, die die Philosophen eifrig und aufrichtig studierten.

Obwohl eine direkte Beziehung zwischen buddhistischen Vorstellungen und den Theorien der chinesischen Medizin nicht nachgewiesen werden kann, hat das buddhistisch gefärbte Denken die Entwicklung und Praxis der Medizin in China von Anfang an, seit der erste buddhistische Mönch nach China kam, beeinflusst. Dies ist am deutlichsten in der Praxis des medizinischen *qìgōng* spürbar. Viele Menschen, die medizinisches *qìgōng* praktizieren, sind Buddhisten, und die Tatsache, dass sie das *qì* als Instrument des Heilens kultivieren, spiegelt die Tendenz des Buddhismus wider, sich auf die Reinigung der Sinne und das Erwecken des Geistes zu konzentrieren.

Während die Spuren, die der Buddhismus in der chinesischen Medizin hinterlassen hat, nicht leicht zu entdecken sind, sind jene, die der Konfuzianismus hinterlassen hat, weithin sichtbar.

 ## Konfuzianismus

Es gibt so vieles, was westliche Beobachter der chinesischen Kultur missverstanden, verzerrt wahrgenommen, entwertet oder abgelehnt haben, dass es unmöglich ist zu sagen, welcher Aspekt am häufigsten solchen Fehlinterpretationen ausgesetzt war. Müsste man jedoch eine Hitliste jener Bereiche des traditionellen chinesischen Denkens aufstellen, die von Westlern am hartnäckigsten falsch verstanden werden, so würden Konfuzius und die Denkströmung, die seinen Namen trägt, ganz weit oben rangieren.

Die meisten Menschen im Westen kennen den Konfuzianismus nur aus den in den Fortune Cookies versteckten Aphorismen, die oft am Ende eines chinesischen Essens verteilt werden. «Ein erfrischender Wandel stellt sich in nächster Zukunft ein.» – «Verschwende nicht, begehre nicht.» Dabei handelt es sich um eine dem westlichen Denken angepasste Sicht des Konfuzianismus, die es uns aber nur noch schwerer macht, die chinesische Kultur und Gesellschaft – ganz zu schweigen von der chinesischen Medizin – zu erfassen. Dazu müssen wir ein authentisches Verständnis des konfuzianischen Einflusses entwickeln.

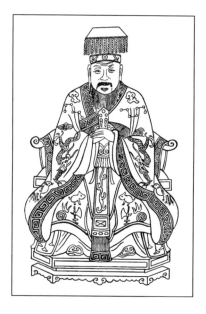

Holzschnitt: Konfuzius in höfischem Gewand

Der in China gültige Gesellschaftsvertrag enthält eine ganze Reihe von Regeln, die ihre geschliffenste Formulierung in den Werken der konfuzianischen Schule fanden. Wie wir sehen werden, haben diese Prinzipien, die in erster Linie die soziale Organisation und Verwaltung betreffen, unmittelbar Eingang in die medizinische Theorie und Praxis gefunden.

Oberflächlich betrachtet, wirkt die konfuzianische Lehre wie eine Sammlung banaler Predigten, die ein harmonisches Familien- und Staatsleben zum Ziel haben. Der Weg dorthin führt über rechtes Handeln, das Befolgen alter Rituale und die strenge Beibehaltung traditioneller sozialer Hierarchien. Schaut man aber genauer hin, so erkennt man einen überzeugenden, von Mitgefühl getragenen Humanismus, der am besten in einem Zitat zum Ausdruck, das dem verstorbenen *tàijí*-Meister Zheng Manqing zugeschrieben wird, der sich selbst als Schüler des «Meisters» bezeichnete: «Ich wollte nie ein Buddha oder ein Gott sein. Ich wollte lediglich ein Mensch sein.»

Wenn man sich näher mit konfuzianischen Texten beschäftigt, entdeckt man eine profunde Metaphysik und ein strukturiertes System, das die menschliche Verfasstheit von einem vernunftbetonten Standpunkt aus betrachtet und breit anwendbare Modelle der Selbstkultivierung und der gesellschaftlichen Entwicklung bietet. Das wichtigste aller konfuzianischen Ideale ist die Hierarchie der Beziehungen, die alle menschlichen Angelegenheiten durchdringt. Dieses Konzept einer sozialen Hierarchie hat die chinesische Kultur, ja, das chinesischen Denken an sich, zutiefst beeinflusst.

Was jedem klar wird, der einige Zeit unter Chinesen gelebt hat, ist, dass sie sich auf vollkommen andere Grundsätze verlassen als Westler, wenn sie gesellschaftliche Beziehungen eingehen. Zum Beispiel gehört der «unabhängige Geist» zur westlichen Lebensweise. Westliche Menschen suchen selbst heute noch nach Unabhängigkeit des Geistes und der Gefühle. «Ich habe es so gemacht, wie ich es wollte.» – «Beeinflusse mich nicht.» – *«My home is my castle.»* Das alles sind Wahlsprüche, die zu Beginn des 21. Jahrhunderts vielleicht nur mehr bedingt gültig sind, doch sie beziehen sich samt und sonders auf ein essenzielles Element des westlichen Denkens: frei und unabhängig zu sein.

Die jahrtausendealte Tradition der chinesischen Kultur läuft der westlichen geistigen Verfasstheit zwar nicht vollkommen zuwider, aber sie geht von einem anderen Ansatzpunkt aus. Für den traditionell denkenden Chinesen ist die Frage, wie er zu einem korrekten und funktionellen Konzept dessen gelangt, wo seine Stellung innerhalb der sozialen Hierarchie ist, wesentlich dringlicher als die Frage nach Freiheit und Unabhängigkeit. Die möglichen Positionen sind allgemein bekannt und sowohl anhand innerer als auch äußerer Zeichen leicht auszumachen. Diese Positionen tendieren dazu, jene, die sie innehaben, zu vereinnahmen.

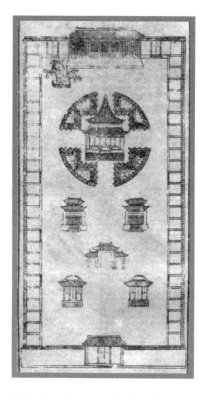

Konfuzianisch geprägte Anordnung
der Gebäude in einem typischen Hof

Dies impliziert jedoch nicht, dass es dem chinesischen Geist an Individualität mangeln würde; ja, die Chinesen sind sogar eingefleischte Individualisten. Aber ihre generelle Auffassung vom Wert und der Bedeutung gesellschaftlicher Positionen und Beziehungen führt dazu, dass in der traditionellen Gesellschaft das Maß, in dem der Einzelne seine Individualität zum Ausdruck bringt, als Widerspiegelung seiner Macht verstanden wird.

Nur der Kaiser durfte das Gelb der kaiserlichen Robe tragen. Das Tor des Kaiserhofes war nach Süden, der das meiste Glück verheißenden Himmelsrichtung, orientiert. Der Kaiserthron war am weitesten vom Eingang entfernt und ihm stets zugewandt – die absolute Ehrenposition. Selbst der Schnitt der Kleider, die Höhe des Kragens und die Form der Kopfbedeckung verrieten die Position eines Chinesen innerhalb der Hierarchie.

Diese Liste könnte man beliebig fortsetzen. Sie umfasst Elemente, die sich im chinesischen Alltagsleben bis heute erhalten haben, und bildet einen elaborierten, allgemein akzeptierten Kode des sozialen Verhaltens. Zum Beispiel muss der Ehrengast bei einem Bankett immer an jenem Platz sitzen, der am weitesten vom Eingang entfernt ist. Ein Gastgeber kann nicht anders, als seinem Gast Tee und Kleinigkeiten anzubieten, und der Gast kann nicht anders, als diese Angebote auszuschlagen. Der Gastgeber muss weiter insistieren, und der Gast muss weiterhin ablehnen. Erst nach drei solchen Runden konfuzianischer Etikette darf sich der Gast geschlagen geben.

Der Kaiser, der Sohn des Himmels, steht an der Spitze dieser sozialen Hierarchie. Wir sagen «stehen» und nicht «stand», da die Position der Führer Chinas – egal, welche politische Ideologie gerade in der chinesischen Hauptstadt herrscht – bis heute unverändert geblieben ist. Seit der erste Kaiser Chinas den Thron bestiegen hat, ist es nicht das Mandat der menschengemachten Gesetze, sondern das des Himmels, also aller existierenden Kräfte, die dem Führer Chinas seine Macht verleiht. Es ist eine Kraft, die festgehalten und weise verwaltet werden muss, da sie der Begehrlichkeit jener, die sich selbst ihrer würdig glauben, ausgesetzt ist. Sie geht weit über die rein gesetzliche, politische Macht eines Präsidenten oder eines anderen Staatsmannes hinaus.

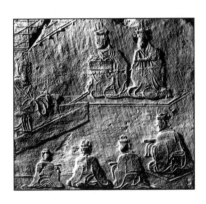

Ein Steinrelief aus der Han-Dynastie zeigt konfuzianische Gelehrte im Gespräch.

Diese Macht hängt vom himmlischen Prinzip *li* ab, wie sie in den Werken von Zhu Xi, einem Philosophen der Song-Dynastie, definiert wird. Zhu Xi sammelte und überarbeitete die konfuzianischen

Klassiker und begründete damit jene Denkschule, die unter dem Namen «Neokonfuzianismus» bekannt wurde. Im Zentrum dieser Rekapitulierung des chinesischen Wissens stand eben jenes «himmlische Prinzip», *lǐ*, das zum ersten Mal in der intellektuellen Geschichte Chinas das Konzept des *qì* als fundamentalstes Existenzprinzip ersetzte. Nach Auffassung der Neokonfuzianer ist es diese implizite Ordnung, die alles Existierende hervorbringt Die Macht des Kaisers leitet sich direkt von dem himmlischen Prinzip ab, und dank diesem Prinzip und der ihm dadurch verliehenen Macht konnte er alle anderen unterwerfen und so effizient herrschen. *Lǐ* wurde zum grundlegendsten Prinzip der chinesischen Philosophie und am Ende des 13. Jahrhunderts hatte das Werk des Zhu Xi eine derartige Popularität erlangt, dass es als Standard bei der Ausbildung und den Prüfungen für den Beamtendienst herangezogen wurde.

Der Kaiser von China war aber nicht nur der Sohn des Himmels. Er war genauso der Vater des Kaiserreichs und aller seiner Untertanen. Er kümmerte sich um seine Nachkommenschaft und sorgte mit Hilfe einer hierarchisch strukturierten Schar von Assistenten für deren Wohlergehen. Seine Diener und Helfer waren nur dazu da, die Macht ihres Führers zu fördern und hatten dadurch in gewissem Maße auch teil an ihr. An der Allmacht des Kaisers änderte dies freilich nichts. Sein Status war ein absoluter, der von ebenso absoluten Regeln bestimmt war.

Dieser Kontrakt war zu einem guten Teil das Werk der konfuzianischen Schule. Chinesische Bürger haben ihn über die Jahrhunderte hinweg akzeptiert, denn er sicherte ihnen große Vorteile. Diese Vorteile können in einem einzigen Begriff zusammengefasst werden: Ordnung – oder zumindest der Anschein von Ordnung. Die Chinesen sind oft ausgelassen und überschäumend. Einige Tage als Tourist in China reichen, um das Märchen vom zurückhaltenden Asiaten als solches zu entlarven. Die Chinesen arbeiten hart und amüsieren sich dementsprechend intensiv. Aber sie bewegen sich innerhalb eines ausgeklügelten, gut verankerten sozialen Rahmens, der ihnen das konstante Gefühl vermittelt, ins Schema der Dinge passen. Und dieses Schema ist in den meisten Punkten konfuzianisch geprägt.

Es ist nicht weiter überraschend, dass die Zusammensetzung chinesischer Rezepturen von einem Prinzip bestimmt wird, das sich direkt vom konfuzianischen Gesellschaftsmodell ableitet. Um wirken zu können, muss eine Kräuterrezeptur nicht nur die richtigen Ingredienzen in der richtigen Zusammensetzung enthalten, sondern sie muss auch ausgewogen sein, und zwar unter mehreren Gesichtspunkten. Am wichtigsten sind dabei die Rollen, die die einzelnen Ingredienzen in ihrer Beziehung zueinander spielen. Dies drückt sich in einer Metapher aus, die jeden Bestandteil mittels einer analogen Position in der Hierarchie des Kaiserhofs beschreibt.

Eine Rezeptur muss ein «kaiserliches» Heilkraut haben, das die allgemeine Richtung und Funktion des Heilmittels definiert. Daneben gibt es die Bestandteile, die die Funktion eines «Beamten» erfüllen und den Kaiser dabei unterstützen, die gewünschte Wirkung zu erzielen, sowie Boten oder Führer, die die anderen Bestandteile an das beabsichtigte Ziel innerhalb des Körpers bringen. Dieses theoretische Prinzip wird mit *jūn chén zuǒ shǐ* umschrieben.

Mit den gleichen Termini werden die Positionen absteigenden Ranges am Kaiserhof bezeichnet. *Jūn* ist der höchste Rang, der Kaiser, Herrscher oder Befehlshaber. *Chén* ist der Minister, ein enger Verbündeter und Ratgeber des Herrschers. *Zuǒ* ist der Assistent, der Attaché oder Adjutant. *Shǐ* ist der Bote; in einer Kräuterrezeptur sind das oft Zutaten, die der Wirkung, die die Rezeptur auf ein bestimmtes Organ oder System ausübt, die Richtung geben – so wie eben ein Bote eine Botschaft weiterleitet. Hier handelt es sich aber nicht um einen Kurs im Rezepturenschreiben. Wir wollen nur zeigen, wie weit die Konzepte der konfuzianischen gesellschaftlichen Ordnung, wenn auch nur metaphorisch, in die theoretische Infrastruktur der traditionellen Medizin hineinspielen.

Als die Begriffe *jūn chén zuǒ shǐ* zum ersten Mal verwendet wurden, bezogen sie sich nicht auf das Erstellen einer Rezeptur, sondern auf einzelne Heilkräuter. In dem ältesten Buch über Kräuterheilkunde, dem «Medizinischen Kanon des Shennong», aus der Östlichen Han-Dynastie (25–220 n. Chr.) wurden Kräuter in verschiedene «Grade» eingeteilt, die ihre relative Wirksamkeit widerspiegelten. Kräuter des höchsten Grades wurden *jūn* genannt, die des mittleren Grades *chén*, während Heilpflanzen des unteren Grades als *zuǒ* oder *shǐ* bekannt waren.

Dies ist nur ein Beispiel dafür, wie das konfuzianische Denken die chinesische Medizin beeinflusste. Wichtig ist, zu verstehen, dass das konfuzianische Denken das Denken der chinesischen Mediziner aller Epochen geprägt hat und sämtliche Theorien der chinesischen Medizin durchdringt.

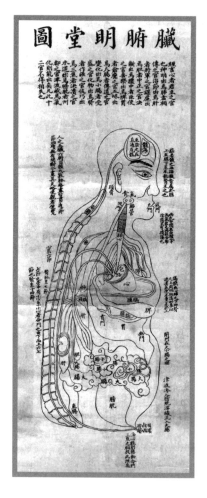

Diagramm der inneren Organe, wie sie in «Des Gelben Kaisers Klassiker der inneren Medizin» beschrieben werden

Das Herz firmiert als «Herrscher der Organe», und die gesamte menschliche Anatomie wird in praktisch allen klassischen medizinischen Texten in eindeutig konfuzianischen Begriffen beschrieben. Das Konzept der Gesundheit selbst ist eng mit jener Ordnung ver–

bunden, die das Ideal der konfuzianischen Philosophie bildet. Eine umfassende Darstellung dieser anatomischen Harmonie findet sich in Kapitel 8 des *Sùwèn* aus «Des Gelben Kaisers Klassiker der inneren Medizin»:

> Das Herz ist wie der Minister oder der Herrscher, der sich durch Einsicht und Verstehen auszeichnet.
>
> Die Lungen sind das Symbol der Interpretation und Durchführung der offiziellen Rechtsprechung und Gesetze.
>
> Die Leber hat die Funktion eines militärischen Führers, dessen Stärke die strategische Planung ist.
>
> Die Gallenblase nimmt die Position eines wichtigen, aufrichtigen Beamten ein, der sich durch seine Entscheidungsfreudigkeit und seine Urteilsfähigkeit auszeichnet.
>
> Die Mitte des Brustkorbs [das Zentrum oder der Bereich zwischen den Brüsten] ist wie der Beamte der Mitte, der den Untertanen den Weg zu Freuden und Annehmlichkeiten weist.
>
> Der Magen agiert als der Beamte des öffentlichen Speichers und sorgt für die fünf Geschmäcke.
>
> Der Dickdarm ist wie die Beamten, die den Rechten Weg des Lebens befürworten und Evolution und Wandel unterstützen.
>
> Der Dünndarm ist wie die Beamten, denen Reichtümer anvertraut werden und die Veränderungen in der physischen Substanz bewirken.
>
> Die Nieren sind wie die Beamten, die energetische Arbeit leisten und durch ihre Geschicklichkeit und Intelligenz brillieren.
>
> Der dreifache Erwärmer [ein «virtuelles» Organ, das eine Reihe von Funktionen erfüllt, aber keine organische Form aufweist] ist wie die Beamten, die die Konstruktion von Gräben und Schleusen planen und Wasserwege bauen.
>
> Die Lenden und die Blase sind wie die Statthalter in einer Region oder einem Bezirk; sie speichern das Überflüssige und die flüssigen Absonderungen, die dazu dienen, das Verdampfen zu regulieren.

Hier erkennen wir einen geordneten Plan, der das Funktionieren des Körpers in Begriffen beschreibt, die den gesellschaftlichen und administrativen Strukturen der chinesischen Zivilisation entlehnt sind.

Diese Strukturen leiten sich ihrerseits von den Prinzipien der konfuzianischen Logik ab. Obwohl diese Prinzipien zu Konfuzius' Zeiten von den Herrschern großenteils ignoriert wurden, bildeten sie für die nachfolgenden Generationen chinesischer Beamter und Gelehrter ein allseits anerkanntes Schema der sozialen und medizinischen Ordnung.

Die «Religion des Hausverstandes», wie Lin Yutang sie nannte, die sich im Lauf der chinesischen Geschichte innerhalb vieler Denkströmungen entwickelte, zeichnete sich immer schon durch eine eklektizistische Haltung aus. Dieser eklektizistische Ansatz kommt nirgends deutlicher zum Ausdruck als in der Beziehung zwischen den verschiedenen philosophischen und religiösen Richtungen und der Medizin.

Tatsächlich unterscheidet sich die chinesische Medizin vor allem in einem Punkt von der konventionellen westlichen: nämlich darin, dass sie auf philosophische Konzepte als organisierende Prinzipien zurückgreift, die es ermöglichen, Körper, Gesundheit und Krankheit zu verstehen. So ist die Vertrautheit mit den religiösen und philosophischen Wurzeln dieser Prinzipien – wie schon der herausragende Arzt der Tang-Dynastie, Sun Simiao, betont hat – eine Vorbedingung für das Studium der Medizin.

4 Die literarische Tradition

> Unsere Gedichte werden gemeinsam mit denen
> vieler anderer Dichter weitergegeben werden. Wir
> können uns selbst damit trösten. Zumindest haben
> wir Nachkommen.
>
> *Du Fu*

> Meine Bibliothek war wie ein Herzogtum.
>
> *William Shakespeare*

Die Chinesen sind ein literarisches Volk. Damit soll nicht gesagt sein,
dass es kein Analphabetentum in China gäbe, sondern vielmehr, dass
in der traditionellen chinesischen Kultur jenen Werken, die mit der
Sprache arbeiten, und der Literatur im Allgemeinen ein besonderer
Stellenwert zuerkannt wird. Außerdem sind die chinesische Literatur
und die bildenden Kunst auf Grund der Ästhetik der chinesischen
Worte eng miteinander verwoben. Illustrierte Gedichte, Malereien
mit poetischen Erklärungen und vor allem die Kalligrafie – die bildliche Umsetzung der Essenz der chinesischen Zeichen – sind bis
heute hoch geschätzte künstlerische Ausdrucksformen.

Auch im Westen wird literarischen Arbeiten und ihren Autoren
großer Respekt gezollt.

Das belegt folgende Geschichte, die uns ein Freund, ein italieni-
scher Schauspieler, über ein Essen mit dem Nobelpreisträger Albert
Camus erzählte.

Ich sollte Camus um 12 Uhr 30 im Maxim in Paris treffen. Ich war
eine halbe Stunde zu früh da. Während ich also wartete, bemerkte
ich ein Durcheinander am Eingang. Der Chef des Lokals und der
Oberkellner machten einen Wirbel um einen Gast, der gerade angekommen war. Es stellte sich heraus, dass es Philippe Rothschild

141

war, damals einer der reichsten und einflussreichsten Männer Europas. Der Baron wurde mit einigem Zeremoniell zu seinem angestammten Tisch geführt, und die Angestellten wandten sich wieder ihren Routineaufgaben zu.

Einige Minuten später erschien Camus. So etwas habt ihr noch nie gesehen. Dieses Mal ließ die gesamte Belegschaft alles liegen und stehen und formierte sich als Empfangskomitee – zehn bis fünfzehn Leute auf jeder Seite des Eingangs. Sie applaudierten Camus, der sich seinen Weg zu dem Tisch bahnte, an dem ich auf ihn wartete. Erst damals wurde mir bewusst, wie sehr die Franzosen ihre Schriftsteller verehren.

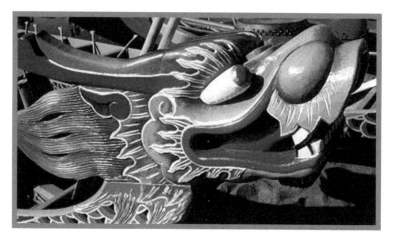

Die farbenprächtige Schnitzerei eines modernen Drachenbootes
(mit freundlicher Genehmigung von Alvin Wang)

Viele im Westen kennen das Fest des Drachenbootrennens, das in jedem Frühjahr in China oder überall dort auf der Welt abgehalten wird, wo Chinesen in genügender Zahl leben. Für Westler sind diese Drachenboote ein typisches Symbol der chinesischen Kultur und des chinesischen Lebens . Aber nur wenige wissen, dass auf diese Weise eines der großen Dichter der Zeit der Streitenden Reiche, Qu Yuans, gedacht wird.

142

Qu Yuan war nicht nur Dichter, sondern auch Staatsmann. Wie so viele der Koryphäen Chinas fand er zu Lebzeiten keine Anerkennung. Als Premierminister im Staate Chu versuchte er erfolglos, eine politische Allianz mit dem Nachbarstaat Qi einzugehen, um den mächtigen Qin Widerstand leisten zu können. Der König von Qin sollte übrigens später alle Krieg führenden Staaten einen und somit das chinesische Reich begründen.

Qu Yuan litt unter den Intrigen und wurde während seiner politischen Karriere zweimal in die Verbannung geschickt. Als die Qin die Hauptstadt von Chu besetzten, gab Qu Yuan endgültig die Hoffnung auf, je wieder in seine Heimat zurückkehren und sie vor der Eroberung durch die Qin retten zu können. Am fünften Tag des fünften Monats des Jahres 278 n. Chr. klammerte er sich an einen schweren Stein, stürzte sich in den Miluo-Fluss und ertrank. Seit mehr als 2000 Jahren werfen Chinesen überall auf der Welt am fünften Tag des fünften Monats des alten Mondkalenders *zòngzǐ* genannte Reisklöße in die Flüsse, um die Fische zu füttern, damit diese Qu Yuans Körper nicht antasten. Sie führen die berühmten Drachenbootrennen durch, um die bösen Geister von dem ertrunkenen Dichter fern zu halten, der seiner Verzweiflung im Epilog seines berühmten Gedichts «Dem Kummer begegnen» Ausdruck verliehen hat:

Vergiss es! Niemand in diesem Lande versteht mich. Es gibt keinen Grund dafür, aber ich muss meine Heimat hochhalten. Keiner ist da, der die ideale Politik würdigen würde, also folge ich Peng Xian nach Hause.

Peng Xian, ein Staatsmann und Dichter, lebte einige Jahrhunderte vor Qu Yuan. Er hatte sich in einem Fluss ertränkt, als er erkannte, dass es ihm nie gelingen würde, die ehrgeizigen Ziele zu verwirklichen, die er für sein Land hegte. Der Tod dieser beiden Menschen exemplifiziert ein in der chinesischen Literatur, ja, im chinesischen Leben sehr präsentes Thema: Mit ihrem Selbstopfer beweisen sie ihre vollständige Hingabe an die Heimat. Das Fest anlässlich des Todes von Qu Yuan ist eines der wichtigsten des Jahres – ein Fest für einen Dichter, der vor mehr als 2000 Jahren starb. Im Westen gibt es nicht Vergleichbares – trotz jenes Mittagessens im Paris der 50er Jahre.

James Joyce, wahrscheinlich einer der einflussreichsten Schriftsteller des 20. Jahrhunderts, wurde am 2. Februar geboren. In den Vereinigten Staaten feiert man am 2. Februar den Groundhog Day. Wann wurde Shakespeare, wann wurde Goethe geboren? Wann starben sie? Unter welchen Umständen? Nur wenige Westler wüssten wohl die richtige Antwort – in China hingegen kennt jedes Schulkind die Geschichte von Qu Yuan.

Die fast gottähnliche Verehrung, die ihm zuteil wird, ist nur ein Beispiel dafür, welch einzigartigen Status die Dichter im traditionellen China genossen, und illustriert gleichzeitig, welch große Bedeutung die Literatur für die Chinesen hat. Diese Traditionen haben nicht nur einen tief gehenden Einfluss auf die chinesische Kultur und Kunst im Allgemeinen, sondern sie spielten auch während gut 2000 Jahren eine wesentliche Rolle bei der Entwicklung der Theorie der traditionellen Medizin.

In China sind einige der herausragendsten Werke, die je geschrieben wurden, entstanden. Dennoch finden chinesische Schriftsteller wenig Anerkennung im Westen – auch wenn mit Gao Xingjian nun endlich ein chinesischsprachiger Schriftsteller den Nobelpreis für Literatur bekam. Ein Grund hierfür liegt in den Schwierigkeiten, die bei der Übersetzung ihrer Werke auftreten.

Diese Probleme sind schier unüberwindlich. Bild und Bedeutung, Klang und Sinn sind im Chinesischen eng miteinander verwoben und bilden ein komplexes Muster. Die Bedeutung wird einerseits von diesem Muster, zum andern aber auch von dem Muster der Striche eines einzelnen Zeichens bestimmt. Aus gutem Grund sagen die Chinesen von einem literarischen Kunstwerk, dass sich «ein Gemälde im Gedicht befindet». Sehr oft kann dieses Gewebe aus Klang, Sinn, Gestalt und Gefühl in der Übersetzung nicht wiedergegeben werden, und alles, was bleibt, sind lose Fäden ohne Bedeutung.

Das Studium der literarischen Tradition Chinas stellt einen aber nicht nur vor große Schwierigkeiten, sondern bietet auch Einblicke in das Denken der Autoren jener alten Werke, die einen wesentlichen Einfluss auf die Theorie der chinesischen Medizin hatten, denn ein großer Teil der grundlegenden Theorie der chinesischen Medizin ist in klassischen Büchern festgehalten, die sowohl medizintheoretische als auch literarische Werke sind. Um sie zu verstehen und richtig einordnen zu können, ist es notwendig, sich mit der chinesischen Literatur auseinander zu setzen. Wie alle Kunstwerke muss auch ein Klassiker der chinesischen Medizin innerhalb seines ursprünglichen Kontexts gesehen werden.

Hier erkennen wir einen weiteren deutlichen Unterschied zwischen dem Studium der chinesischen Medizin und dem konventionellen Studium der Medizin im Westen. Die westliche wissenschaftliche Tradition der vergangenen Jahrhunderte hat die Trennung von Naturwissenschaften und Geisteswissenschaften beziehungsweise Kunst gefördert. Erst vor kurzem hat man im Westen damit begonnen, diese Entwicklung kritisch zu hinterfragen.

Die chinesische Tradition des Lernens unterscheidet sich ganz wesentlich von der an den westlichen Universitäten praktizierten. In China war jedem Studium von Anfang an von einem umfassenden, integrativen und generalistischen Ansatz bestimmt. Dies zeigt sich zum Beispiel in dem traditionellen Begriff eines «Meisters der vielen Fertigkeiten». Zu den apostrophierten Fähigkeiten zählen im Allgemeinen Dichtkunst, Kalligrafie, Malerei, Medizin und Kampfkünste. Das chinesische Ideal eines gebildeten Menschen kommt dem westlichen Ideal des «Renaissancemenschen» näher als dem eines hoch spezialisierten Experten, wie er heute in akademischen Kreisen zu finden ist. Die wichtigste Fähigkeit, die ein gebildeter Mann im traditionellen China besitzen musste, war der korrekte, aber auch kreative Umgang mit der Sprache. Damit war nicht nur die simple Fähigkeit des Lesens und Schreibens gemeint, sondern auch die kalligrafische Gestaltung der Zeichen mit Pinsel und Tusche sowie die Beherrschung der literarischen und poetischen Formen, die im Unterricht und bei den Prüfungen für die Beamtenlaufbahn verwendet wurden.

Wir müssen die Traditionen kennen, aus denen diese Werke stammen, um die literarischen und medizinischen Klassiker überhaupt verstehen zu können. Dafür ist es zunächst einmal erforderlich, sich im Klaren darüber zu sein, was ein Buch in China überhaupt ist und welche Rolle Bücher in der chinesischen Geschichte gespielt haben.

Die ältesten chinesischen Bücher waren im Grunde genommen gar keine Bücher. Die frühesten literarischen Aufzeichnungen, die tausende von Jahren alt sind, wurden in Stein oder in Knochen geritzt oder in die Panzer von Schildkröten gebrannt. Diese alten Glyphen und Zeichen bilden die Basis vieler Wissenstraditionen beziehungsweise Praktiken und werden heute nicht nur in China intensiv studiert. Zu den frühesten «Texten» der chinesischen literarischen Tradition gehört das *Yìjīng*, das auf «Orakelknochen» in einer alten Schrift, die als *jiáqǔwén* bekannt ist, geschrieben wurde.

Viele der ältesten erhaltenen Kopien von Texten, die wir bereits erwähnt haben, zum Beispiel von «Des Gelben Kaisers Klassiker der inneren Medizin» oder vom *Dàodéjīng*, sind Schriftrollen aus Bambus und hölzernen Stäben, die von Seidenschnüren zusammengehalten werden. Kopien einer ganzen Reihe solcher Bücher wurden 1973 in Mawangdui entdeckt. Sie müssen im Jahr 168 v. Chr., als die Gräber in Mawangdui versiegelt wurden, eine Seltenheit gewesen sein, da Chinas erster Kaiser etwa ein halbes Jahrhundert zuvor befohlen hatte, den gesamten Bücherbestand zu verbrennen. Medizinische Bücher, das *Yìjīng* und einige andere Titel entgingen diesem Dekret − einem der ehrgeizigsten Versuche, die Geschichte neu zu schreiben, indem man sie verbrennt.

Mit der Entwicklung der Technik der Papiererzeugung in der Östlichen Han-Dynastie (25−220 n. Chr.) und des Druckes in der Song-Dynastie (960−1279 n. Chr.) begannen Bücher, uns vertrautere Formen anzunehmen. Vor allem aber wurde es nun möglich, Bücher zu kopieren und weiterzugeben. Das erleichterte gleichzeitig ihr Studium.

Trotz aller gegenteiligen Bemühungen − wie der Bücherverbrennung des ersten Kaisers − überlebte und florierte die literarische Tradition und entwickelte sich während der gesamten kaiserlichen Ära Chinas. Im Zentrum dieser Tradition steht der Begriff des «Klassikers». Was ist darunter zu verstehen? Das chinesische Wort dafür ist *jīng*. Interessanterweise wird es mit dem gleichen Zeichen geschrieben wie jener Begriff *jīng*, der einen so wichtigen Platz in der Theorie der chinesischen Medizin einnimmt und dort die Kanäle *(jīngluò)* bezeichnet, in denen das *qì* durch den ganzen Körper zirkuliert. *Jīng* bedeutet «durch»; «managen»; «konstant», «regelmäßig»; «durchgehen»; «Kettfaden»; «Längengrad»; «als Resultat von». In der Literaturwissenschaft bezeichnet *jīng* jene Werke, die den Status eines Klassikers innehaben und in gewissem Sinne eine Konstante des Wissens bilden, weil sie von Generation zu Generation weitergegeben wurden. Im

Zuge dieser Weitergabe wurden diese Klassiker kommentiert, redigiert oder auf andere Weise bearbeitet.

Ein «chinesischer Klassiker» ist daher eine Materialsammlung. Es ist nur selten möglich, den Autor eindeutig zu bestimmen. Schriftsteller späterer Zeiten schrieben ihr Werk oft früheren Autoren zu, denn sie hofften, deren berühmte Namen würden ihrem Werk zu größerer Glaubwürdigkeit verhelfen. Selbst schriftliche «Beweise», die belegen sollen, von welchem Autor und aus welcher Zeit ein bestimmter Text stammt und wo er verfasst wurde, lassen viele Fragen unbeantwortet. Sich hier zurechtzufinden erfordert ein äußerst umfangreiches Spezialwissen. Aber die Tradition, diese Klassiker und mit ihnen jene Informationen, die für die Chinesen unerlässlich zu sein scheinen, von Generation zu Generation weiterzugeben, ist bis heute ungebrochen.

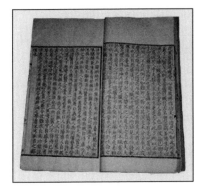

Textseiten aus einem medizinischen Klassiker

Das bedeutet freilich nicht, dass keine Veränderungen stattfanden, denn bei dieser Weitergabe werden die Inhalte der Klassiker modifiziert: Hier wird etwas hinzugefügt, dort etwas weggelassen, wobei die unterschiedlichsten Kriterien Anwendung finden. Eine Veränderung der politischen Verhältnisse gibt zum Beispiel Anlass für eine wissenschaftliche Neuinterpretation. Die Entwicklung und Verfeinerung der Technologie erlaubt eine genauere Überprüfung früherer Hypothesen, und Texte werden so bearbeitet, dass sie derartige Entwicklungen auch widerspiegeln. Fehler in den Texten machen diesen Prozess noch komplizierter, ganz abgesehen vom vergänglichen materiellen Zustand der Bücher.

Fünf Werke haben sich vor ungefähr 2500 Jahren als primäre Quelle des Wissens über die chinesische Kultur und Philosophie aus jenem Fundus herauskristallisiert, der damals bereits der fernen Vergangenheit angehörte: Das *Yìjīng* («Buch der Wandlungen»), das *Shījīng* («Buch der Lieder»), das *Lǐjì* («Buch der Riten»), das *Shūjīng* («Buch der Geschichte») und das *Chūnqiū* («Frühlings- und Herbstannalen»). Bis heute gelten sie als die «fünf Klassiker» der chinesischen literarischen Tradition. Aber diese Zahl wird auch nicht annähernd der Menge der Werke gerecht, die während der vergangenen 2000 Jahre gesammelt wurden. Es gibt allein mehr als tausend medizinische Klassiker. Wir können hier nur eine Einführung in die Besonderheiten der Tradierung literarischer Werke geben, indem wir uns mit einer Handvoll wichtiger alter Schriften auseinander setzen.

 Yìjīng – Das Buch der Wandlungen

Jede Beschäftigung mit der literarischen Tradition Chinas muss mit dem *Yìjīng* beginnen. Der Ursprung dieses ältesten chinesischen Klassikers kann nicht eindeutig festgelegt werden. Die frühesten Formen des «Textes» dieses Weisheits- und Orakelbuches bestanden aus Inschriften, die oft in Knochen, vor allem in die breiten Schulterknochen eines Ochsen, eingeritzt waren. Diese «Orakelknochen» waren Teil einer alten Tradition magischer Interventionen, bei denen zwischen zwei Sphären vermittelt wurde: derjenigen der Menschen und der von verschiedenen spirituellen Kräften und Wesen, denen man unterschiedlichen Einfluss auf die menschlichen Angelegenheiten zusprach.

Eine Theorie der Ursprünge des *Yìjīng* geht davon aus, dass die alten Nekromanten Schildkrötenpanzer erhitzten, bis sie Sprünge bekamen. Je nach Gestalt wurde diesen Sprüngen dann eine bestimmte Bedeutung beigemessen. Aus dem Muster, das die Sprünge bildeten, wurde ein Set von Abstraktionen abgeleitet, dem verschiedene Kommentare, Bilder und Ratschläge beigefügt wurden.

Die traditionelle Erklärung des Ursprungs des *Yìjīng* beschreibt ein Ereignis im Leben des legendären «Kaisers» Fu Xi. Fu Xi hörte den acht Winden zu, so die alte Geschichte, «und dank dieser Inspiration legte er die acht Grundzeichen fest», aus denen sich das *Yìjīng* zusammensetzt.

Was ist das *Yìjīng*? Seit einigen Jahrhunderten versuchen Westler, diese Frage zu beantworten. Wahrscheinlich waren es Franziskaner oder Jesuiten, die auf ihren Reisen nach China diesen Text als erste Europäer zu Gesicht bekamen. Es gibt Überlieferungen, wonach das Leben so mancher von ihnen im Wahnsinn endete, denn ihr Geist soll von etwas Geheimnisvollem und Unheilvollem zerstört worden sein, das nach chinesischer Auffassung dem alten Text des *Yìjīng* innewohnt.

Wie auch bei anderen Werken der traditionellen chinesischen Kultur ist das Bild des *Yìjīng*, das westliche Übersetzungen vermitteln, stark verzerrt. Das *Yìjīng* entstammt einem primitiven, prähistorischen Amalgam aus Nekromantie, Geomantie, Numerologie und Sprachmagie. Es ist die primäre literarische Quelle für die Theorie von *yīn* und *yáng*. Im Wesentlichen ist das *Yìjīng* ein mathematisches Schema des phänomenologischen Universums von Mensch und Natur, Himmel und Erde.

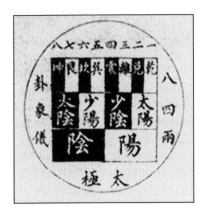

Diagramm, das die Entsprechungen zwischen *tàijí*, *yīn-yáng*, den vier Manifestationen und den acht Grundtrigrammen des *Yìjīng* zeigt

Dieses Schema basiert auf einer binären mathematischen Sequenz, die bereits Jahrtausende vor der binären Notation eines Leibniz existierte. Tatsächlich hatte Leibniz Zugang zu frühen Übersetzungen des *Yìjīng*, die die ersten Jesuiten erstellt hatten. Joseph Needham erwähnt im zweiten Band seines Werkes *Science and Civilization in China*, dass Leibniz einen ausführlichen Briefwechsel mit dem Jesuitenmissionar Joachim Bouvet führte, in dem er sich in erster Linie mit der Bouvetschen Übersetzung des *Yìjīng* und damit verbundenem Material beschäftigte. Wir können daher nicht umhin anzunehmen, dass dieses alte chinesische Werk den deutschen Gelehrten der Barockzeit beeinflusst hat.

In seinen eigenen Kommentaren schreibt Leibniz, das *Yìjīng* sei ein Vorläufer seines Konzepts der binären Notation. Needham geht so weit zu spekulieren, dass es Pater Bouvet war, der als Erster in einem Brief an Leibniz vorschlug, die gebrochenen und ungebrochenen Linien des *Yìjīng* so zu interpretieren, als würden sie die 0 und die 1 der binären Notation darstellen. Wie auch immer es sich verhalten haben mag, es bleibt die Tatsache, dass im prähistorischen China bereits tausende von Jahren vor der Entwicklung der binären Mathematik im Westen eine Spielart eben dieser Mathematik existierte.

Wir sagen «eine Spielart», denn es gibt natürlich grundlegende Differenzen zwischen der Mathematik des *Yìjīng* und der reinen Binärkodierung. Der wesentliche Unterschied besteht darin, dass die Mathematik des *Yìjīng* zwar scheinbar auf einem zweierbasierten System gründet, in Wirklichkeit aber auf einem dreierbasierten. Ihre Symbole sind ausgehend von zwei Sets von Bildern, die jeweils drei Aspekte illustrieren, zu verstehen: 1. die drei Reiche von Himmel, Erde und Mensch; 2. die Beziehung zwischen *yīn, yáng* und *qì*. Dies sind die zentralen Beziehungen, die das gesamte chinesische Denken prägen.

Unter diesem Gesichtspunkt beschreibt das *Yìjīng* die gesamte Bandbreite der Zustände, die im Universum existieren und aus denen sich alle Naturphänomene ergeben. Diese Beschreibung geht von einem Subset von acht grundlegenden strukturellen Bestandteilen aus, den so genannten acht Trigrammen, die dem legendären Kaiser Fu Xi zugeschrieben werden. Diese acht Trigramme setzen sich ihrerseits aus den mathematisch möglichen Kombinationen von *yīn* und *yáng* innerhalb eines dreifachen Kontexts zusammen. Dieser dreifache Kontext, der sich als die drei Linien oder Plätze in jedem Trigramm darstellt, repräsentiert die drei fundamentalen Aspekte der Existenz, die die Autoren des *Yìjīng* beschäftigten: Himmel, Erde und Mensch. Diese Beziehung impliziert ihrerseits eine Beziehung zwischen, *yīn, yáng* und *qì*.

Die acht Zeichen oder «Trigramme» repräsentieren acht grundlegende Bilder, die die Interaktion zwischen *yīn* und *yáng* beschreiben.

Jedes Trigramm besteht aus drei Linien oder Plätzen. Es gibt zwei mögliche Typen von Linien: eine ist *yīn*, die andere ist *yáng*. Eine *yīn*-Linie wird durch eine gebrochene Linie dargestellt, ––, eine *Yáng*-Linie durch eine ungebrochene Linie, —?. Die grundlegende Form des Trigramms kommt dadurch zustande, dass jede Linie einem der drei Bereiche zugeordnet wird: Himmel, Erde und Mensch.

Es gibt acht mögliche Trigramme, die das mathematische Resultat von zwei zur dritten Potenz symbolisieren.

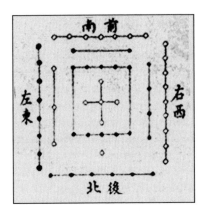

Das «Flussdiagramm» der acht Trigramme, das von einer Tätowierung auf dem Rücken eines dem Gelben Fluss entstiegenen Pferdes abgeleitet sein soll

Die alten Chinesen stellten fest, dass ein direkter Zusammenhang zwischen diesen acht Zeichen und den acht Himmelsrichtungen besteht. Für sie war der Wind das Symbol des Wandels, der zwischen den drei Reichen blies und Botschaften, Energien und Einflüsse transportierte – daher die in der Sage angeführte Erklärung, Fu Xi habe den acht Winden gelauscht und sich von ihnen inspirieren lassen.

Warum? Wofür stehen diese acht Zeichen? Die Logik dahinter ist bestechend einfach und aussagekräftig. Sie kommt in einer Zeile eines jüngeren literarischen Klassikers zum Ausdruck, des *Dàodéjīng*:

Das Dào bringt Eins hervor.
Eins bringt Zwei hervor.
Zwei bringt Drei hervor.
Drei bringt die zehntausend Dinge (alles) hervor.

Die frühen, metaphysisch orientierten Mathematiker brauchten lediglich die ersten drei Primzahlen, um einen Deskriptor für das gesamte Universum und alle darin enthaltenen Phänomene zu entwickeln. Das *dào* kommt, wie wir bereits erwähnt haben, aus dem *wújí* (der Unendlichkeit). Es bringt den Himmel beziehungsweise das *yáng* hervor, dessen Zahl die Eins ist. Diese Eins bringt die Erde beziehungsweise das *yīn* hervor, deren Zahl die Zwei ist. *Yīn* und *yáng* bringen das *qì* hervor, dessen Zahl die Drei ist. Und das *qì* bringt alles andere hervor, dem die Zahl «zehntausend» zugeordnet wird. Im Chinesischen bedeutet «zehntausend» symbolisch «zahllos», daher «alles».

Eine der eindeutigsten Aussagen in Bezug auf *yīn* und *yáng* ist die, dass alles aus der Interaktion zwischen *yīn* und *yáng* entsteht. Wenn sich *yīn* und *yáng* vereinen, ist *qì* da und damit auch Leben. Wenn sie sich trennen, ist Tod da. Das Zusammenspiel von *yīn* und *yáng* produziert eine unvorstellbare Vielfalt von Dingen und Erfahrungen, die wir Sein oder Existenz nennen. Daher sollte es möglich sein, eine umfassende, wenn auch abstrakte Beschreibung des Universums zu erstellen, indem man lediglich *yīn* und *yáng* zugrunde legt.

Das war ganz offenbar das Ziel, das die frühen Philosophen verfolgten, denn sie lieferten eine solche Beschreibung, wobei sie nur *yīn* und *yáng* sowie deren unsichtbaren Koeffizienten *qì* verwendeten. Die Formulierung der Basiszeichen wird dem legendären Fu Xi zugeschrieben. Vielleicht entsprangen sie den Visionen eines Supermenschen, oder er fand sie auf dem Rücken einer Schildkröte oder eines Pferdes (wie verschiedene Versionen des Ursprungs dieser Zeichen nahe legen). Wahrscheinlicher ist, dass sie auf einem sich langsam, über Generationen hinweg entwickelnden Wissen basieren.

Diese acht Grundbilder allein reichen aber nicht aus, um all jene Phänomene beschreiben zu können, die die Autoren des *Yìjīng* interessiert haben müssen. Die Dinge sind alles in allem mehr als nur ihre Essenz; sie sind die Manifestationen jener. Um dieser manifesten Essenz Ausdruck zu verleihen, schufen die frühen Denker ein Set doppelter Trigramme, die «Hexagramme». Diese bildeten die funktionale Grundeinheit der mathematischen Sprache, die dazu diente, auf abstrakte Weise alle möglichen Wandlungszustände zu beschreiben, die die Welt des Menschen und der Natur als Resultat des Zusammenspiels von *yīn* und *yáng* durchlaufen.

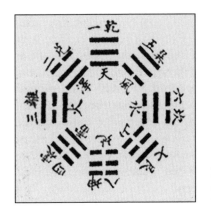

Die klassischen Entsprechungen
zwischen den acht Trigrammen und
den acht Himmelsrichtungen

Das *Yìjīng* ist somit ein alter digitaler Prozessor, der wie die Hardware-Designer heute versuchte, die Phänomene auf ein mathematisches Schema zu reduzieren und funktionale Muster von «an» und «aus» zu konstruieren, um Informationen und Instruktionen zur Verwaltung dieser Informationen zu übertragen. Wenn heute ein kompetenter Informatiker eine solche Operation durchführt, dann mit dem Ziel, Dinge zu entwickeln, die auf Grund der herrschenden kulturellen Standards oder Anforderungen als praktisch und wichtig angesehen werden. In ähnlicher Weise bestand das Ziel der chinesischen Weisen darin, Erfahrungen und Einsichten über die essenzielle Natur der Dinge und die Beziehungen zwischen diesen Dingen, zu kodifizieren.

Im Interesse der Integrität ihrer Arbeit und der Wirkkraft der Weissagung, verschlüsselten sie ihr Wissen, so wie wir unsere modernen Verschlüsselungssysteme anwenden. Sie benutzten eine Reihe symbolischer Bilder, die absolut keine Bedeutung hatten, solange man den Kode nicht kannte.

Um zusammenzufassen: Das *Yìjīng* ist eine grundlegende Abhandlung über *yīn* und *yáng*. Es schlägt eine umfassende Beschreibung der Phänomene vor, die lediglich auf der Interaktion von *yīn* und *yáng* beruht und die nach Überzeugung vieler diesen Anforderungen auch tatsächlich gerecht wird. Obwohl die Theorie von *yīn* und *yáng* in den Arbeiten der Daoisten weiterentwickelt wurde, stammt sie im Wesentlichen direkt aus dem *Yìjīng*. Insofern ist die Bedeutung gar nicht zu überschätzen, die dieser älteste aller chinesischen Klassiker für die

153

Traditionelle Chinesische Medizin und deren Theorie hat. Fragt man hundert Ärzte, was sie tun, wenn sie Patienten behandeln, dann wird man hundert verschiedene Antworten erhalten. Aber jede dieser Antworten wird sich in irgendeiner Weise auf *yīn* und *yáng* beziehen, selbst wenn dies nicht explizit gesagt wird. Ein Verweis auf *yīn* und *yáng* fehlt im strategischen Denken eines gut ausgebildeten Arztes, der chinesische Medizin praktiziert, nie (oder sollte zumindest nie fehlen), egal, welches sein Spezialgebiet ist, egal, welche Mittel er anwendet, welche Rezepturen er verschreibt oder welche Punkte er fürs Nadeln wählt. Ein traditioneller Arzt ist immer bestrebt, die Harmonie von *yīn* und *yáng* zu verbessern.

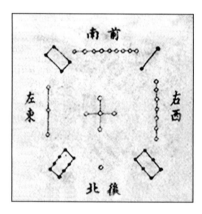

Das *Luoshu*, ein Diagramm, das der legendäre Yu auf dem Rücken einer Schildkröte im Luo-Fluss gefunden haben soll. Die neun Plätze in dem Diagramm bildeten das Grundmuster, nach dem das Ackerland aufgeteilt wurde, und wird gleichzeitig ein Schema der chinesischen Gesellschaftsstruktur.

Das soll aber nicht heißen, dass jeder Arzt, der Traditionelle Chinesische Medizin praktiziert, auch das *Yìjīng* studieren würde. Die meisten chinesischen Ärzte, mit denen wir sprachen, gaben ganz ehrlich zu, dass sie für solch esoterische Ausflüge gar keine Zeit hätten. Dennoch: Obwohl das *Yìjīng* stets von einer Aura des Geheimnisvollen und Obskuren umgeben war, hat es in hohem Maße zur Kohärenz der chinesischen Medizin und der chinesischen Kultur im Allgemeinen beigetragen. Das Charakteristische sowohl von *yīn* als auch von *yáng* besteht darin, dass sie sich ständig verändern. Dieser Wandel wird seinerseits zur konstanten, alles durchdringenden Kohärenz, entspricht aber auch genau dem Zusammenspiel und der Harmonie von *yīn* und *yáng*.

Dieser Dynamismus, der im *Yìjīng* philosophisch, mathematisch und literarisch verwurzelt ist, prägt mit seiner lebenserhaltenden Kraft die Gesamtheit der Theorie der traditionellen Medizin. Tatsächlich gibt es in der chinesischen Medizin ein Spezialgebiet, das sich mit der direkten Beziehung zwischen *Yìjīng* und Medizin beschäftigt.

Zhang Jiebin aus der Ming-Dynastie schrieb 1624 ein kleines Buch mit dem Titel *Lèijīng fùyì* («Angehängte Flügel zu den klassifizierten Klassikern»). Das erste Kapitel mit der Überschrift «Medizin und *Yì*», gibt folgende Erklärung (mit *Yì* ist das *Yìjīng* gemeint):

> Das *Yì* birgt das Grundprinzip der Medizin. Die Medizin erwarb die Funktion des *Yì*. Studiert man lediglich die Medizin, ohne das *Yì* zu berücksichtigen, so hat man den Eindruck, die Medizin sei nicht besonders kompliziert. Und das wäre auch tatsächlich der Fall. Aber wer kennt schon einen Anblick, den die Augen noch nie gesehen haben? Wer kennt schon einen Klang, den die Ohren noch nie gehört haben? Letztendlich können wir die Einheit der Komposition dieser beiden [des *Yì* und der Medizin] nicht unberücksichtigt lassen. Würde man lediglich das *Yì* kennen und nicht die Medizin, dann würde man darüber klagen, wie schwierig, geheimnisvoll und vage diese Theorien doch sind und wie schwer anzuwenden. Es ist, als würde man die Kälte fürchten, sich aber weigern, einen Pelzmantel zu tragen. Es ist, als würde man verhungern, sich aber weigern, die Nahrung, die man in der Hand hält, zu sich zu nehmen. Wie schade, dass man die Chance eines ganzen Lebens versäumt! Die Medizin kann also ohne das *Yì* nicht auskommen, und das *Yì* kann ohne die Medizin nicht auskommen. Der Weise Sun [Sun Simiao] sagte: «Wer das *Yì* nicht kennt, der ist nicht befugt, über die Große Medizin zu sprechen.»
> Wenn das Grundprinzip von Himmel und Erde im *Yì* enthalten ist, wie könnten dann Körper und Geist nicht im *Yì* enthalten sein? Auf Grund der Flüchtigkeit des *Yì*, auf Grund seiner Wandlungsfähigkeit ist das alte Modell der Anatomie der chinesischen Medizin in den 64 Hexagrammen enthalten.

Die Anwendung des *Yìjīng* auf Theorie und Praxis der Medizin ist ein außerordentlich komplexes Thema. Aber die Beziehung zwischen

Yìjīng und Medizin darf man nicht vernachlässigen, wenn man eins von beiden wirklich verstehen will.

 ## Alte medizinische Klassiker

Einer der bemerkenswertesten Züge der chinesische Medizin besteht darin, dass die wichtigsten Texte, von denen sich im Wesentlichen die theoretischen Grundlagen aller anderen relevanten Werke ableiten, fast 2000 Jahre alt sind. Wir haben drei dieser alten Klassiker ausgewählt, die die frühesten erhaltenen Formulierungen medizinischer Theorien sowie Diagnose- und Behandlungsprinzipien enthalten und den Einsatz von Kräutern beschreiben.

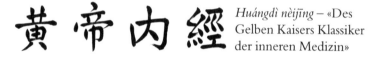

Huángdì nèijīng – «Des Gelben Kaisers Klassiker der inneren Medizin»

Dieses früheste medizinische Werk besteht aus einer Serie von Fragen und Antworten. Der legendäre Gelbe Kaiser befragt seinen «Chefarzt», Qi Bo, zu einer breiten Palette von Themen, die das Wesen von Gesundheit und Wohlbefinden genauso betreffen wie die Methoden zur Erlangung eines langen Lebens oder die Theorie und Praxis der Medizin selbst. Wie bei vielen klassischen chinesischen Werken ist der Autor des Buches nicht bekannt. Es spiegelt aber zweifellos jenen Prozess der literarischen Überlieferung im alten China wider, der Form und Inhalt des alten Materials so sehr geprägt hat. Wer auch immer ein solches Material zur Verfügung hat, es studiert, transkribiert und weitergibt, fügt ihm unvermeidlicherweise seine eigenen Kommentare hinzu. Er macht unbewusst Fehler bei der Transkription, streicht oder nimmt andere Eingriffe vor.

Eine Ausgabe, die im Allgemeinen als definitiv angesehen wird, wurde von Wang Bing, einem Arzt der Tang-Dynastie, im 8. Jahrhundert zusammengestellt und diente als Grundlage für alle späteren Ausgaben. In der Tat ist der Prozess der ständigen Neugestaltung chinesischer Klassiker auch heute noch nicht abgeschlossen. Dies zeigt sich deutlich, wenn man sich anschaut, wie «Des Gelben Kaisers Klassiker der inneren Medizin» außerhalb Chinas verstanden wird.

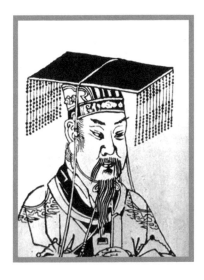

Huangdi – der Gelbe Kaiser

Das Buch, das traditionellerweise als das *Huángdì nèijīng* («Des Gelben Kaisers Klassiker der inneren Medizin») betrachtet wird, besteht aus zwei Hauptteilen. Der erste heißt *Sùwèn*, «Einfache Fragen» (oder «Grundlegende Fragen»). Der zweite trägt die Überschrift *Língshū* oder «Wunderbare geistige Achse» und widmet sich vor allem der Theorie und Praxis der Akupunktur. Jahrelang gab es im Westen nur eine Übersetzung des Buches, die von der Sinologin und Soziologin Ilza Veith stammt. Leider hatte Veith lediglich das *Sùwèn*, also bloß etwa ein Fünftel des klassischen Textes, übersetzt, und viele Leser im Westen erhielten den Eindruck, dieses eine Fünftel sei das ganze Werk.

Es ist wichtig, den Inhalt eines Buches wie «Des Gelben Kaisers Klassiker der inneren Medizin» im Kontext der komplizierten Matrix aus Kultur, Kunst und Wissenschaft zu sehen, die ihn hervorgebracht hat. Dazu gehört, dass die Bücher nie dazu gedacht waren, für sich allein verwendet zu werden. In der chinesischen Tradition bestand die Weitergabe der medizinischen Künste und Wissenschaften nicht nur aus dem Studium alter Texte, sondern verlangte nach Erklärungen

157

durch einen Lehrer, der sich seinerseits die Werke auf diese Weise mit seinem Lehrer erarbeitet hatte.

Wenn wir also «Des Gelben Kaisers Klassiker der inneren Medizin» betrachten, sollte uns klar sein, dass dieses Werk einen frühen Entwurf der chinesischen Medizin darstellt, der bereits alle wichtigen theoretischen Elemente enthält und auch beschreibt, wie diese miteinander in Beziehung stehen. Es liefert die Definition der wesentlichen Termini. Das Wort *qì* zum Beispiel wird dort in 270 verschiedenen Bedeutungen verwendet.

Das *Huángdì nèijīng* definiert, was Krankheit ist. Vor allem aber definiert es, was Gesundheit ist. Es skizziert die fundamentale Strategie, die ein Student und Praktizierender der medizinischen Künste befolgen muss, um vom Wissen der frühen Weisen Chinas profitieren zu können. In dieser Hinsicht ist es wichtig, einen bereits mehrfach erwähnten Punkt noch einmal zu betonen: die spirituelle und philosophische Dimension der chinesischen Medizin. Insgesamt ist der wesentlichste Unterschied zur westlichen Medizin darin zu sehen, dass sich die chinesische Medizin seit ihren Anfängen auf die spirituellen, emotionalen, psychologischen und philosophischen Aspekte von Krankheit und Wohlbefinden konzentriert. Die Ursprünge dieser Orientierung finden sich in «Des Gelben Kaisers Klassiker der inneren Medizin». Die Bedeutung, die dieser Ansatz für Menschen hat, die heute in der Gesundheitspflege arbeiten, kann gar nicht überschätzt werden, denn aus dieser umfassenden Annäherung an die medizinische Theorie ergibt sich eine einzigartige Strategie für die Präventivmedizin. Folgende Passage enthält den Kern dieser Strategie:

Die alten Weisen behandelten nicht diejenigen, die bereits erkrankt waren; sie versuchten auch nicht jene zu unterdrücken, die bereits rebellierten. Stattdessen zogen sie es vor, die Menschen zu erziehen, bevor sie rebellierten. Sie behandelten ihre Patienten, bevor sie krank werden konnten. Behandelt man Menschen, die bereits krank sind, mit Kräutern und Akupunktur, so ist es, als würden Menschen erst beginnen, ihre Waffen zu schmieden, wenn sie bereits in eine Schlacht verwickelt sind, oder erst dann beginnen, einen Brunnen zu graben, wenn sie bereits am Verdursten sind. Kommen solche Aktionen nicht ein bisschen spät?

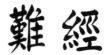 *Nánjīng* – Der Klassiker der schwierigen Fragen

Dieses Buch, das ursprünglich «Klassiker der 81 Schwierigkeiten» hieß, ist wie «Des Gelben Kaisers Klassiker der inneren Medizin» ungewissen Ursprungs. Es ähnelt Letzterem in einem wichtigen Punkt: Beide sind in Form von Dialogen abgefasst. Außerdem entstanden beide Bücher wahrscheinlich im 1. oder 2. Jahrhundert v. Chr., wobei «Des Gelben Kaisers Klassiker der inneren Medizin» wahrscheinlich etwas älter ist.

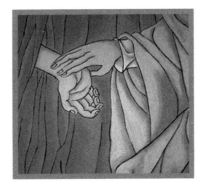

Detail eines Bildes, das die Pulsdiagnose illustriert

Die 81 Fragen, die den Text des *Nánjīng* ausmachen, können in verschiedene Kategorien eingeteilt werden. Die Fragen 1 bis 22 beschäftigen sich mit dem Thema Pulsdiagnose, das hier zum ersten Mal abgehandelt wird. Wir finden die Definitionen für die drei Positionen zum Pulsnehmen *cùn, guān* und *chǐ*, die allesamt auf der Speichenarterie am Handgelenk liegen. Ausgehend von diesem frühen Material, entwickelte sich die Pulsdiagnose zu einem der grundlegenden Bereiche der chinesischen Medizin.

Die Fragen 23 bis 29 beschäftigen sich mit dem Studium der *jīngluò*, also der Kanäle und Netzwerke, durch die das *qì* im gesamten Körper zirkuliert. Die Fragen 30 bis 47 behandeln die inneren Organe, deren Struktur, Funktion und ihre Beziehungen untereinander. Die Fragen 48 bis 61 thematisieren den Aspekt Krankheit sowie den Prozess, der zur Krankheit führt. Die Fragen 62 bis 68 erörtern die Lokalisierung der Akupunkturpunkte, die Fragen 69 bis 81 beschäftigen sich mit Theorie und Technik der Akupunktur. Damit ist das *Nánjīng* eine umfassende Darstellung der grundlegenden medizinischen Theorien, der inneren Medizin und der Akupunkturbehandlung.

傷 寒 論 *Shānghánlùn* – Über die Schädigung durch Kälte

Dieses Werk trug ursprünglich den Titel «Abhandlung über die Schädigung durch Kälte und vermischte Krankheiten». Im Unterschied zu dem der beiden oben beschriebenen Werke steht der Ursprung dieses Buches mit fast völliger Sicherheit fest. Sein Autor war einer der berühmtesten Ärzte Chinas, Zhang Zhongjing, der in der Zeit der Östlichen Han-Dynastie (25–220 n. Chr.) lebte. Dieses Werk übte einen beträchtlichen Einfluss auf die Entwicklung der Medizin in China und ganz Ostasien aus. Heute widmen sich ganze Abteilungen an Universitäten und Colleges für traditionelle Medizin in China seinem Studium.

Im Vorwort des Buches heißt es, es bestehe aus 16 Bänden, doch dies stimmt nicht mit der bisher bekannten Anzahl existierender Bände überein. Mehr als 800 Jahre lang wurde das Buch als ein einziges Werk weitergegeben, aber in der Song-Dynastie wurde es demselben Prozess der Überprüfung und Korrektur unterworfen, dem sich eine große Anzahl akademischer Disziplinen unterziehen mussten. Das «Kaiserliche Büro zur Richtigstellung medizinischer Texte» brachte eine überarbeitete und korrigierte Version heraus, die das Material des ursprünglichen Buches in zwei Teile aufteilte. Der erste Teil trug den Titel «Essenzielle Rezepte der Goldenen Kammer», der zweite hieß «Abhandlung über die Schädigung durch Kälte». Diese Einteilung hat sich bis heute erhalten.

Das Werk systematisierte das Studium der klinischen Medizin insofern, als es die Krankheitsmuster identifiziert und differenziert und anhand dieser Klassifikation grundlegende Diagnose- und Behandlungsprinzipien definiert. Außerdem listet es hunderte von Kräuterrezepturen und die entsprechenden Indikationen auf. Bis heute bilden diese Rezepturen den Kern der traditionellen chinesischen Pharmakologie. Sie werden im ganzen Fernen Osten nach wie vor derart geschätzt, dass zum Beispiel in Japan nur die Kosten für jene Kräuterarzneien, die auf Rezepten des *Shānghánlùn* basieren, von der Krankenkasse ersetzt werden.

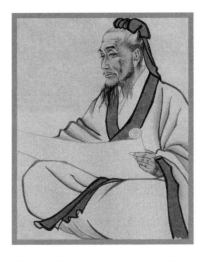

Porträt von Zhang Zhongjing
(mit freundlicher Genehmigung des
Lifu Museum, China Medical College,
Taiwan)

Zhang Zhongjing wird als «Weiser der Medizin» verehrt. Sein Buch ist als «Buch, das den Menschen Leben bringt» bekannt. Im Allgemeinen ist der Begriff «klassische Rezeptur» jenen Rezepturen vorbehalten, die er zusammengestellt hatte. Er ist unbestreitbar einer der größten Theoretiker der Traditionellen Chinesischen Medizin. Von ihm stammen nicht nur die Definition von kälteinduzierten Schädigungen sowie die Beschreibung der Wirkung äußerer Einflüsse auf die menschliche Gesundheit, sondern auch eine Theorie des Fortschreitens einer Krankheit, die die chinesische Medizin bis heute beeinflusst. Obwohl die «Syndromidentifizierung nach dem Sechs-Schichten-Konzept» des *Shānghánlùn*, die Zhang Zhongjing, ausgehend von «Des Gelben Kaisers Klassiker der inneren Medizin» verfeinert hat, ständig weiterentwickelt wurde, vor allem in dem späteren Text *Wēnbìng* («Wärmekrankheiten»), bilden deren Theorie, Diagnoseanleitungen und Behandlungsmuster nach wie vor einen der Pfeiler der traditionellen medizinischen Praxis.

161

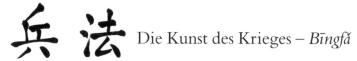

兵 法　Die Kunst des Krieges – *Bīngfǎ*

«Die Kunst des Krieges» ist eine der großen klassischen Abhandlungen über Strategie und Kriegführung. Der Autor, Sunzi, war während der Frühlings- und Herbstperiode (770–476 v. Chr.) General im Staat Qi. Die Prinzipien der Militärstrategie, die in diesem Buch entwickelt wurden, haben das chinesische Militär seitdem geprägt und werden in allen Militärakademien der Welt gelehrt.

Seit kurzem ist dieses Werk auch Pflichtlektüre in westlichen Managerkreisen. Es findet inzwischen eine so breite Akzeptanz, dass es ebenso ein zeitgenössischer wie ein «klassischer» Klassiker genannt werden kann. Vielleicht wollen sich westliche Geschäftsleute auf diese Art und Weise für den Wettbewerb mit ihren asiatischen Kollegen rüsten.

Welche Motivation die zahllosen westlichen Leser dieses Buches auch haben mögen, entscheidend ist, dass sie sich dessen bewusst sind, welchen Wert chinesische Philosophen auf strategisches Denken und

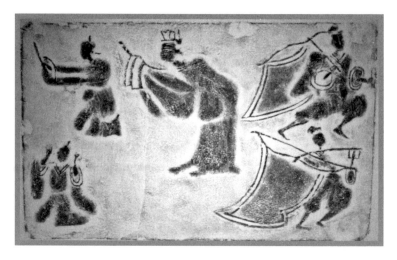

Steinabreibung von einem Grabstein aus der Han-Dynastie, die Sunzis «Kunst des Krieges» illustriert und ritualisierte Gesten zeigt, die bei Schlachten ausgeführt wurden

162

einen gut konzipierten, schlüssigen Aktionsplan legen. Dies ist die zentrale Lektion für alle, die sich mit Sunzis «Kunst des Krieges» beschäftigen, einem Werk, das durchaus als Meilenstein der chinesischen Kulturgeschichte zu bezeichnen ist.

Für chinesische Denker ist die Fähigkeit, Situationen richtig einschätzen und praktische, Erfolg versprechende strategische Entscheidungen fällen zu können, eine der ganz wichtigen Fähigkeiten eines Menschen. Es gibt, damit zusammenhängend, in China so etwas wie eine Tradition der Schläue und der Täuschung. Bereits das erste der 36 Strategeme von Sunzi kündet davon, wenn es heißt: «Eine Täuschung kann nie zu weit gehen.» Wer die traditionelle chinesische Kultur verstehen will, wird nicht umhinkönnen, sich mit diesen Vorstellungen auseinander zu setzen.

Es mag weniger offensichtlich sein, aber dasselbe strategische Denken prägt auch die Traditionelle Chinesische Medizin. Die Logik, die in Behandlungsprinzipien, Kräuterrezepturen und Akupunkturpunktvorschriften enthalten ist, wurzelt in dem Boden, der von der «Kunst des Krieges» bereitet wurde. Daher ist das Studium dieses Buches im Kontext der chinesischen Medizin unabdingbar, macht es doch die versteckten intellektuellen Mechanismen, die sich in den medizinischen Theorien und Techniken verbergen, verständlicher. Viele Ärzte, die chinesische Medizin praktizieren, sehen in einer medizinischen Intervention einen Krieg zwischen dem «aufrechten» *qì* (*zhèngqì*) und dem «bösen *qì*» (*xiéqì*). Diese Auffassung spiegelt sich in einer ganzen Reihe medizinischer Termini wider.

Zum Bespiel heißt jener Aspekt des *qì*, der sich auf die schützenden Mechanismen des Körpers (d. h. auf Funktionen, die im biomedizinischen Denken normalerweise dem Immunsystem zugeschrieben werden) bezieht, «Verteidigungs»-*qì* oder *wèiqì*. Das chinesische Wort *wèi* entstammt dem Militärjargon, wo es jene Wachen bezeichnet, die rund um das Lager einer Armee platziert sind, um es vor Eindringlingen zu schützen. Ein komplementäres Konzept, das ebenfalls dieses martialische Denken reflektiert, ist in einem weiteren Aspekt des *qì* enthalten: *yíngqì*. Das Wort *yíng* bedeutet normalerweise «Lager» oder «ein Lager aufbauen». Das *yíngqì* ist jener Aspekt des *qì*, der die nährenden Elemente, die aus den Speisen gewonnen werden, durch den Körper transportiert, so dass sie zur Bildung neuen Gewebes und zum Reparieren von Organen, Fleisch und Sehnen genutzt werden können. Führt man diese Metapher fort, so wird das *yíng*-Lager des Körpers von dessen *wèi*-Wachen verteidigt.

Die kriegerische Bildlichkeit prägt auch den Gebrauch eines anderen wichtigen Terminuspaares, *xū* und *shí*. Für diese Begriffe gibt es eine ganze Reihe von Übersetzungen: leer und voll, nichtsubstanziell und substanziell, Mangel oder Leere und Fülle. Diese Schlüsseltermini der chinesischen Medizin beschreiben die komplementären und gegensätzlichen Zustände, aus denen Krankheitsprozesse und Disharmonien resultieren. Wenn Akupunkturpunkte *xū* oder «leer» sind, dann wird der Arzt sie mit einer «auffüllenden», tonisierenden Technik behandeln, um diese Leere zu beseitigen. Wenn ein Punkt pathologisch *shí* ist, muss das schädigende oder blockierende *qì*, das sich dort angesammelt hat, abgeleitet werden. Krankheiten werden ebenfalls auf Grund der vorherrschenden Charakteristiken nach den Kriterien *xū* oder *shí* eingeteilt. Diese Differenzierung erlaubt es dem Arzt, Kräuterrezepturen zu verschreiben, um das zu nähren, was *xū* ist, und abzuleiten, was *shí* ist.

Die folgende Passage aus dem fünften Kapitel von «Die Kunst des Krieges» zeigt, dass Sunzi die Begriffe Leere, *xū* 虛, und *shí* 實, Fülle, bereits lange bevor sie als medizinische Termini benutzt wurden, zur Beschreibung jener Prinzipien verwendete, die den Ablauf militärischer Manöver leiteten.

> Militärische Angriffe zu planen ist, als würde man einen Stein auf ein Ei werfen. Der Schlüssel dazu liegt in *xū* und *shí*.

In Kapitel 6 führt er diesen Gedanken weiter aus:

> Eine militärische Kraft ist wie Wasser. Bei seiner Bewegung vermeidet das Wasser hohe Plätze und wird von niedrigen Plätzen angezogen. Bei der Entfaltung der militärischen Kraft wird *shí* vermieden und *xū* angegriffen, indem man sich die natürlichen Gegebenheiten des Ortes [der Schlacht] zunutze macht. Der Sieg des Militärs beruht auf der Anpassung an die Verfassung des Feindes. Eine Armee kennt keine festgeschriebene Methode, ihre Kräfte zu entfalten, so wie das Wasser keine feste Gestalt hat. Wenn

die Veränderungen auf Seiten des Feindes erkannt werden und dies zum Sieg führt, dann spricht man von Geheimnis [wörtlich: *shén* – Geist, Geheimnis, Wunder]. Hier haben die fünf Phasen keine fixe Ordnung, die sie einschränken würde. Die vier Jahreszeiten haben keine fixe Position. Die Länge des Tages scheint einmal kürzer, einmal länger. Der Mond nimmt ab, und er nimmt zu.

Hier bezieht sich Sunzi wahrscheinlich auf ein Konzept der frühen chinesischen Astronomie, das 28 Konstellationen des Mondes beschreibt, die entsprechend den vier Jahreszeiten in vier Gruppen eingeteilt werden. Der alte Mondkalender beruhte auf diesem System der Berechnung, das die Erscheinung des Nachthimmels für die jeweilige Jahreszeit festlegte. Auf Grund der Besonderheiten dieses Kalenders scheint sich das Bild dieser Konstellationen von Jahr zu Jahr geringfügig verändert zu haben.

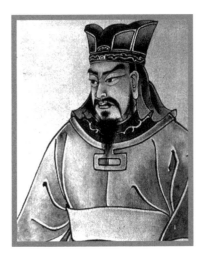

Porträt des Sunzi

Sunzi griff auch auf das Konzept des *qì* zurück, um jene Prinzipien zu beschreiben, die einen militärischen Sieg sicherstellen sollen. In Kapitel 7 meint er:

Selbst das *qì* zahlenmäßig starker Truppen kann erkannt werden, wenn nur das Herz des Befehlshaber erkannt wird. Das *qì* des Morgens stürmt hinaus. Das *qì* des Mittags ist träge. Das *qì* der Dämmerung ist erschöpft. Wer es versteht, die militärische Kraft richtig einzusetzen, der vermeidet das stürmische *qì* und greift an, wenn es träge oder erschöpft ist. So kontrolliert er das *qì*. Benutze die Ordnung, um das Chaos zu behandeln. Benutze Ruhe, um Aufruhr zu behandeln. Auf diese Weise kannst du das Herz kontrollieren.

Es ist mehr als ein Zufall, dass das Ende dieser Stelle fast so klingt, als würde Sunzi medizinische Konzepte beschreiben. Schauen wir uns nun die folgende Passage aus «Die Große Abhandlung über die Manifestationen von *yīn* und *yáng*» in «Des Gelben Kaisers Klassiker der inneren Medizin» an:

> Bei Krankheiten des *yáng* behandle das *yīn*. Bei Krankheiten des *yīn* behandle das *yáng*.

Dies ist nicht das einzige Beispiel, das man anführen könnte, um die innere Kohärenz aufzuzeigen, die sich aus der Theorie von *yīn* und *yáng* ergibt. Diese innere Kohärenz verbindet Theorie und Praxis der Medizin mit einer ganzen Reihe von philosophischen, literarischen und kulturellen Phänomenen. Was von außerhalb des chinesischen Kulturmilieus gesehen oft als getrennt erscheint – Militärstrategie, Philosophie, Medizin und Kunst –, lässt sich, von innen betrachtet, als vielfältige Manifestation eines einzigen Paradigmas erkennen.

Eine Besonderheit der chinesischen Medizin besteht darin, dass zehn verschiedenen Kliniker zehn verschiedene Behandlungsstrategien für ein und denselben Patienten entwickeln können. Würde man diese zehn Ärzte dazu befragen, würde sich herausstellen, dass jeder seine besondere Art von strategischem Denken benutzt, um zu seinem persönlichen Schluss zu gelangen, und dass das Wesen der strategischen Prinzipien, die dabei zur Anwendung kommen, seinen Ursprung in «Die Kunst des Krieges» hat.

老 庄 Die daoistischen Klassiker

In akademischen Kreisen findet eine angeregte Debatte über die Identität von Autoren und Herausgebern der Schlüsselwerke des Daoismus statt. Wer war zuerst – Zhuang oder Lao? Welches *dào* ist das wahre *dào*? All diese Fragen sind bisher unbeantwortet geblieben. Doch ist dies für das Verständnis der chinesischen Medizin kaum von Belang. Vereinfacht gesagt, gibt es eine allgemein anerkannte Interpretation der beiden Texte, die beispielhaft für die daoistische literarische Tradition stehen. Diese Tradition ist sehr komplex, trotz der Einfachheit ihrer grundlegenden Aussagen. Das *Dàodéjīng*, das dem legendären Laozi zugeschrieben wird, bildet den Kern des daoistischen Denkens. Und dieser Kern umschließt ein einziges Wort, das das wichtigste kognitive Artefakt dieser einzigartigen literarischen und philosophischen Tradition bildet.

Das chinesische Wort *dào* stellt eine machtvolle Metapher dar, aus der sich unzählige Bedeutungen entwickelt haben. In seinem einfachen, wörtlichen Sinn bedeutet es «Straße». Im modernen Chinesisch bezeichnet es eine Straße, die eine gewisse Größe oder eine bestimmte Charakteristik aufweist. So ähnlich wie «Straße», «Gasse», und «Weg» teilen die Begriffe *dào*, *jiē* und *lù* die Straßen einer chinesischen Stadt ein je nach Breite, Länge, Kapazität und Ambiente. Das Wort *dào* hat im modernen Chinesisch aber auch noch andere Bedeutungen, die eng mit seiner alten, philosophischen Bedeutung verquickt sind. Dieser metaphorische Gebrauch leitet sich aus der Gegenüberstellung der Elemente des Wortes selbst ab.

Von jeher steht dieses Wort für eine bestimmte Weise, die Welt wahrzunehmen, über sie nachzudenken und in ihr zu leben. «Gewahrsein in Bewegung» oder «die Art und Weise, sich auf Grund der Resultate des eigenen Denkens zu verhalten» wären etwas umständliche Umschreibungen, die nichtsdestoweniger das Wesen dieses Zeichens wiedergeben (eine genauere Erörterung seiner Bedeutung dieses Zeichens finden Sie auf Seite 117). Das Wort *dào* als solches bringt einen wichtigen Aspekt des daoistischen Denkens zum Ausdruck, der in den Texten selbst nur selten angesprochen wird; nämlich die Vorstellung, dass die Welt und alles, was sie enthält, im Wesentlichen das Werk der Imagination ist, ein Produkt des Geistes, der sich ständig in Bewegung befindet.

Dieses *dào* des Zhuangzi charakterisiert auch die wohl bekannteste seiner Geschichten: Er träumt, er sei ein Schmetterling. Beim Aufwachen erfährt er ein typisch daoistisches Paradoxon, das sich auf die Natur der Wirklichkeit bezieht. Er weiß in diesem Moment zwischen Wachen und Träumen nicht, ob er der Zhuangzi ist, der aus einem Traum erwacht, in dem er geträumt hatte, ein Schmetterling zu sein, oder ob er ein Schmetterling ist, der davon träumt, Zhuangzi zu sein.

Das Zeichen *dào* enthält die Bedeutungsdimension, die auf die zentrale Rolle hinweist, die der Bewusstseinsprozess beim Erlebnis der Natur der Wirklichkeit spielt. Um diesen multidimensionalen Ansatz der Daoisten zu verstehen, müssen wir die literarischen Wurzeln des Themas weiter untersuchen. Die traditionelle chinesische Literatur könnte man als eine Serie von Postkarten verstehen, die von Korrespondenten aus früheren Zeiten stammen. Um ihre Botschaften für zukünftige Generationen aufzubereiten, kondensierten diese alten Wächter der Weisheit ihr Wissen in so wenigen Strichen wie möglich.

Die Essenz ihrer Weisheit liegt also in den Worten selbst. Diese daoistischen Texte haben fast 2500 Jahre lang überlebt. Die Grundsätze, die sie vermitteln, sind heute noch in den Theorien der chinesischen Medizin lebendig.

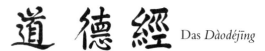 Das *Dàodéjīng*

Das *Dàodéjīng* («Der Klassiker vom Weg und von moralischer Tugend») nimmt eine einzigartige Stellung in der literarischen Tradition des alten China ein. Es repräsentiert und definiert ein extrem schwer fassbares Konzept.

Konfuzius soll nach seinem ersten und einzigen Treffen mit dem legendären Autor des *Dàodéjīng* gesagt haben: «Laozi ist wie ein Drache!» In der Einleitung zu seinen Erläuterungen zu Laozi stellt der große *tàijí*-Meister Zheng Manqing sehr prägnant fest:

Obwohl Laozi ein zutiefst praktisch veranlagter Mensch war, waren ihm menschliche Emotionen ein Gräuel und er versuchte, sich von ihnen fern zu halten. Er hoffte auf einen Neubeginn durch eine Metamorphose, aber «seine Schritte hinterließen keine Spuren», wie es heißt. Um wie viel schwieriger ist es aber, die Spuren von Laozis Denken zu finden! Nur einer hat verstanden, und das war Konfuzius. Sagte er nicht, Laozi sei ein Drache? Wie Recht er doch hatte! Wie kann es sich eine fliegende oder gehende Kreatur anmaßen, sich mit dem drachengleichen Laozi zu vergleichen!

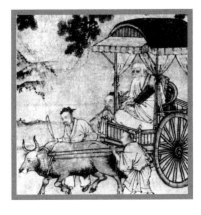

Detail einer Schriftrolle von Shang Xi:
«Laozi überquert den Pass»

Das *Dàodéjīng* enthält die Essenz eines philosophischen Systems, das aus zwei rein chinesischen Quellen stammt. Die erste ist eine naturalistische Metaphysik, die den Ursprung aller Dinge, aller Energien, aller Handlungen im «Grenzenlosen», oder *wújí,* und im Nichthandeln, *wúwéi,* erblickt. Der zweite Strang ist eine Epistemologie und Kosmologie, die tief im alten chinesischen Konzept von *yīn* und *yáng* verwurzelt ist. Das *dào* des Laozi ist ein vages Ding, aus dem alle Phänomene im Universum entstehen. Der Rat, den der Weise, der über ein derartiges Wissen verfügt, uns gibt, lautet: Entspanne dich, gib alle Anstrengung auf, und folge dem natürlichen Wandel.

Für die meisten handelt es sich dabei um eine Philosophie, die jedes Anhaften ablehnt. Viele sehen darin eine Ursache für Trägheit und Faulheit, obwohl dies wohl kaum Tugenden sind, die sich in einer Gemeinschaft, die ihr Überleben stets dem Land hat abringen müssen, hätten durchsetzen können. Aber auch wenn sie immer wieder in der einen oder anderen Weise abqualifiziert wurde, vermochte sich diese Philosophie des Einklangs mit dem Natürlichen als Konstante im Leben der Chinesen behaupten.

Das 48. der 81 kurzen Kapitel des *Dàodéjing* erläutert, wie diese Art zu leben und denken verwirklicht werden kann.

> Verschreibst du dich dem Lernen, dann häufe an, Tag für Tag. Verschreibst du dich dem *dào*, dann musst du aufgeben, Tag für Tag. Gib auf und und gib auf, bis du das Nichthandeln erreichst. Beim Nichthandeln bleibt nichts ungetan. Um Meisterschaft über die Welt zu erlangen, musst du jenen Punkt erreichen, an dem nichts mehr unternommen wird. Wenn Gewinn deine Motivation ist, dann wirst du nirgendwohin gelangen, wenn du einmal begonnen hast zu handeln.

Das Buch ist voll solchen Ratschlägen. Obwohl seine esoterische Philosophie jedem, der dem *dào* folgen will, beträchtliche Schwierigkeiten bereitet, sind ihm im Laufe der gut zweitausend Jahre seit seinem Entstehen mehr als 1400 Interpretationen gewidmet worden.

Der Text selbst reflektiert die paradoxe Natur einer Philosophie, die menschliches Bewusstsein und menschliches Tun mit dem großen *dào* der Natur in Einklang bringen will. Seine Bilder und Aussagen sind einmal konkret, dann wieder ganz ätherisch. Eines der Themen und Motive, die sich durch ein Labyrinth poetischer Passagen hindurchziehen, ist das des «Geheimnisvollen Weiblichen, der Mutter aller Dinge». In Kapitel 1 heißt es:

> Was keinen Namen hat, ist der Ursprung von Himmel und Erde;
> Was einen Namen hat, ist die Mutter aller Dinge.

Der daoistische Tempel der Weißen Wolken in Beijing beherbergt einen Schrein, der dieser Mutter aller Dinge geweiht ist. Er steht im Zentrum dessen, was wahrscheinlich der heiligste Ort des Daoismus ist. Über der Schwelle befindet sich eine Inschrift, die dieser Mutter aller Dinge gewidmet ist. Im Inneren ist der Raum vollkommen leer.

Laozi bezieht sich immer wieder auf diese Leere, dieses «Geheimnisvolle Weibliche», als Quelle aller Dinge. In Kapitel 6 schreibt er:

> Der Geist des Tales stirbt nicht, er heißt das Geheimnisvolle Weibliche.
> Das Tor des Geheimnisvollen Weiblichen heißt die Wurzel von Himmel und Erde.

In Kapitel 4 lesen wir:

> Das *dào* ist leer, aber wenn es gebraucht wird, füllt es sich nie. Es ist so tief, dass es der Urahn aller Dinge zu sein scheint.

Laozi sprach von den «unbeschreiblichen Wundern», die man wirken könne, wenn man sich nur den Prinzipien und Bewegungen des *dào* anpasste. Die Methode, die er vorschlug, war an sich «vage und unbestimmt», so wie das Ziel, auf das sie sich bezog. In Kapitel 3 gibt Laozi all jenen Menschen, die seinem esoterischen, sich dem allgemeinen Verstehen entziehenden Weg folgen wollen, konkrete Anweisungen:

> Der Weise lenkt sich selbst, indem er den Geist entspannt, den Bauch stärkt, den Willen gefügig macht und die Knochen festigt.

Tàijíquán, das in der Song-Dynastie als Methode der Selbstverteidigung und Selbstkultivierung entwickelt wurde und das auf den Prinzipien des Daoismus beruht, folgt diesen Ratschlägen und illustriert sehr gut, wie die chinesischen Philosophen der nachfolgenden Generationen versuchten, Laozis Lehre zu interpretieren und in der Praxis anzuwenden. Die langsamen, weichen Bewegungen der Soloübungen des *tàijí* lassen die daoistischen Prinzipien erkennen. Spätere Autoren erklärten, von daoistischen Vorläufern inspiriert, *tàijí* sei wie ein großer, unablässig dahinströmender Fluss.

Mit solchen Bemerkungen beschworen sie ein Bild, das immer wieder im *Dàodéjīng* auftaucht: das des Wassers. Für Laozi war Wasser das höchste Gut. Da das Wasser den Kräften, denen es begegnet, keinerlei Widerstand entgegen setzt, war es für Laozi die ideale Metapher für die Bewegung des *dào*.

Das Wasser ist ein Gewinn für alle Dinge, ohne im Wettstreit mit ihnen zu stehen. Es sucht sich Orte, die der Mensch verabscheut. So nähert es sich dem *dào* an.

Mit Hilfe der Wassermetapher versuchte Laozi, seinen Lesern den Weg zu höchster Leere und tiefster Ruhe zu weisen. Nur in diesem Zustand sei es möglich, die irdischen Angelegenheiten ins Gleichgewicht zu bringen.

In Kapitel 16 des *Dàodéjīng* betont Laozi, wie wichtig es sei, an jener naturalistischen Philosophie festzuhalten, die den gesamten Daoismus und auch die Theorie der Traditionellen Chinesischen Medizin geprägt hat:

Alle Dinge regen sich. Ich betrachte ihren Zyklus. Dinge gedeihen und kehren zu ihrer Wurzel zurück. Das ist es, was mit der Rückkehr zur ursprünglichen Natur gemeint ist. Kehrt man zu seiner ursprünglichen Natur zurück, so spricht man von Beständigkeit. Versteht man Beständigkeit, dann spricht man von Erleuchtung. Versteht man Beständigkeit nicht, dann tut man blindlings unheilsame Dinge.

Diese Art zu denken und Gedanken auszudrücken, hatte einen weit reichenden Einfluss. Obwohl diese Philosophie von keiner Regierung Chinas des Landes je praktisch umgesetzt wurde, durchdringt sie alle Bereiche der traditionellen chinesischen Kultur. Ganz besonders gilt dies für die Medizin. Die chinesischen Ärzte betrachten einen Patienten als Rätsel, das man am besten dadurch löst, dass man das spezifische Ungleichgewicht von *yīn* und *yáng*, das bei jeder gesundheitlichen Störung vorliegt, erfasst. Dies ist nur ein Teil des Vermächtnisses von Laozi, dem Inbegriff des «alten Mannes» in China. Es lehrte jene, die sich mit medizinischer Theorie beschäftigten, ihre Wahrnehmung zu schärfen, ihr Verstehen zu vertiefen – und es regte ihre Phantasie an.

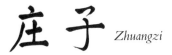 *Zhuangzi*

Im Gegensatz zur esoterischen Magie eines Laozi benutzt der zweite grundlegende Text des Daoismus sehr bodenständige Parabeln, um die Prinzipien dieses Denkens zu illustrieren. Er ist unter dem Namen seines Autors, Zhuangzi, bekannt. Dessen voller Name lautet Zhuang Zhou, und er soll er in der Zeit der Streitenden Reiche gelebt haben, also zwei- bis dreihundert Jahre nach Laozi.

Wie Laozi propagierte auch Zhuangzi das Nichthandeln. Er galt stets als Musterbeispiel für Moral, Charakterstärke und einen reinen Geist. Eine Geschichte veranschaulicht diese Eigenschaften.

Eines Tages fischte Zhuangzi im Flusse Pu, der durch das Gebiet fließt, das heute als Henan bekannt ist. Der König des Staates Chu sandte zwei Emissäre aus, die dem Weisen eine Botschaft überbringen sollten.

«Der König lässt dich grüßen», begann einer der Beamten, als sie Zhuangzi am Ufer des Flusses antrafen. «Er wies uns an, dir mitzuteilen, dass er dir die Angelegenheiten des Staates übertragen will, und er weiß, welch bittere Arbeit da auf dich wartet.»

Ohne den Kopf zu wenden, antwortete Zhuangzi: «Ich habe gehört, dass in Chu eine göttliche Schildkröte existiert, die seit 3000 Jahren tot ist. Mir ist auch zu Ohren gekommen, dass der König sie in einen Bambuskorb tat und sie mit Seide bedeckte. Mir wurde gesagt, sie befinde sich auf dem Ehrenplatz im Tempel. Ich frage mich, ob diese göttliche Schildkröte tatsächlich ihren Panzer und ihre Knochen als Schatz verehrt wissen will oder ob sie nicht lieber ihr Hinterteil durch schlammiges Wasser ziehen möchte.»

Die beiden Beamten antworteten kichernd: «Natürlich wäre sie lieber noch am Leben und zöge ihr Hinterteil durch den Schlamm!»

Zhuangzi hielt seine Angel ganz still. «Ihr solltet jetzt besser gehen. Ich ziehe es ebenfalls vor, mein Hinterteil durch den Schlamm zu ziehen.»

173

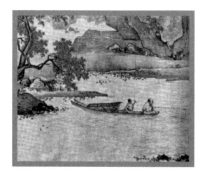

«Zurückgezogen lebende Fischer auf
dem herbstlichen Fluss»,
Rollbild von T'ang Yin

In Geschichten wie diesen vermittelt Zhuangzi eine Reihe von Konzepten, die starken Einfluss auf das chinesische Denken hatten, was sich auch in den Arbeiten der Medizintheoretiker widerspiegelt. Im Zentrum dieser Konzepte steht der Begriff des *dào*. Bei Zhuangzi ist er eng mit dem des *qì* verknüpft. In *Zhībéiyóu* («Reise in den Norden») schrieb er: «Die ganze Welt ist nichts als *qì*.»

> Leben ist dort, wo sich das *qì* sammelt. Tod ist dort, wo sich das *qì* trennt. Das Leben ist der Gefährte des Todes. Der Tod ist der Beginn des Lebens. Wer kann wissen, wo der Beginn liegt? Wer kann die Regel kennen?

Sätze wie diese sind charakteristisch für den skeptischen Mystizismus des Daoismus.

Das subtile Wirken des *qì* umfasst auch das *dào*. Dieses Konzept der Universalität des *qì*, wie es im *Zhuangzi* formuliert ist, bildet eines der zentralen Elemente der Theorie der chinesischen Medizin, wo es weiter verfeinert und ausgearbeitet wurde. Sicherlich ist dieser Aspekt der wichtigste in der gesamten Diagnostik. Die Auffassung von *qì* als Medium, das alle Phänomene im Universum verbindet, lieferte den Theoretikern der chinesischen Medizin ein ideales Modell, um die Beziehungen zwischen Individuen und Umweltfaktoren, die zu einer Krankheit führen, zu erklären. Gemäß dieser Interpretation spiegeln sich die Bewegungen des *qì* der Natur in den Veränderungen der natürlichen Welt, und diese Bewegungen werden so gedeutet, dass sie den Körper und Geist, ja, die gesamte Verfassung eines Menschen durch Prozesse beeinflussen, die als nahtlose Ausdehnung von Umweltphänomenen verstanden werden.

Diese Auffassung prägt auch die Terminologie der chinesischen Medizin, wie in Kapitel 7 detailliert zu zeigen sein wird. Ein anschauliches Beispiel hierfür sind die Bezeichnungen von Akupunkturpunkten. Akupunkturpunkte wurden nach Quellen, Hügeln und Tälern benannt, und zwar in Analogie zu *qì*, Wasser und Wind, die durch die «äußere» Welt fließen. Es war Zhuangzi, der die philosophischen Prämissen dieses Denkens in Entsprechungen formulierte.

Ein weiteres wichtiges Konzept des *Zhuangzi* ist die Vorstellung, dass sich alle Dinge in einem konstanten Wandel und einer ständigen Entwicklung befinden. «Es gibt keine Bewegung, die sich nicht verändert. Es gibt keinen Moment, in dem es keine Weiterbewegung gäbe.» Dieses Konzept liegt auch vielen Aspekten der Theorie der chinesischen Medizin zu Grunde – zum Beispiel der Theorie der Krankheitsübertragung zwischen verschiedenen «Schichten» des Körpers. In der chinesischen Diagnostik sind die Symptome, die der Patient aufweist, nicht Hinweise auf eine fixe Entität, sondern auf eine Phase innerhalb eines sich ständig verschiebenden Krankheitsbildes. Wenn der traditionell arbeitende Arzt die aktive Phase erkennt und korrekt mit dem entsprechenden theoretischen Muster in Beziehung setzt, gemäß dem die Krankheit von einer Phase zur nächsten fortschreitet, kann er nicht nur die momentanen Symptome behandeln, sondern auch wirksame Maßnahmen gegen eine drohende Verschlechterung einleiten.

Mit anderen Worten: Befolgt ein gut ausgebildeter Arzt die wesentlichsten Ratschläge aus «Des Gelben Kaisers Klassiker der inneren Medizin», so kann es ihm gelingen, einen Patienten so zu behandeln, dass dieser erst gar nicht ernsthaft erkrankt. Dass es aber überhaupt möglich ist, die dazu notwendigen Fähigkeiten zu entwickeln, verdanken auch die modernen Ärzte zu einem Gutteil dem alten Weisen Zhuangzi, dessen Einstellung in einem Satz zusammengefasst werden kann: «Folge der Natur.»

Wie Laozi legte auch Zhuangzi großen Wert auf die Fähigkeit, den Willen zu beruhigen und Ruhe im Nichthandeln zu finden.

Zufrieden im Nichtsein, im Nichthandeln; dieselbe Position wie Himmel und Erde innehaben: Das ist die wahre Tugend. Folge dem mittleren Weg der Natur, und mach sie dir zur Regel. Dies vermag dein Selbst und deine Natur zu schützen. Auf diese Weise kannst du dich deines Lebens erfreuen und es verlängern.

Ein interessanter Aspekt, in dem die Beziehung zwischen diesem Ausspruch des Zhuangzi und der chinesischen Medizin zum Ausdruck kommt, liegt darin, dass mit dem Wort, das hier «mittlerer Weg» bedeutet, auch die Kreislaufbahn des *qì* beziehungsweise der *jīngluò* des *dū*-Kanals bezeichnet wird, das heißt jenes Gefäßes, das entlang der Wirbelsäule verläuft. Der *dū*-Kanal ist Treffpunkt des gesamten *yángqì* des Körpers. Er lenkt die Bewegung und Aktivität des *yángqì* im Körper, so wie Zhuangzi schreibt, dass der «mittlere Weg» die Kontrolle über das Leben haben und es erfreulich und lang machen kann. Anhand solcher Beispiele wird klar, dass die Ziele der Medizin sich sehr weit gehend mit jenen Zielen decken, die Philosophen wie Zhuangzi und seine Anhänger anstrebten.

Wie schon gesagt, ist die philosophische Orientierung ein für die traditionelle Medizin in China charakteristischer Punkt. Es ist nicht ratsam, sich in die klinische Praxis zu stürzen, ohne die philosophischen Wurzeln der Traditionellen Chinesischen Medizin zu verstehen, und es würde auch dem Patienten einen schlechten Dienst erweisen, denn die chinesische Medizin ist wesentlich mehr als nur eine Ansammlung klinischer Techniken. Sie ist ein umfassendes System logisch abgeleiteter Interventionen, die darauf abzielen, die Balance zwischen Individuum und Umwelt zu fördern, wiederherzustellen oder auf andere Weise zu beeinflussen. Fehlt der Zugang zu dieser Denkweise, so verliert jede Intervention ihre Bedeutung und Wirkung. Ohne die hier mitspielenden daoistischen Einflüsse zu verstehen, ist es nicht möglich, die Logik der chinesischen Medizin zu erfassen.

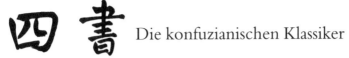 Die konfuzianischen Klassiker

Die klassischen Texte, die Konfuzius zugeschrieben und oft als die «Vier Bücher» bezeichnet werden, bilden eines der Fundamente der chinesischen Philosophie. Es handelt sich um *Dàxué, Zhōngyōng, Mèngzǐ* und *Lùnyǔ*. Die in diesen Texten enthaltenen Vorstellungen und ihre Sprache hatten 2000 Jahre lang einen kaum zu überschätzenden Einfluss auf das Leben in China. Selbst Chinesen, die sie nie gelesen haben, sind mit vielen der darin behandelten Themen vertraut. In der universitären Bildung spielen sie eine ähnliche Rolle wie Platon, Marx oder Goethe für deutsche Studenten. Mehr noch: Die von Zhu Xi, einem Gelehrten der Song-Dynastie, überarbeitete und editierte Version der konfuzianischen Klassiker bildete die Grundlage für die Prüfungen, die den Weg zu einer Beamtenlaufbahn eröffneten. In den folgenden 700 Jahren musste also praktisch jeder Chinese, der eine öffentliche Funktion bekleiden wollte, seine Kenntnis dieser Bücher unter Beweis stellen.

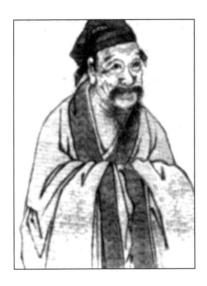

Der Song-Gelehrte Zhu Xi

Für zahllose Generationen war die konfuzianische Tradition der Inbegriff des chinesischen Denkens und Fühlens. In zentralen Aspekten des Lebens einer chinesischen Familie sowie der Gemeinschaft spiegelte sich ihr Einfluss wider.

Die konfuzianischen Texte füllen unzählige Seiten und sind in anspruchsvollen sinologischen Zeitschriften genauso zu finden wie in den Fortune Cookies der China-Restaurants. Die Geschichte dieser Texte und ihrer Interpretationen ist so lang und kompliziert, dass sich mehr als genug Themen für Doktorarbeiten finden lassen.

Wir können hier nur eine sehr grobe Einführung in jene Werke bieten, die unter dem Titel *Dàxué* («Das Große Lernen») und *Zhōngyōng* («Die Lehre von der Mitte») bekannt sind. Wir konzentrieren uns auf diese beiden Texte, weil wir die anderen für weniger wichtig hielten. Der Grund hierfür ist vielmehr in einem wichtigen und oft übersehenen Aspekt der konfuzianischen Doktrin zu suchen. In der Einleitung zu seiner Übersetzung des *Zhōngyōng* (die unter dem Titel *The Unwobbling Pivot* erschien) hob Ezra Pound hervor, dass «der zweite der vier Klassiker, Chung Yung [eine alternative Transkription von *Zhōngyōng*] etwas enthält, von dem normalerweise behauptet wird, es existiere gar nicht, nämlich eine konfuzianische Metaphysik.» Pound charakterisiert sie folgendermaßen: «Nur die vollkommenste Aufrichtigkeit unter dem Himmel kann einen Wandel herbeiführen.»

In beiden Texten taucht ein Thema immer wieder auf: das Herz richtig stellen. Damit ist jener grundlegende Akt gemeint, durch den man sich selbst und seine Handlungen in Harmonie mit dem «rechten Weg» bringen kann. Das *Zhōngyōng* eröffnet uns also den Zugang zum *dào* des Konfuzius. Es ist eine Art zu denken, die den ganzen chinesischen Geist durchdringt und zeigt, welch zentrale Bedeutung der Harmonie, dem Gleichgewicht und der Zurückhaltung in praktisch allen Bereichen des menschlichen Verhaltens beigemessen wird. Und es bringt auch jene Haltung der Bescheidenheit zum Ausdruck, mit der ein vorbildlicher chinesischer Mediziner an sein Studium und seine Praxis herangeht.

Dàxué wie *Zhōngyōng* stellen das konfuzianische Ideal des Richtigstellens des Herzens exemplarisch dar. Dieses Richtigstellen geschieht durch den Prozess der «präzisen verbalen Definition unartikulierter Gedanken», wodurch man die Fähigkeit erwirbt, in die tiefsten Mys-

178

terien der Existenz einzudringen. Welche Bedeutung ein solcher Prozess haben kann, wird daran deutlich, dass im Text ein wohl geordneter Haushalt und ein wohl geordnetes Familienleben als Basis der Ordnung im Staat und in einer guten Regierung bezeichnet werden.

Dieser Sinn für eine systematisch organisierte Harmonie, die aus der Fähigkeit resultiert, die Essenz der Dinge zu erfassen, ist ein wesentlicher Aspekt der Theorie und Praxis der chinesischen Medizin. Und nirgends sind die Prinzipien, auf denen eine derartige Sensibilität beruht, klarer dargelegt als in diesen beiden konfuzianischen Texten.

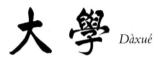 *Dàxué*

Wie so viele Werke der klassischen chinesischen Literatur kann auch «Das Große Lernen» eine Abhandlung über die Beziehung zwischen dem Erwerb von Wissen (vor allem in Bezug auf die innerste Natur) und dem Streben nach Harmonie innerhalb der Familie und vor gesellschaftlichen Institutionen auf vielerlei Art interpretiert werden.

Ezra Pounds englischer Version gelingt es, den Geist des Originals auch einem nichtchinesischen Leser zu vermitteln. Seine Übersetzung konzentriert sich auf die tiefere Bedeutung der einzelnen Zeichen. Kurz: Das Produkt seiner Arbeit ist – ganz im Sinne eines chinesischen Klassikers – eine Ausweitung der ursprünglichen Werkes. Der konfuzianische Text verlangt vom Leser, sich auf einen Prozess einzulassen, der zu «präzisen verbalen Definitionen» führt, und genau das ist es, was Pound tut. In der folgenden Passage kommt dies klar zum Ausdruck.

Die Menschen früherer Zeiten, die jenes Licht im ganzen Reich verstärken und verbreiten wollten, das dann erstrahlt, wenn man direkt ins Herz blickt und daraufhin handelt, setzten zuerst in ihrem eigenen Staat eine gute Regierung ein; da sie eine gute Regierung in ihrem Staat anstrebten, brachten sie zuerst Ordnung in ihre Familie; da sie Ordnung in der Familie anstrebten, disziplinierten sie zuerst sich selbst; da sie Selbstdisziplin anstrebten, stellten sie ihr eigenes Herz richtig; und da sie bestrebt waren, ihr eigenes Herz richtig zu stellen, suchten sie präzise verbale Definitionen ihrer unausgegorenen Gedanken [der Töne, die ihr Herz von sich gab]; da sie präzise verbale Definitionen anstrebten, machten sie sich daran, ihr Wissen aufs Äußerste zu erweitern. Diese Vollendung des Wissens wurzelt im Einteilen der Dinge in organische Kategorien.

Vieles ließe sich zu dieser Stelle sagen. Zum Beispiel zeigt sich darin ein wichtiger Aspekt des traditionellen anatomischen Verständnisses. In seiner Anmerkung, die in Klammern gesetzt wurde, verweist Pound auf die wörtliche Bedeutung, die das Zeichen für «Gedanken» im chinesischen Original hat. Die Wendung «die Töne, die das Herz von sich gibt» lässt erkennen, dass die Chinesen das Herz als Sitz des Bewusstseins betrachteten. Dieselbe Sicht offenbart sich in der diagnostischen Terminologie für gewisse Geisteskrankheiten. «Schleim, der die Öffnungen des Herzens verstopft» ist ein Ausdruck, der eine Kategorie von Geisteskrankheit beschreibt, die sich durch verschiedene, relative milde Symptome und symptomatische Verhaltensmuster auszeichnet. Eine völlig andere Diagnose ist zu stellen, wenn das Leberfeuer aufsteigt und das Herz angreift, wobei wesentlich krassere Symptome auftreten.

Eine der Charakteristiken der chinesischen Medizintheorie ist das ganzheitliche Herangehen an den Körper, den sie als integriertes Ganzes auffasst. Frühe Anatomen und Physiologen beschäftigten sich mehr mit den allgemeinen Funktionen des lebenden Organismus als mit einer detaillierten Beschreibung der materiellen Dimension des menschlichen Wesens. Sie gingen von einem dynamischen System voneinander abhängiger Mechanismen, Funktionen, Strukturen und Substanzen aus und versuchten, eine Form der Intervention zu entwickeln, zu der sie dann schreiten, wenn Krankheit und Dysfunktionen auftraten. Vor allem aber ließen sie sich von dem alten Ratschlag leiten, ihre Patienten zu behandeln, noch bevor sie krank wurden, also Krankheiten vorzubeugen, statt Kranke zu heilen.

Diese Art des strategischen Denkens kann direkt auf die oben zitierte Passage des *Dàxué* bezogen werden, aber auch auf einige andere Klassiker, die in diesem Kapitel angesprochen werden. In der chinesischen Medizin ist die Wahl eines Behandlungsprinzips auch als Strategieübung zu verstehen, vergleichsweise mit derjenigen auf dem Schlachtfeld. Andererseits könnte man eine medizinische Intervention auch mit dem Regieren des Königreichs Körper gleichsetzen. Diese beiden Metaphern – die in der alten feudalen Welt weniger weit auseinander lagen, als es heute den Anschein hat – stimmen insofern überein, als sie den Körper in der Art von natürlichen, gesellschaftlichen und militärischen Strukturen beschreiben. Diese müssen weise gemanagt werden, damit die Harmonie von *yīn* und *yáng*, *qì* und Blut, *jīng* und *shén* erhalten bleibt.

Im *Dàxué* stellt Konfuzius eine Methode vor, die eine ganze Nation in einen Zustand der Harmonie und Ausgeglichenheit zu versetzen im Stande ist. Auf genauester Selbsterkenntnis basierend – dem Wahrnehmen der Töne, die das eigene Herz von sich gibt –, kann sie genauso gut bei einer medizinischen Intervention angewandt werden. Tatsächlich hat diese Vorstellung das Denken der chinesischen Ärzte jahrhundertelang geprägt. Im *Zhōngyōng* wird dieses Konzept noch wesentlich detaillierter dargelegt.

Die gesamte konfuzianische Strategie zielt auf Selbstkultivierung und Selbstentwicklung. Das Ideal, das der Meister empfahl und das in der Folge zum Standard erhoben wurde, ist das des *jūnzí*, ein Terminus, der im Deutschen meist mit «Edler» wiedergegeben wird. Nach Konfuzius besitzt ein *jūnzí* (oder «erhabener Mensch») eine Reihe spezieller Eigenschaften, die er im *Dàxué* aufzählt und in *Zhōngyōng* erläutert.

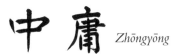 *Zhōngyōng*

Wenn wir von den Wurzeln der chinesischen Kultur und Zivilisation sprechen, dann gibt es keine treffendere Beschreibung als *zhōngyōng*. Was bedeutet dieser Begriff? Wie in Kapitel 1 dargelegt, haben die Chinesen eine Vorliebe für den konzisen, «kondensierten» Ausdruck. Wahrscheinlich illustriert nichts diesen Hang besser als der Begriff *zhōngyōng*. Er enthält eine ganze Weltsicht, eine bestimmte Art, sich dem Leben zuzuwenden.

Das moderne Zeichen *zhōng* erscheint als 中. Im Wesentlichen bedeutet es «zentral», aber durch die unterschiedliche Verwendung und die verschiedenen davon abgeleiteten Bedeutungen hat *zhōng* sehr viele Facetten. Wie wir bereits erwähnt haben, nennen die Chinesen ihr Land, China, *zhōngguó*, das zentrale Land oder Land in der Mitte. In der Medizin ist *zhōng*, die Mitte, der Fokus der Erdphase in der Theorie der fünf Wandlungsphasen.

Viele Nuancen von *zhōng* leiten sich von dessen Gebrauch in *zhōngyōng* ab. Die Bedeutung, die *zhōng* in diesem Ausdruck hat, modifiziert und erweitert die dem ursprünglichen Wort *zhōng* inhärente, so dass in dem Zeichen *zhōng* selbst alle Schattierungen von *zhōngyōng* enthalten sind. *Yōng* verstärkt hier die Bedeutung von *zhōng* und erweitert sie gleichzeitig.

Für sich allein genommen bedeutet *yōng* in dieser Phrase «normal», «nicht herausragend», «nicht besonders gut, nicht besonders schlecht». Der Ausdruck *zhōngyōng* kann wörtlich als «in der Mitte, ohne herauszuragen» verstanden werden. Er wird normalerweise gebraucht, um eine Haltung zu beschreiben, die weder zur einen noch zur anderen Seite tendiert und die Mitte wahrt. Stimme nicht zu, stimme aber auch nicht nicht zu, *zhōngyōng*.

Eine andere Übersetzung könnte sein: «Folge dem Weg der Mitte, und errege keine Aufmerksamkeit». Chinesische Eltern trichtern ihren Kindern diese Haltung von Anfang an ein. «Wenn du etwas sagst – wer weiß, was du dir dann einbrockst. Sag nichts, und niemand wird dir etwas tun.» Wie eine gute chinesische Freundin uns verriet, waren das die Worte, mit denen man versuchte, ihr die Disziplin des richtigen Verhaltens zu vermitteln. Sie erinnern an einen Ausspruch aus den konfuzianischen Kommentaren zum *Yìjīng*, die in manchen Stellen des *Zhōngyōng* anklingen:

Der Meister findet die Mitte und schwankt nicht; der mittelmäßige Mensch widersetzt sich dem Kreislauf des Unveränderlichen entgegen. Die Achse des Meisters schwingt nicht. Der Mensch von seltener Bildung findet seine Mitte in der Zeit; die Mitte des minderen Menschen ist rigide, er achtet auf die Zeiten und Jahreszeiten, weil er eben klein und ohne Ehrfurcht ist. Er sagte: «Zentriere dich im Unwandelbaren.» Manchen gelang dies, sie haben die wahre Mitte gefunden. Und dann? Nur sehr wenigen gelang es, darin auch zu verweilen.

Dieses Thema zieht sich durch den ganzen Text, wie auch das folgende kurze Zitat erkennen lässt:

Er steht fest in der Mitte dessen, was wirbelt, ohne zur einen oder zur anderen Seite zu neigen. Der erhabene Mensch kreist um das Unwandelbare und ist voller Vertrauen.

Die Bedeutung von *zhōngyōng* verstärkt den Begriff der Mitte, des Zentrums, des Weges der Mitte, und das Zeichen selbst verkörpert diese erweiterte Bedeutung. Dies wirft noch mehr Licht auf die Bedeutung des chinesischen Namens für China: *zhōngguó*, das Land des Weges der Mitte. Chinese zu sein heißt, um dieses Zentrum zu kreisen.

Ein anderes wichtiges Thema des Textes ist die Hingabe an den Prozess des Wissenserwerbs und die Verwirklichung eines Seinszustands, in dem dieses Wissen sich entwickeln und sich der Angelegenheiten des Menschen, seines ganzes Lebens annehmen kann. Diese Hingabe an das Wissen und der Prozess, durch den man es sich aneignet, sind von zentraler Bedeutung für den Konfuzianismus und für die Rolle, die er in der Entwicklung der chinesischen Kultur gespielt hat. Dies wird auch in den Anfangszeilen des *Zhōngyōng* deutlich:

Was der Himmel angeordnet und besiegelt hat, wird die angeborene Natur genannt. Die Verwirklichung dieser Natur wird der Prozess genannt. Die Klärung dieses Prozesses [das Verstehen oder Verständlichmachen dieses Prozesses] wird Erziehung genannt.

Der Einfluss, den diese konfuzianischen Ideen hatten, sollte sich als ebenso tiefgehend wie dauerhaft erweisen. Die zitierten Worte enthalten den Keim des gesamten Bildungs- und Prüfungssystems, das die Beamten, die China praktisch 2000 Jahre lang regiert haben, durchlaufen mussten. Die beiden zentralen Grundsätze des *Zhōngyōng* könnten folgendermaßen zusammengefasst werden: Durch Studium und Lernen kann man Wissen um die Zustände erwerben und den Weg der Mitte erkennen; hält man an diesem Weg der Mitte fest und versucht man nicht, einen extremen Einfluss auszuüben, dann kann man sein Wissen und sein Leben erhalten und pflegen und so auf die wirksamste Weise zur Gesundheit und zum Wohlergehen des ganzen Landes beitragen.

Viele westliche Wissenschaftler, die sich mit der chinesischer Zivilisation und Kultur in ihren verschiedenen Aspekten befasst haben – allen voran Joseph Needham – stellen folgende Frage: «Warum konnte China, das bereits sehr früh über beträchtliches Wissen und technologisches Know-how verfügt hat, keine modernen Wissenschaften nach westlichem Muster hervorbringen?» Es gibt unterschiedliche Antworten auf diese Frage, und viele führen den Einfluss des Konfuzianismus und vor allem des Neokonfuzianismus der Song-Dynastie als möglichen Grund für diesen Mangel an. Für uns jedoch hört sich das so an, als würde man fragen, warum ein Mann, der sich auf den Weg nach New York macht, nicht in Chicago ankommt. Die Antwort: Vielleicht wollte er einfach nicht dorthin.

Der Vergleich vermag vielleicht eines zu zeigen: dass die konfuzianischen Gelehrten, die das Land verwalteten, mehr als 2000 Jahre lang einen Kurs der allmählichen, beschränkten und nachhaltigen Entwicklung steuerten. Die Landkarte für diesen Kurs finden wir im *Zhōngyōng*, das alle Aspekte des chinesischen Denkens und Lebens zutiefst geprägt hat.

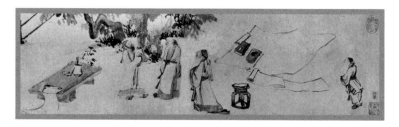

«Die vornehmen Gelehrten», Rollbild von Tang Yin

Vielleicht wäre es produktiver, wenn man fragen würde, wie es die chinesische Kultur geschafft hat, den endlosen Zyklus von Invasion, Revolution, Zerstörung und Wiederaufbau, der die gesamte Geschichte Chinas charakterisiert, zu überleben. Sicherlich hat China unendlich schwierige Phasen durchgemacht, gesellschaftliche Werte verfielen, und das Leid, das seine Bewohner ertragen mussten, stand oftmals dem anderer Völker um nichts nach. Aber China hat überlebt. Und diese Überlebensfähigkeit sollte uns nicht fragen lassen, warum China nicht wie die westlichen Nationen geworden ist, sondern: «Was hat bewirkt, dass China sich immer weiter vorwärts bewegt hat, auch gegen den Strom der Geschichte, der andere alte Kulturen weggeschwemmt hat?»

Um darauf eine Antwort zu finden, gibt es keinen besseren Ausgangspunkt als das *Zhōngyōng* und die anderen literarischen Klassiker, die wir hier vorgestellt haben. Um den philosophischen Hintergrund der medizinischen Theorien und der Strategien der Gesundheitsfürsorge zu verstehen, ist das Studium dieser Texte sicherlich der richtige Weg. Um aber das Überleben Chinas zu begreifen, müssen wir verstehen, welch entscheidende Rolle die traditionelle Medizin dabei gespielt hat. Wenn eine Kultur wie die chinesische so lange hat überdauern können, dann auch deswegen, weil sie ein brauchbares System der Gesundheitspflege für ihr Volk entwickelt hat – denn wenn das Volk zugrunde geht, gibt es keine Kultur oder Zivilisation mehr.

Im Zentrum des traditionellen chinesischen Gesundheitssystems steht das Konzept eines geordneten, harmonischen Zusammenlebens der Menschen, womit sowohl die Individuen in ihrer natürlichen Umgebung als auch die sozialen Wesen, eingebettet in den Kontext ihrer Zivilisation, gemeint sind. Das Konzept des Gleichgewichts im medizinischen Sinne kann als Ausdruck eines Ideals aufgefasst werden, das entscheidend von den Texten und Interpretationen konfuzianischer Denker geprägt wurde. Der Ehrenplatz, der dem *Zhōngyōng* eingeräumt wird, zeigt, dass die chinesischen Gelehrten – einschließlich der chinesischen Ärzte – darin eine Anleitung für die praktische Umsetzbarkeit dieses Ideals sahen. Der darin verborgene Schatz wartet nur darauf, von jenen, die danach suchen, entdeckt zu werden.

5 Die wissenschaftliche Tradition Chinas

Wissenschaftliche Kenntnisse sind wie die Sprache
wesentlich das Gemeineigentum einer Gruppe, oder
es gibt sie nicht. Um sie zu verstehen, müssen wir die
besonderen Charakteristika der Gruppen kennen, die
sie hervorbringen und gebrauchen.

Thomas S. Kuhn,
Die Struktur wissenschaftlicher Revolutionen

Hier sind wir mit sozialen und wirtschaftlichen
Fragen konfrontiert, weil diese von außerordent-
licher Bedeutung für das komparative Studium von
chinesischer und westlicher Wissenschaft sowie von
Technologie und Medizin sind. Es ist wahrscheinlich
unmöglich, die Situation zu verstehen, ohne mit den
enormen Unterschieden in der sozialen und ökonomischen Struktur zwischen dem traditionellen China
und dem traditionellen Westen vertraut zu sein.

Joseph Needham,
Vortrag an der Universität Hongkong, 1981

China hat im Drama der Menschheitsgeschichte viele unterschiedliche Rollen gespielt. Vor allem war es Ausgangspunkt wichtiger
wissenschaftlicher und technologischer Entwicklungen. China sind
so grundlegende Neuerungen zu verdanken wie der Kompass, das
Papier, der Buchdruck, das Schießpulver, die Seide, das Porzellan und
die binäre Mathematik – um nur einige wenige Bereiche zu nennen,
die die ungeheure Bandbreite der Erfindungen andeuten, für die das
wissenschaftliche Studium in China die Basis bildete.

Wir werden die wissenschaftlichen Traditionen Chinas aus unterschiedlichen Perspektiven betrachten. Zuerst geben wir einen Überblick, wobei wir uns im Wesentlichen auf den britischen Sinologen
Joseph Needham stützen, dessen bahnbrechendes Werk *Science and*

Civilization in China nach wie vor eine der umfassendsten Informationsquellen zu China darstellt, die die westliche Forschung bislang hervorgebracht hat. In seiner Einführung zu einer Reihe von Vorlesungen, die er 1981 in Hongkong hielt, sagte Needham über das Thema «Wissenschaft im traditionellen China»:

> Bevor der Fluss der chinesischen Wissenschaft wie alle anderen derartigen Flüsse ins Meer der modernen Wissenschaften mündete, gab es in China vielerlei bemerkenswerte Errungenschaften in den unterschiedlichsten Bereichen. Nehmen wir zum Beispiel die Mathematik: Die Dezimalstellen und ein freier Platz für die Null – das begann im Land des Gelben Flusses früher als in anderen Teilen der Welt, und damit einher ging die Entwicklung eines Dezimalmesssystems. Bereits im 1. Jahrhundert v. Chr. überprüften chinesische Handwerker ihre Arbeiten mit einem Messschieber mit Dezimaleinteilung.

Mathematik nahm in der Wissenschaft des alten China einen wichtigen Platz ein. Das *Jiǔzhāng suànshù (*«Neun Kapitel über die Kunst der Mathematik»), das in der Han-Dynastie (206 v. Chr. – 220 n. Chr.) erschien, fasste die bis dahin mathematische Entwicklung zusammen. 2000 Jahre lang diente es als Standardwerk für mathematische Probleme und Lösungen.

Needham führt zahlreiche andere Beispiele für die Leistungen der traditionellen Wissenschaften in China an:

> Drei Spezialgebiete der Physik waren im frühen und mittelalterlichen China besonders entwickelt: Optik, Akustik und Magnetismus. Dies ganz im Unterschied zum Westen, wo Mechanik und Dynamik bereits relativ fortgeschritten, magnetische Phänomene jedoch fast unbekannt waren.

Zur unterschiedlichen wissenschaftlichen Entwicklung in China und im Westen erklärt Needham:

> Einer der bemerkenswertesten Punkte ist, dass die Chinesen der Zhou- und der Han-Dynastie zwar nicht solche wissenschaftliche

Höhenflüge erlebten wie ihre Zeitgenossen – die Griechen – im Westen, dafür aber kannte das spätere China keine Phase, die dem finsteren Mittelalter in Europa entsprochen hätte. Diese Tatsache wird bei Wissenschaften wie Geografie und Kartografie besonders deutlich.

Die chinesischen Wissenschaftler beschränkten sich nicht darauf, die Erde zu vermessen und zu kartografieren, sie wandten sich auch dem Himmel zu und stellten Beobachtungen und Berechnungen hinsichtlich der Bewegungen von Sternen und Planeten an. Es ist bemerkenswert, dass der chinesische Ansatz für das Studium des Nachthimmels es den alten chinesischen Astronomen erlaubte, die Bewegungen von Planeten und Kometen Jahrhunderte vor ihren Kollegen im Westen zu verstehen und aufzuzeichnen. In der frühen Han-Dynastie erschien ein Werk mit dem Titel *Zhōubìsuàn jīng*, das diese Erkenntnisse zusammenfasste und die Grundlage für die Wissenschaft der Astronomie in China bildete. Darin enthalten ist auch der früheste bekannte Beweis des pythagoreischen Lehrsatzes.

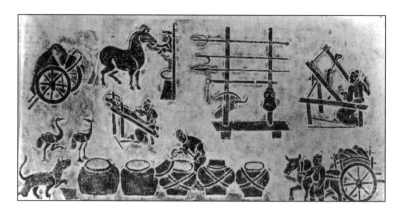

Steinabreibung aus einem Grab der Han-Dynastie im Kreis Pengxian (Provinz Sichuan), die verschiedene Technologien illustriert, unter anderem Weinherstellung, Waffenschmiede, Metzgerei, Weben und Transport.

Was die angewandten Wissenschaften betrifft, so bemerkt Needham:

Maschinenbau und Technik im Allgemeinen waren Bereiche, in denen die klassische chinesische Kultur ganz spezielle Triumphe verzeichnen konnte. Die beiden Varianten eines effizienten Geschirrs für Pferde – im Wesentlichen eine Frage der Verbindungen zwischen den einzelnen Teilen – wurden im Einflussbereich der chinesischen Kultur erfunden. Dort wurde auch zum ersten Mal Wasserkraft in der Industrie eingesetzt, und zwar ungefähr zur selben Zeit wie im Westen, also im 1. Jahrhundert v. Chr. oder n. Chr. Die Chinesen benutzten die Wasserkraft allerdings nicht zum Mahlen von Getreide, sondern für den Betrieb von Blasebälgen in der Metallverarbeitung. Dies führt zu einem weiteren Punkt: Die Entwicklung der Eisen- und Stahltechnologie in China war eine wahre Heldentat, denn das Eisengießen beherrschten die Chinesen an die 15 Jahrhunderte früher als die Europäer.
Auch in der Militärtechnologie machten die Chinesen bedeutende Erfindungen. Schießpulver wurde in China zum ersten Mal im 9. Jahrhundert n. Chr. verwendet, und ab dem Jahr 1000 fand eine rasante Entwicklung auf dem Gebiet der Feuerwaffen statt – ungefähr 300 Jahre, bevor sie im Westen aufkamen. Wenn man sich nun dem Zivilen zuwendet, so zeigt sich, dass dort andere Aspekte der Technologie von großer Bedeutung waren, vor allem die Seidenproduktion, in der die Chinesen so früh brillierten. Hier scheint das Beherrschen von textilen Fasern von extremer Länge zu einigen fundamentalen technischen Erfindungen geführt zu haben, zum Beispiel zur Entwicklung des ersten Treibriemens und des ersten Kettenantriebs der Welt.
Man kann durchaus auch behaupten, dass das erste Auftauchen einer Standardmethode zur Interkonversion von Dreh- und Längsbewegung, wie sie in den frühen Dampfmaschinen in Europa zur Anwendung kam, ebenfalls in Zusammenhang mit den metallurgischen Blasebälgen, von denen wir bereits gesprochen haben, zu sehen ist. Wenn ich eine Vorliebe für Sinnsprüche hätte, dann hätte ich, als wir vom Magnetismus und dem magnetischen Kompass sprachen, erwähnen müssen, dass die Menschen in China sich be-

reits zu einer Zeit über die Natur der Deklination (d. h. darüber, warum die Nadel nicht immer exakt nach Norden weist) Gedanken machten, als die Europäer noch nicht einmal etwas von Polarität gehört hatten.

Auch auf dem Gebiet der Biologie war China keineswegs im Hintertreffen, denn hier wurden bereits in frühester Zeit viele landwirtschaftliche Erfindungen gemacht. Ich weiß nicht, ob jemandem in diesem Raum bewusst ist, dass es die Chinesen waren, die zum ersten Mal zum Nutzen des Menschen Insekten einsetzten, um andere Insekten zu töten: Im *Nan Fang Ts'ao Mu Chuang*, das um 340 n. Chr. verfasst wurde, wird berichtet, dass die Bauern in Kuantung (und generell in den südlichen Provinzen) die Orangenhaine dadurch schützten, dass sie kleine Säcke, in denen sich eine bestimmte Ameisenart befand, auf die Orangenbäume hängten. Diese Ameisen halten sämtliche Milben und Spinnen, aber auch andere Schädlinge fern, die sonst die Orangenernte bedrohen würden.

Schließlich sagte Needham in seiner Vorlesung:

> Die Medizin ist ein Bereich, der bei den Chinesen aller Zeiten auf reges Interesse stieß und der sich dank ihrer speziellen Begabung in eine Richtung entwickelte, die sich von der im Westen stärker unterschied, als dies in anderen Wissenschaftsbereichen der Fall war.

Die Medizin in China, so viel sollte klar geworden sein, konnte in einer Atmosphäre intensiven wissenschaftlichen Studiums und reger Forschungstätigkeit gedeihen. Dabei muss man bedenken, dass sich die Standards und Praktiken der wissenschaftlichen Forschung zwar von denen der modernen westlichen Wissenschaft deutlich unterschieden, dass sie aber nichtsdestoweniger seit Jahrhunderten existieren. Die frühen Theoretiker und Praktiker der Medizin profitierten nicht nur von dem reichen Angebot an philosophischen Texten und anderen literarischen Quellen, sondern auch von eingeführten wissenschaftlichen Theorien und Methoden.

Genauso wie die der in den vorangegangenen Kapiteln besprochenen Gebiete, ist auch die Geschichte der wissenschaftlichen Tradition Chinas ein viel zu weites Feld, als dass sie hier umfassend dargestellt

190

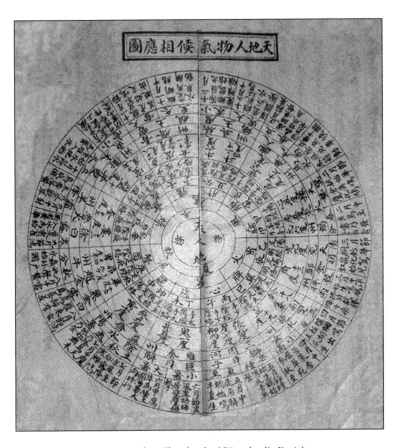

Diagramm aus den «Flügeln» des *Yìjīng*, das die Beziehung
zwischen dem *Yìjīng* und der Medizin illustriert.
Es beschreibt die Bedingungen für eine systematische Entsprechung zwischen
der Zirkulation des *qì* im Menschen und der in materiellen Substanzen.

werden könnte. Der für unser Thema wesentliche Punkt ist, dass sich
die medizinischen Theorien des alten China auf einer komplexen
Matrix intellektueller Betätigung und wissenschaftlicher Forschung
entwickelt haben.

Darüber hinaus werden wir zwei weitere Quellen medizinischer
Traditionen untersuchen. Wir haben sie «Volksmedizin» und «kaiserliche Medizin» genannt.

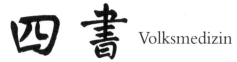 Volksmedizin

Im Sommer 1994 reisten wir durch den Westen der Provinz Sichuan. Einige Wochen lang fuhren wir von Dorf zu Dorf, besuchten Freunde, Verwandte von Freunden, Freunde von Verwandten, Freunde von Freunden.

In jedem Ort machten wir in der lokalen Klinik Halt. Die Gesundheitsversorgung für 1,3 Milliarden Menschen sicherzustellen ist eine der größten Herausforderungen, mit denen sich die Regierung der Volksrepublik China heute konfrontiert sieht. In den letzten Jahrzehnten wurden in dieser Hinsicht enorme Anstrengungen unternommen. In den Städten werden mehr und mehr moderne Krankenhäuser gebaut. Aber auf dem Land sind – verglichen mit westlichen Standards – viele Gesundheitseinrichtungen noch immer relativ primitiv. In manchen Gegenden ist die Lage heute nicht wesentlich anders als vor ein paar hundert Jahren.

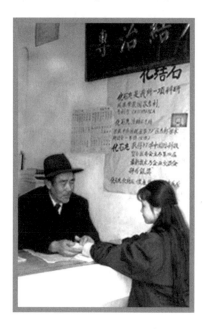

Ein Arzt in einem Dorf fühlt einer Patientin den Puls.

192

Aber selbst in den ärmsten Gebieten kämpfen die Ärzte mit allen Mitteln gegen die Bedrohung durch Krankheiten und Verletzungen: Dabei nutzen sie nicht nur die Methoden, die ihre Kollegen vor tausenden von Jahren entwickelt haben, sondern auch alle modernen medizinischen Techniken und Substanzen, die ihnen zur Verfügung stehen. Unsere zahlreichen Besuche in solchen ländlichen Krankenhäusern haben uns einen unvergesslichen Eindruck von dem dort herrschenden Geist der Medizin vermittelt. Das Krankenhaus von Namu, einem Ort im Kreis Pengxian im Westen von Chengdu, ist typisch dafür.

Ein offenes Tor gewährt Einblick in einen Raum, der ungefähr 1,5 mal 2,5 Meter groß ist. Hinter einem wackligen Schreibtisch sitzt ein alter Mann. Er hält den Kopf leicht geneigt und stützt ihn auf seine linke Hand. Seine Augen sind nur halb geöffnet. Er wirkt, als würde er in einen inneren Raum starren. Die ersten drei Finger seiner rechten Hand liegen mit leichtem Druck auf der Speichenschlagader am Handgelenk einer jungen Frau, die ihm gegenübersitzt. Ihr Gesichtsausdruck verrät Besorgnis, was in krassem Widerspruch zu dem ruhigen Aussehen des Arztes steht.

Die Sommer in Sichuan sind heiß, genauer gesagt feucht und heiß. Die Temperatur beträgt meist an die 40 Grad, manchmal liegt sie sogar darüber, und die Feuchtigkeit muss 100 und mehr Prozent betragen. Die Luft flimmert vor Hitze. Abgesehen von dem Arzt und seiner Patientin befinden sich in dem winzigen Raum noch einige andere Dorfbewohner, die geduldig darauf warten, dass sie an die Reihe kommen, und wir. Wir schauen ihm schweigend bei der Pulsdiagnose zu. Als der Arzt aus seiner kontemplativen Haltung erwacht, aufschaut und uns bemerkt, wird es im Raum sofort lebendig. Wir schaffen es zumindest, ihn davon zu überzeugen, dass wir weder Stühle noch Tee brauchen, und bitten ihn, wieder zu seiner Arbeit zurückzukehren. Wir haben einen ganzen Tag Zeit. Wir können mit ihm sprechen und die Klinik besichtigen, wenn er seine Arbeit beendet hat.

Als er sich an die Untersuchung macht, wirkt er deutlich lebendiger. Die Frau leidet an eindringender Feuchtigkeit und Hitze im unteren *jiāo*. Diese Diagnose, so erklärt er uns, entspricht der westlichen Diagnose einer bakteriellen Infektion des Dickdarms. Er nimmt ein hauchdünnes Blatt Papier, auf das er ein Rezept für eine Kräuterarznei schreibt. Um die Wichtigkeit eines speziellen Bestandteils zu betonen, sagt er, dieses Heilkraut wachse nur in der Umgebung des Ortes. Er sammle es selbst am Ufer des Flusses. Er bietet uns an, uns eine Stelle zu zeigen, an der es reichlich vorkommt. Dort könne er uns die natürlichen Bedingungen, unter denen dieses Heilkraut gedeihen kann, erläutern und, wenn wir wollen, etwas für uns sammeln.

«Es ist ein sehr wichtiges Heilkraut», wiederholt er einige Male. «Sehr wertvoll.»

Vor dem alten Mann nimmt der nächste Patient Platz. Wir erfahren später, dass der Arzt 77 Jahre alt ist. Aber seine medizinischen Fähigkeiten sind «sehr gering», wie er gesteht, verglichen mit denen seines Vaters und vor allem denen seines Großvaters. «Er war einer jener Ärzte, die Patienten heilen konnten, ohne ihre Ordination zu verlassen», sagt er mit Ehrfurcht in der Stimme. Er zeigt mit einem Finger direkt auf uns: «*Qì*», sagt er, um zu erklären, wie dies möglich sei. «Er konnte sein *qì* übertragen.»

Als Nächstes untersucht er einen jungen Bauern, der nun vor ihm sitzt und sichtbar unter Schmerzen leidet. Er hatte sich ein paar Stunden zuvor die Speiche seines linken Armes gebrochen, als eine Ladung Ziegel von seinem Karren fiel, den er gerade beladen wollte.

«Kein Röntgen», lächelt der alte Arzt, «nur Behandlung.»

Er geht mit dem jungen Mann durch einen kleinen Verbindungsgang in den hinteren Teil der Klinik. Er hält einen Nesselvorhang, der die Tür verhängt, zur Seite, damit wir die Behandlung beobachten können.

Er ruft die Namen einiger chinesischer Kräuter und weckt damit eine junge Frau, die gerade noch an einem Tisch im rückwärtigen Teil des Hauses vor sich hin gedöst hat. Noch ganz verschlafen beginnt sie, das Rezept zusammenzumischen, indem sie sorgfältig Puder aus verschiedenen kleinen Glasphiolen in eine Porzellanschale klopft. Der alte Doktor tastet vorsichtig den gebrochenen Arm des jungen Mannes ab. Erst nach einigen Minuten wird uns bewusst, dass der junge Mann, der eigentlich höllische Schmerzen verspüren müsste, nicht das geringste Anzeichen davon zeigt. Abgesehen von einem gelegentlichen Zusammenzucken und knappen Antworten auf die sporadischen Fragen des Arztes, sitzt er völlig ruhig da, während er untersucht wird.

«Ein verschobener Bruch», sagt der Arzt ein paar Momente später. «Kein Problem.»

Die Assistentin, vielleicht eine Enkelin, kommt mit einer Porzellanschale, die mit einer duftenden Mischung aus Kräutern, Honig und Wein gefüllt ist. Sie dampft noch, und deswegen lässt der Arzt sie ein paar Minuten auskühlen. Er nutzt die Gelegenheit, um sich direkt an uns zu wenden.

«Kein Problem», sagt er, «schaut zu.»

Mit einer sicheren Bewegung renkt er den gebrochenen Knochen ein und tastet den Arm ein letztes Mal ab, um sein Werk zu begutachten. Zufrieden setzt er die Behandlung fort. Er nimmt die Zubereitung aus Kräutern und Honig und mischt noch so lange Wein dazu, bis sie die gewünschte Konsistenz erreicht hat. Dann macht er einen Umschlag, mit dem er den Vorderarm des jungen Mannes umwickelt. Er benutzt zwei steife Kartonstücke als Schiene und befestigt sie mit Fetzen aus weißem Baumwollstoff. Dann nimmt er ein größeres Stück Stoff und faltet es zu einem Dreieck, mit dem er den Arm des Patienten in einer Schlinge hochbindet. Die ganze Prozedur dauert nur ein paar Minuten. Dankbar lächelnd verlässt der junge Mann den Raum.

Wir verbrachten viele Nachmittage in solchen Kliniken, stellten Fragen, beobachteten und konnten hin und wieder unter dem kritischen Blick eines Arztes auch selbst ein paar der Patienten behandeln, die unablässig in solche Krankenhäuser strömen. In der oben beschriebenen Klinik betrug die Gebühr für eine Behandlung fünf Mao. Medikamente sind extra zu bezahlen. Die Medikamente, die die junge Frau mit der «feuchten Hitze im unteren *jiāo*» für eine Woche braucht, kosten weniger als den Gegenwert von drei Mark, wobei die lokale Spezialität schon inbegriffen ist.

Bei solchen Begegnungen ist auch heute noch zu spüren, wie die Medizin in den chinesischen Dörfern abseits der Städte über Generationen hinweg praktiziert wurde. Ärztefamilien können oft auf eine jahrhunderte-, ja, in manchen Fällen sogar jahrtausendelange Geschichte zurückblicken. Einer der großen Vorzüge jener Ärzte, die Traditionelle Chinesische Medizin praktizieren, ist, dass sie meist aus Familien medizinischer Experten stammen. Solche Stammbäume sind oft schwer zu dokumentieren. Trotzdem besteht kaum Grund, daran zu zweifeln, dass in den chinesischen Dörfern die Medizin jahrtausendelang tatsächlich vom Vater an den Sohn beziehungsweise vom Meister an den Schüler weitergegeben wurde.

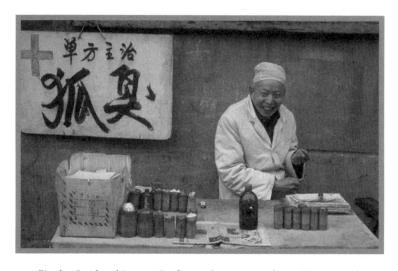

Ein alter Landarzt bietet am Straßenstand an, unangenehmen Körpergeruch mit einer Reihe von Kräuterrezepturen zu behandeln.

Somit ist es eine enorm komplexe Aufgabe, die verschiedenen Varianten und die Ursprünge der Traditionellen Chinesischen Medizin zu beschreiben. Die Probleme, die sich ergeben, wenn man eine derart vielschichtige Geschichte verstehen möchte, werden durch mehrere Umstände weiter verschärft. Erstens bewahrten diese Familien ihre Geheimnisse meist sehr eifersüchtig. Zweitens kann es schwierig sein, zwischen validen (d. h. effektiven) medizinischen Verfahren und Substanzen und purem Schabernack zu unterscheiden – wie überall und immer gibt es genug Scharlatane und nur relativ wenige Ärzte, die tatsächlich aus solch großen Arztfamilien stammen. Außerdem besteht kein Zweifel daran, dass in einem Land wie China mit einer derartigen Vielfalt an autochthonen medizinischen Traditionen noch immer ungehobene medizinische Schätze ruhen, die nur darauf warten, entdeckt, erforscht und der Welt zugänglich gemacht zu werden.

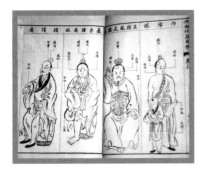

Illustration aus «Studium von Akupunktur, Moxibustion und Yìjīng»: (von rechts) «Blindheit auf Grund innerer Blockade»; «Kopfwind in der Mitte und Kopfschmerzen»; «Extrem rote und geschwollene Augen»; «Kopfschmerzen am Scheitelpunkt des Kopfes»

Wir sind davon überzeugt, dass ein wichtiger Schritt in diese Richtung darin bestünde, das Wesen und die Charakteristika der «Volksmedizin» neu zu beurteilen. Natürlich hat der Austausch von Menschen und Gedanken, der während der gesamten chinesischen Geschichte stattgefunden hat, auch die Unterschiede zwischen den Heiltraditionen, die auf dem Land vorherrschten, und jenen, die am Kaiserhof praktiziert wurden, verwischt.

  Kaiserliche Medizin

Die Unterscheidung, die wir zwischen «Volksmedizin» und «kaiserlicher Medizin» treffen, impliziert nicht unbedingt, dass die eine oder die andere qualitativ besser oder authentischer wäre. Wir wollen auf diese Weise lediglich veranschaulichen, dass sich die traditionellen Theorien und Praktiken nicht nur auf dem Land herausbilden konnten, sondern dass auch auf offizieller Seite eine gut organisierte Entwicklung stattfand. Diese letztere Tradition haben wir einfach deswegen «kaiserliche Medizin» genannt, weil sie am Kaiserhof unter der Ägide der kaiserlichen Autorität betrieben wurde.

Man kann davon ausgehen, dass die offizielle Geschichte der chinesischen Medizin mit der Zusammenstellung von «Des Gelben Kaisers Klassiker der inneren Medizin» begann. Die ältesten erhaltenen Versionen datieren aus dem 2. Jahrhundert v. Chr. Sowohl formal als auch inhaltlich bildete dieses Werk das Paradigma für die offiziell anerkannten Theorien und Praktiken der chinesischen Medizin. Obwohl ältere medizinische Texte existieren – zum Beispiel das «Buch der Riten», das Aufzeichnungen der kaiserlichen Medizin und klinischer Praktiken am Hofe beinhaltet –, wurde «Des Gelben Kaisers Klassiker der inneren Medizin» zum Standard für die gesamte Medizin. (Eine detaillierte Darstellung finden Sie in Kapitel 4.)

Im Jahre 5 n. Chr., also während der Han-Dynastie, erging ein offizieller Erlass, in dem alle Gelehrten, die sich mit Heilkräutern beschäftigten, aufgefordert wurden, Kräuter aus dem gesamten Land zusammenzutragen. Im Jahre 31 n. Chr. wurde in einem Edikt von Kaiser Han Cheng die Position eines offiziellen Heilkräuterspezialisten am Kaiserhof festgeschrieben, die des so genannten *běncǎo dàizhāo*.

Obwohl die kaiserliche Medizin in den darauffolgenden Jahrhunderten etliche wichtige Entwicklungsphasen durchlief, machen wir jetzt einen großen Sprung in die Tang-Dynastie. Im Jahr 657 befahl die Tang-Regierung Shu Jin, der damals der oberste offizielle Gelehrte war, sich mit seinen Kollegen zu beraten und das erste offizielle Arzneibuch zusammenzustellen, das *Táng běncǎo*. Dieses Werk markiert nicht nur den Beginn einer langen Tradition solch offiziell sanktionierter Zusammenstellungen medizinischer Substanzen in China, sondern es übte auch einen ungeheuren Einfluss auf andere Länder aus; in Japan und Korea etwa wurde es zum Standardwerk für Kräuterbestandteile.

Einige Jahrzehnte früher, 624, hatte die Regierung der Tang-Dynastie das Tàiyīshǔ eingerichtet. Es baute auf der Bildungsstruktur der Sui-Dynastie (589–618) auf und entwickelte sich schnell zu einem qualitativ hoch stehenden Zentrum für die medizinische Ausbildung, weltweit eines der ersten. Dies zeigt, wie förderlich die Bedingungen während der Tang-Dynastie für die wissenschaftliche Forschung waren, wobei die Medizin eine einzigartige Stellung unter den verschiedenen vom Kaiserhof geförderten Wissenschaftszweigen einnahm.

In der Zeit der Nördlichen Song-Dynastie verbesserte die Regierung das System der öffentlichen Gesundheitsfürsorge. Die medizinische Ausbildung wurde aus administrativen Gründen ausgegliedert. Man richtete das Hànlín yīguānyuàn ein, das für die öffentliche Gesundheitsversorgung zuständig war, und das Tàiyījú, das die medizinische Ausbildung kontrollierte. Im Zuge der Trennung der für die medizinische Versorgung zuständigen Institutionen führte die Regierung auch eine standardisierte Prüfung ein, die alle Ärzte, die offiziell anerkannt werden wollten, ablegen mussten.

Während der Song-Dynastie entstand auch das Yàojú, die offizielle Stelle für die Verwaltung der Kräutermedizin. Mit der zunehmenden Aufsplitterung der administrativen Verantwortungsbereiche nahmen die einzelnen Sparten der traditionellen Medizin einen ungeheuren Aufschwung und erreichten ein nie gekanntes Niveau. Auch die Entwicklung und der Einsatz fertiger medizinischer Präparate (zhōng-chéngyào) verstärkten sich rapide während dieser Zeit.

Diese Forschritte wurden durch die Errichtung des oben erwähnten Tàiyījú ermöglicht, das seinerseits dem Guózǐjian, dem höchsten nationalen Erziehungsamt, unterstand. Die im Tàiyījú Tätigen konnten ihre Anstrengungen allein auf die medizinische Ausbildung konzentrieren. Dies führte zu einer rasanten, bislang nie da gewesenen Entwicklung der Medizin.

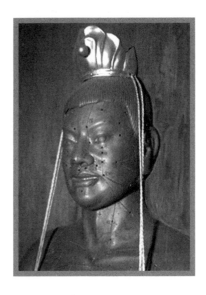

Eine Kopie des Bronzemodells des menschlichen Körpers, aus der Sammlung der Chengdu University of TCM

1057 richtete die Song-Regierung das Jiàozhèng yīshūjú ein, das «Kaiserliche Büro zur Richtigstellung medizinischer Texte», dessen Aufgabe darin bestand, den gesamten existierenden Korpus der me-

199

dizinischen Literatur neu zu kompilieren, zu edieren und zu organisieren. Dies zeigt, dass der Schwerpunkt nach wie vor auf der Entwicklung und Verfeinerung der medizinischen Wissenschaften lag. Während der Song-Dynastie ließ Wang Wei ein später berühmtes Bronzemodell des menschlichen Körpers bauen, um die Lokalisierung der Kanäle und vernetzten Gefäße sowie der bei der Akupunktur und Moxibustion genutzten Punkte zu erleichtern.

In der Ming-Dynastie wurde es nachgebaut und im *Tóngrén shūxué zhēnjiǔ jīng* («Das Buch der Illustrationen der Akupunktur- und Moxibustionspunkte des Bronzemodells») beschrieben. Die Ming-Regierung gab auch das *Yǒnglè dàdiǎn* («Yongle-Enzyklopädie») heraus, ein wichtiges Nachschlagewerk, in dem wesentliches Material aus früheren Werken zusammengetragen ist.

  ## Überblick über die historische Entwicklung der Medizin in China

Die zentrale Frage, die jeder Arzt oder Patient stellt, egal, um welche Form der Medizin es sich handelt, lautet: «Wirkt sie?» Um diese Frage für die chinesische Medizin positiv beantworten zu können, muss man verstehen, wie sie sich im Laufe ihrer langen Geschichte entwickelt hat. Ein kurzer historischer Überblick, der vor mehr als 3000 Jahren beginnt, kann uns eine Ahnung davon vermitteln, welch dynamischen Verlauf die chinesische Medizin genommen hat. Chinesische Medizinhistoriker unterscheiden sieben Hauptperioden. Wir haben uns an dieses Modell gehalten, da es eine mehr oder weniger «organische» Herangehensweise an das Wachstum der Medizin darstellt.

  ### Die Zeit der Ursprünge (?–2100 v. Chr.)

Die Ursprünge der Medizin liegen in prähistorischer Zeit. Belege für irgendwelche Theorien oder Mutmaßungen, sind rar. Aber es gibt Bilder, die den Überlebenskampf der Menschen mit den Naturgewalten illustrieren. In diese Zeit fällt die Entstehung von Stein- und

Knochengeräten, die unter Umständen als Vorläufer von Akupunkturnadeln zu betrachten sind. Es war auch die Periode, in der die Landwirtschaft begann, die ihrerseits die Basis für eine stabile kulturelle Entwicklung bildete. Eine extrem wichtige Rolle für die Medizin spielt die Entdeckung der Eigenschaften und Funktionen von verschiedenen Kräutern, Mineralien und tierischen Substanzen.

Während dieser prähistorischen Periode sollen in China drei legendäre Gottkaiser existiert haben: Fu Xi, Shennong und Huangdi (der Gelbe Kaiser). Diesen Urahnen der chinesischen Zivilisation wird jeweils die Erfindung eines wesentlichen Elements der chinesischen Kultur zugeschrieben. Fu Xi soll für die Institution der Ehe verantwortlich zeichnen, nämlich, indem er Mann und Frau in natürliche Beziehung zueinander setzte und Muster, die die Fortpflanzung des Menschen und das Überleben der Gruppe sicherstellen sollten, festlegte. Wie bereits erwähnt, erfand Fu Xi auch die Zeichen des *Yìjīng*, die *bāguà* oder acht Trigramme. Mit der Formulierung dieser Grundprinzipien des chinesischen Denkens setzte er die Entwicklung der chinesischen Philosophie in Gang.

Der Nächste dieser legendären Gestalten der Vorgeschichte Chinas war Shennong. Die Rolle, die er bei der Entwicklung der Zivilisation spielte, spiegelt sich in seinem Namen wider: «Gott des Ackerbaus». Shennong soll das Modell für die chinesische Landwirtschaft entwickelt und erstmals in der Praxis erprobt haben. Darüber hinaus will es die Legende, dass Shennong anhand der Proben von hunderten unterschiedlicher Pflanzen deren Geschmäcke, Eigenschaften und medizinische Wirkung erriet und so die Kräutermedizin begründete. Noch heute wird in Kräuterapotheken und Kliniken das auf ihn zurückgehende Prinzip angewandt, pflanzliche Bestandteile nach Geschmack, *qì* und anderen wesentlichen Eigenschaften und Funktionen zu kategorisieren.

Aber erst zu Zeiten des Gelben Kaisers, Huangdi, der dritten dieser legendären Figuren, gelang die Synthese der verschiedenen Aspekte der chinesischen Kultur. Huangdi wird daher als der erste wahre Kaiser von China betrachtet.

Im Namen des Gelben Kaisers wurde außerdem zum ersten Mal die Medizin als Forschungsgegenstand kodifiziert. Wie bereits in Kapitel 4 erwähnt, bilden die Gespräche zwischen Huangdi und seinem Arzt Qi Bo den Korpus eines Werkes, «Des Gelben Kaisers Klassiker der inneren Medizin», das während Jahrhunderten immer wieder überarbeitet und neu zusammengestellt wurde und nach wie vor eines der Herzstücke der Theorie der Medizin in China bildet.

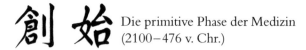

Die primitive Phase der Medizin (2100–476 v. Chr.)

Diese Phase markiert den Aufschwung der chinesischen Zivilisation und Kultur, der Philosophie und Wissenschaft. Während dieser gut 1500 Jahre erwarben die Chinesen ein umfassendes Wissen über ihre natürliche Umgebung, vor allem aber gelang es ihnen, dieses Wissen praktisch umzusetzen. Es wurden Instrumente wie das *guī*, ein Gnomon, erfunden, mit dem man die Länge eines Jahres feststellen und unterteilen konnte. Außerdem war dies die Zeit, in der die großen literarischen Klassiker verfasst wurden, etwa «Das Buch der Lieder» und die «Frühlings- und Herbstannalen». Laozi schrieb das *Dàodéjīng* und übergab es dem Wächter jenes Passes, der ins Reich jenseits der Zivilisation und zurück in die unverfälschte natürliche Umgebung führte, nach der er so ernsthaft suchte.

Auch auf dem Gebiet der Medizin fanden bedeutende Entwicklungen statt. Es traten die ersten mit Magie arbeitenden Ärzte auf, die als *wū* oder Schamanen bekannt wurden (siehe Kapitel 2) und in der Shang-Dynastie (1520–1122 v. Chr.) ihre Hochblüte hatten. Es gibt Hinweise darauf, dass China während eines Gutteils dieser Zeit praktisch von solchen mächtigen Zauberern und Nekromanten regiert wurde.

Ihre Position als Vermittler zwischen der Welt der Menschen und der geheimnisvollen, unsichtbaren Welt der Götter verlieh diesen *wū* enorme gesellschaftliche und politische Macht. Der «Kaiser» wurde «Sohn des Himmels» genannt, und da die *wū* zwischen Mensch und Himmel standen, nahmen sie in den vielen Königreichen, die damals auf der Bildfläche erschienen und wieder verschwanden, eine zentrale Stellung ein.

Diese Macht manifestierte sich in erster Linie in den Heilritualen, die die *wū* durchführten. Wie schon früher angemerkt, stammen viele

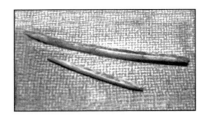

Alte Steinnadeln. Aus der Sammlung
der Chengdu University of TCM

der grundlegenden Vorstellungen über den Ursprung und die Behandlung von Krankheiten aus dieser Zeit. Machtvolle unsichtbare Kräfte – Geister, Dämonen etc. – galten als Verursacher von Krankheiten. Es war die Aufgabe der *wū*, den Kranken durch magische Intervention davon zu befreien. Diese Interventionen erfolgten in Form von Wortmagie, Tanzritualen, Verabreichung von Kräuterzubereitungen und einer Reihe anderer einfacher Techniken. Es war also eine Periode der primitiven Mächte, die mit dem Beginn der Zhou-Dynastie in das feudale Zeitalter überging.

Während der Zhou-Zeit (1122–770 v. Chr.) begannen die Samen der humanistischen Philosophie zu keimen. Das Prinzip der Herrscher von Zhou lässt sich wohl am besten in folgenden Worten zusammenfassen: «Respektiere den Himmel, aber schütze das Volk.» Ein Zhou-Herrscher soll gesagt haben: «Dem Himmel ist nicht zu trauen. Der Himmel muss sich dem Willen des Volkes unterordnen.» Dieser Wandel in der Einstellung führte dazu, dass von nun an die Ursprünge und Prinzipien von Naturphänomenen erforscht wurden. Während dieser Zeit – und speziell während jener Periode, die als die Frühlings- und Herbstzeit bekannt wurde – begannen die Grundprinzipien der chinesischen naturalistischen Philosophie Gestalt anzunehmen. Die Sorge um das Wohlergehen der Menschen zeigte sich in der Intensivierung der Anstrengungen, medizinische Theorien und Techniken zu studieren.

Die Theorie von *yīn* und *yáng*, die der fünf Wandlungsphasen, die des *qì* – die wesentlichen Elemente der theoretischen Infrastruktur der chinesischen Medizin – wurden damals zum ersten Mal formuliert und zu einem Ganzen zusammengefügt. Auch die Konzepte von *jīng, qì, shén, xuè* (Essenz, *qì*, Geist und Blut) sowie der fünf inneren Organe und sechs Hohlorgane entstanden während dieser Periode.

203

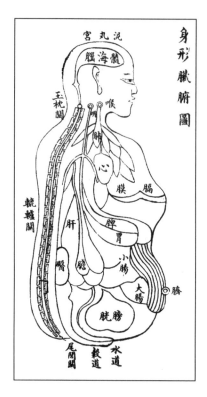

Eine aus der Qing-Dynastie stammende Abbildung der wichtigsten inneren Organe, die nach einem physiologischen Schema klassifiziert sind, das vor mehr als 2000 Jahren Standard war

Wir sehen also, dass das Rahmenwerk der chinesischen Medizintheorie – die beiden Paradigmen, die die Basis aller Theorien der chinesischen inneren Medizin bilden – vor ungefähr 2500 Jahren Gestalt anzunehmen begann.

Bereits während dieser Zeit wurden die Techniken zur Herstellung von Dekokten mit Heilkräutern auf breiter Basis angewendet. Dies stellte einen bedeutenden Schritt in der Entwicklung der Kräuterheilkunde dar, da die damaligen Pharmazeuten beim Zusammenstellen komplexer Rezepturen die synergistischen Eigenschaften von Kräuterzutaten erforschen konnten. Das Wissen um diese Synergien bildet den Kern der Wissenschaft vom Erstellen, Zubereiten und Benutzen von Rezepturen, die bis zum heutigen Tag, zum Teil in unveränderter Form, Anwendung finden.

Gegen Ende der Frühlings- und Herbstzeit existierten Sammlungen von Kräuterzutaten, die hunderte von Kräutern umfassten, obwohl es offenbar keinen umfassenden Text über Kräutermedizin gab. Zu Innovationen in anderen Bereichen: Es wurden öffentliche Gesundheitsorganisationen ins Leben gerufen, und es setzte eine Spezialisierung innerhalb der Medizin ein. Außerdem entwickelte sich ein System, das einen «Chefarzt» vorsah, dessen Position sich im Wesentlichen mit der eines Leiters im modernen öffentlichen Gesundheitswesen deckte. Dieser Arzt leitete die Aktivitäten aller anderen offiziell anerkannten praktizierenden Ärzte und teilte sie je nach ihren Leistungen und Fähigkeiten in drei Kategorien ein. Innerhalb dieser Organisation gab es eine spezielle Abteilung für Kräutermedizin, eine Abteilung für medizinische Ausrüstung und natürlich eine Buchhaltung.

Im Rahmen dieser Organisation entstand außerdem die erste Abteilung für Krankenpflege. Zu deren Aufgaben gehörte neben der reinen Dokumentation auch, Totenscheine auszustellen. Ärzte, die in dieses System eingegliedert waren, mussten sich einer jährlichen Überprüfung unterziehen, bei der nicht nur ihr Wissen und ihre Fertigkeiten, sondern auch ihre Leistungen während des Prüfungszeitraums einer kritischen Begutachtung unterworfen wurden. Das Gehalt eines Arztes wurde entsprechend den Ergebnissen dieser Prüfung festgesetzt. Viele der Fortschritte, die die Medizin später, vor allem aber in der Qin-Dynastie, machte, sind darauf zurückzuführen, dass so großer Wert auf dieses System gelegt wurde.

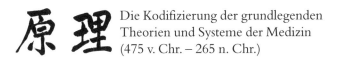 Die Kodifizierung der grundlegenden Theorien und Systeme der Medizin (475 v. Chr. – 265 n. Chr.)

Dies ist jene Epoche, die im Allgemeinen als Frühphase des Feudalzeitalters in China betrachtet wird. Es ist jedoch wichtig festzuhalten, dass die Bedeutung des Begriffs «Feudalismus» im Kontext der chinesischen Geschichte anders zu verstehen ist als im Westen. Wir zitieren noch einmal Joseph Needham:

Es ist wahrscheinlich unmöglich, die Situation zu verstehen, wenn man nicht erkennt, welch enorme Unterschiede in der sozialen und ökonomischen Struktur zwischen dem traditionellen China und dem traditionellen Westen bestanden. Obwohl die Wissenschaftler von vielen unterschiedlichen Interpretationen ausgehen, kann ich durchaus dem allgemeinen Prinzip zustimmen, dass China während der vergangenen 2000 Jahre keinen Feudalismus im aristokratischen, militärischen westlichen Sinne kannte … Es handelte sich in China sicher um etwas vollkommen anderes als in Europa.

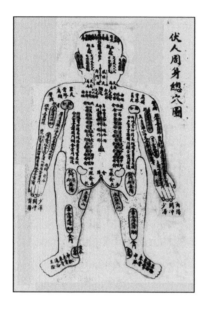

Altes Diagramm, das die am Rücken liegenden Akupunkturpunkte zeigt

Im Jahr 221 v. Chr. entstand zum ersten Mal in der chinesischen Geschichte ein einheitlicher, multinationaler Staat mit einer Zentralregierung. Während der Herrschaft des ersten Kaisers von China wurden in vielen Bereichen Standards und Normen geschaffen – in der Gesetzgebung, im wirtschaftlichen und finanziellen Austausch, in der geschriebenen Sprache und im System der Maße und Gewichte. Diese gesellschaftliche Standardisierung führte zu einer zuvor nicht gekannten Stabilität. Es begann eine mehrere Jahrhunderte während Periode der Produktivität und Prosperität, die in erster Linie einer kaiserlichen Politik zu verdanken war, die sowohl die landwirtschaftliche Produktion als auch die verarbeitende Industrie förderte.

Dadurch, dass die sozialen und wirtschaftlichen Leistungen ein bislang unerreichtes Niveaus erreichten, kam es zu einer erhöhten Nachfrage nach kultureller und philosophischer Organisation und dementsprechenden Artefakten. Auf allen Gebieten – Wissenschaft und Bildung, Philosophie und Politik – wurden außergewöhnliche Leistungen erzielt. All dies hatte einen tief gehenden, dauerhaften Einfluss auf die Entwicklung der Medizin in China.

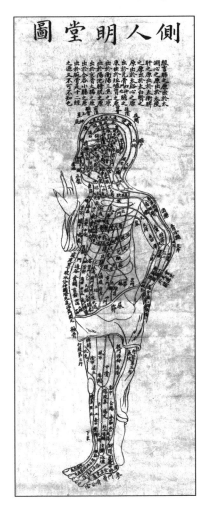

Tafel mit Akupunkturpunkten nebst einer Erörterung der Zirkulation des *qì* durch die Kanäle und vernetzten Gefäße

Zuallererst erfolgte eine Kodifizierung verschiedener philosophischen und medizinischen Theorien, zum Beispiel der *yīn-yáng*-Theorie und der Theorie der fünf Wandlungsphasen. Von besonderer Bedeutung war die Synthese der Theorien von *jīng, qì* und *shén*. Diese vereinheitlichte Theorie wurde später – gemeinsam mit verschiedenen Methoden zur Gesunderhaltung, zur Bewahrung der Jugend und der Verlängerung des Lebens – aus dem Daoismus in den Bereich der Medizin übernommen. Mit dieser Verquickung der Theorien kam es zu einer dauerhaften Verbindung zwischen daoistischer Alchemie und Chemie sowie Medizin. So fand auch das daoistische Prinzip, nach dem *jīng* und *qì* kultiviert werden müssen, damit *shén* genährt werden kann, Eingang in die Theorie der Traditionellen Chinesischen Medizin. Darüber hinaus verschrieben sich Mediziner nun ebenfalls der typisch daoistischen Suche nach dem inneren Elixier.

Das herausragende Werk aus dieser Zeit der Kodifizierung der medizinischen Theorien, ist das *Huángd nèijīng* («Des Gelben Kaisers Klassiker der inneren Medizin»). Wie in Kapitel 4 beschrieben, liefert dieses Buch das Modell für eine Infrastruktur der chinesischen medizinischen Theorien und Methoden. Es ist zugleich ein zutiefst philosophischer Text, der zeigt, wie sehr sich die Ärzte dieser Zeit mit den spirituellen Aspekten von Gesundheit und Krankheit auseinander setzten. Praktisch alle medizinischen Texte, die von dieser Zeit an entstanden, berufen sich auf das *Huángdì nèijīng,* ja, man kann durchaus sagen, dass sie im Grunde alle auf diesem Werk basieren.

Vor allem die Kräuterheilkunde erlebte während der Han-Dynastie eine Blütezeit. Der Han-Kaiser Cheng führte die Position eines Heilkräuterspezialisten im öffentlichen Dienst ein, womit er die praktische Basis für das Studium der Kräuterkunde und das entsprechende Berufsbild legte. Zur gleichen Zeit florierte entlang der Seidenstraße der kulturelle Austausch mit Indien und dem Mittleren Osten, wodurch neues Wissen über Heilpflanzen nach China gelangte. China importierte ausländische Heilpflanzen, die dann auch in die Werke über wirksame Ingredienzen Eingang fanden. Als Folge solcher Fortschritte entstand damals der erste umfassende Text zu diesem Thema, das *Shénnóng běncǎo jīng* («Shennongs Klassiker der Kräuterkunde»).

Einen weiteren wichtigen Beitrag zur systematischen Entwicklung der chinesischen Medizin lieferte das Werk eines der berühmtesten

Ärzte der Han-Dynastie, Zhang Zhongjing (siehe Kapitel 4). Sein monumentales Werk, das *Shānghánlùn* («Über die Schädigung durch Kälte») ist auch heute noch die wichtigste Quelle für Kräuterrezepturen. Dieses Buch ist die erste systematische Darstellung der klinischen Praxis der Medizin und beschreibt die Prinzipien für eine differenzierte Diagnose. Damit legte es nicht nur den Grundstein für das Studium und die Behandlung fiebriger Erkrankungen, sondern bildet selbst einen ersten Meilenstein in dieser Entwicklung. An den modernen Universitäten Chinas gibt es nach wie vor Abteilungen, die sich ausschließlich dem Studium dieses einen Werkes widmen.

Im 3. Jahrhundert verfasste Wang Shuhe, einer der berühmten Ärzte am Hofe des Han-Kaisers, das *Màijīng*. Dieses Buch systematisierte das Studium der Pulse. Es stellte die Theorie der drei primären Positionen für das Pulsnehmen auf, erklärte die Prinzipien der Pulsdiagnose und setzte diese diagnostischen Prinzipien in Beziehung zu den Behandlungsprotokollen. Bis heute basieren Theorie und Praxis der Pulsdiagnose mit allen ihren Besonderheiten im Wesentlichen auf diesem Werk.

Die literarischen Wurzeln der Akupunktur lassen sich bis zum Ende der Zeit der Streitenden Reiche zurückverfolgen. Das Buch *Zhēnjiǔ jiǎyǐ jīng* («Die Himmlische Wurzel der Akupunktur») lieferte die Basis für die Entwicklung der Akupunktur während der darauf folgenden tausend Jahre. Es standardisierte die Lokalisierung der 647 Akupunkturpunkte und erläuterte die Grundprinzipien und Techniken der Akupunktur. Sein Einfluss erstreckte sich bis über die Grenzen Chinas hinaus: Es fand den Weg nach Japan, Korea und in andere asiatische Länder, wo es zum Standardtext zu diesem Thema avancierte.

Schließlich wäre es nicht möglich, diese Periode der chinesischen Medizin zu beschreiben, ohne den berühmten Arzt der Han-Dynastie, Hua Tuo, zu erwähnen, der als der Vater der Chirurgie in China gilt. Er legte die grundlegenden Prinzipien und Techniken der Chirurgie fest und systematisierte die Behandlungsprotokolle für viele äußere Syndrome und Leiden. Sein Studium der Akupunktur-Anatomie führte zur Entdeckung einer Reihe spezieller Punkte, die entlang des oberen Teils der Wirbelsäule liegen und seinen Namen tragen.

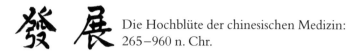 Die Hochblüte der chinesischen Medizin: 265–960 n. Chr.

Erinnern wir uns an das chinesische Sprichwort: «Manchmal gemeinsam, manchmal getrennt.» Es spielt unter anderem auf jenes Muster an, das die Vereinigung beziehungsweise Spaltung der verschiedenen Staaten, Dynastien und Regionen des Landes bestimmte. Zu Beginn der Zeit der Drei Reiche und am Ende der Periode der Fünf Dynastien war China tatsächlich beides: geeint und getrennt. Es gab ungefähr 20 verschiedene Regierungen, die nacheinander oder auch gleichzeitig Teile des Landes beziehungsweise das ganze Land regierten. Diese Zeit zeichnete sich daher durch relativ große Instabilität aus, wobei die Tang-Dynastie eine rühmliche Ausnahme darstellt.

Die Tang-Herrscher taten alles, um Stabilität und Prosperität zu wahren. Dadurch konnte die chinesische Zivilisation während dieser Zeit einen neuen Höhepunkt erreichen und zum kulturellen Zentrum Asiens avancieren. Wissenschaft und Bildung hielten mit den sozialen und wirtschaftlichen Fortschritten mit. Dies zeigt nicht zuletzt die Errichtung des weltweit ältesten «Forschungszentrums», des Hánlínyuàn, das mehr als tausend Jahren vor vergleichbaren europäischen Institutionen entstand.

Wie bereits in Kapitel 4 dargelegt, erlebten damals auch die drei großen Religionen ihre Blütezeit. Konfuzianismus, Daoismus und Buddhismus waren gleichermaßen populär, und ihr Einfluss auf die Entwicklung der Medizin wuchs, genauso wie der Einfluss der daoistischen Chemiker und Alchemisten. Einer der berühmtesten, Sun Simiao, leistete entscheidende Beiträge zur Chemie und Medizin. Der Anteil der Buddhisten an der Entwicklung der Medizin darf ebenfalls nicht übersehen werden; sie brachten ihr Wissen über die alten Traditionen der indischen Medizin und vor allem über Heilkräuter ein. Den stärksten Einfluss aber übten die Konfuzianer auf die Entwicklung der Medizin und der chinesischen Sozialstrukturen im Allgemeinen aus.

Seit den Tagen der Han-Dynastie bildete die konfuzianische Philosophie die ideologische Grundlage für das chinesische Bildungs- und

210

Prüfungssystem, das jeder durchlaufen musste, der die Beamtenlauf-bahn anstrebte. Dank dieses Systems konnte sich die Beamtenschaft, die de facto das Land verwaltete, über die Jahrhunderte erhalten. Das Denken wird vor allem von zwei Vorstellungen geprägt: Menschlich-keit und Gerechtigkeit. Diese fanden auch Eingang in die Ausbildung der Ärzte und dienten als Basis für die moralische Erziehung des me-dizinischen Personals. Hier hat jene Haltung ihren Ursprung, die ein altes Sprichwort mit den Worten «die Medizin ist das Herz des Wohl-wollens» umschreibt.

Die Entwicklungen, die dank dieser unterschiedlichen Einflüsse stattfanden, resultierten in einer Ausweitung des medizinischen Wis-sens, der medizinischen Techniken und vor allem der medizinischen Ethik, die weit über das hinausging, was in vorangegangenen Perio-den erreicht worden war. In dieser Phase kultureller und wirtschaft-licher Prosperität stellte sich die Medizin immer stärker in den Dienst der Menschen.

Auch im Bereich der Theorie waren Fortschritte zu verzeichnen: Zum Beispiel wurde «Des Gelben Kaisers Klassiker der inneren Me-dizin» von einer Reihe herausragender Ärzte der Tang-Dynastie neu zusammengestellt und in die heute noch gültige Form gebracht. Diese Ärzte unterzogen den alten Text einer Neuinterpretation, und im Jahr 610 erschien zum ersten Mal ein umfassendes, auf diesem Text basierendes Curriculum für das Studium der Ursachen und Symp-tome von Krankheiten.

Dank einer immer stärkeren Spezialisierung erfuhr auch die klini-sche Medizin einen enormen Entwicklungsschub. Es wurden Abtei-lungen für Chirurgie, Traumatologie, Kinderheilkunde und Gynäko-logie eingerichtet und die ersten Bücher zu diesen Fachgebieten veröffentlicht.

Der größte Fortschritt fand aber wahrscheinlich in der Heilkräu-terkunde statt. Im Jahre 659 mobilisierte der Hof des Tang-Kaisers alle verfügbaren Ressourcen, um die weltweit älteste umfassende Phar-makopöe zusammenzustellen, das *Táng běncǎo*, das auch unter dem Titel *Xīnxiū běncǎo* bekannt ist. Für dieses Buch wurden Forschungen im ganzen Lande angestellt. Alle existierenden älteren Bücher wur-den gesammelt und gesichtet. Das Resultat dieser enormen Anstren-gungen war ein umfassender Text über Kräuterheilkunde, den nicht nur chinesische Ärzte, sondern auch japanische, koreanische, vietnamesische und andere asiatische Ärzte benutzten und der schnell zum Standardwerk und zur Pflichtlektüre werden sollte. Zu dieser Zeit erschienen eine ganze Reihe solch umfassender Darstellungen medizinischer Teilbereiche, zum Beispiel auch ein Kompendium der klinischen Medizin, das die ersten Hinweise auf Pocken und andere ansteckende Krankheiten, etwa Tuberkulose, enthält.

Wie oben erwähnt, lebte und arbeitete in dieser Zeit der große Arzt Sun Simiao. Sein Buch, *Qiānjīnfāng* («Rezepte, die tausend Stück Gold wert sind») ist eine Zusammenschau des medizinischen Wissens der damaligen Zeit. Sun war ein äußerst gebildeter Mann, der mit den wesentlichen Denkströmungen vertraut war und allen den gleichen Respekt zollte. In seinem Buch legte er besonderes Augenmerk auf die speziellen funktionellen Charakteristika der Kräuter, wobei er die Bedeutung geografischer Faktoren unterstrich: Der Standort einer Pflanze bestimmt demnach ihre medizinische Wirksamkeit. Er erkannte als einer der Ersten die Bedeutung der Gynäkologie und räumte der Kultivierung und Erhaltung von Gesundheit und Wohlbefinden eine Vorrangstellung ein. Noch heute genießt sein Buch hohes Ansehen und wird als Anleitung für die Praxis der klinischen Medizin verwendet.

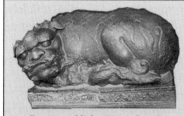

Der unsterbliche Kräuterhund des Sun Simiao

Sun Simiao nahm seinen Hund auf unzähligen Erkundungsfahrten in die Berge mit, wo er Kräuter sammelte. Bevor er selbst irgendeine Pflanze kostete, gab er dem Hund davon zu fressen. Mit der Zeit wurde dieser so stark und gesund, dass er Unsterblichkeit erlangte. Noch im 19. Jahrhundert gedachten die Apotheker dieser Geschichte, indem sie in ihren Geschäften eine Statue des Sun Simiao und seines Hundes aufstellten.

Ungefähr im 5. Jahrhundert wurde die medizinische Ausbildung in China institutionalisiert. Im 7. Jahrhundert schuf die Tang-Regierung das Tàiyīshǔ, die Regierungsstelle für Medizin. Zu diesem Büro gehörte auch eine Abteilung, die sich mit medizinischer Ausbildung befasste und sich ihrerseits in vier Unterabteilungen gliederte, die den großen Spezialgebieten entsprachen: Abteilung für Medizin; Abteilung für Akupunktur; Abteilung für Massage und Traumatologie; Abteilung für Beschwörungen. Die Existenz von Letzterer zeigt, dass der schamanische Ursprung der Medizin nach wie vor deutlich spürbar war.

Darüber hinaus wurde damals auch die Länge der Ausbildung für die einzelnen medizinischen Fachgebiete festgelegt: Die Ausbildung in innerer Medizin dauerte sieben Jahre, die in Kinderheilkunde fünf Jahre, in die Chirurgie vier Jahre. Mit dieser Standardisierung von Form und Inhalt der medizinischen Ausbildung und Verwaltung war die Grundlage für eine neue Entwicklungsphase geschaffen. Allerdings betrafen die Reglementierungen und Einengungen, die diese staatliche Standardisierung nach sich zog, in erster Linie die Weiterentwicklung der Medizin am Kaiserhof. Da die Einrichtungen dieses offiziellen medizinischen Establishments notwendigerweise begrenzt waren, fiel die eigentliche medizinische Ausbildung weiterhin der Volksmedizin zu, wobei sich dort die traditionelle Meister-Schüler-Beziehung erhalten konnte, die sich jeder offiziellen Kontrolle entzog.

成就 Außergewöhnliche Leistungen – auf neuen Pfaden: 960–1368

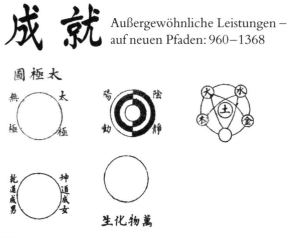

Tàijí-Diagramm aus dem *Xìngmíng guīzhǐ*:
1. *Tàijí* kommt aus dem *wújí*
2. *Yīn*-Stille und *yáng*-Bewegung
3. Die fünf Wandlungsphasen
4. Der Weg des *kūnguà* schafft die Frau auf der rechten Seite; der Weg des *qiánguà* schafft den Mann auf der linken Seite.
5. Alles auf der Erde wandelt sich und ist geboren.

Diese Zeit stand ganz im Zeichen des permanenten Krieges zwischen Han-Chinesen und Mongolen. Die Instabilität, die aus diesen endlosen Auseinandersetzungen resultierte, fand mit der Errichtung der mongolischen Yuan-Dynastie im Jahr 1279 ein Ende.

Allerdings gab es am Anfang der Song-Dynastie (960) eine kurze Zeit der politischen Stabilität und des wirtschaftlichen Aufschwungs, in der auch die Wissenschaften, vor allem die Medizin, gediehen. Ebenfalls in diese Periode fielen die Entwicklung und Implementierung von drei der bedeutendsten Errungenschaften der alten Welt: Schießpulver, Kompass und Buchdruck. Vor allem die Verbreitung von gedrucktem Material förderte das schnelle Wachstum und die Entwicklung der medizinischen Wissenschaften – nicht nur in China, sondern auch in der übrigen Welt.

Viele alte medizinische Abhandlungen wurden damals neu herausgegeben und fanden weite Verbreitung. Die Song-Regierung gründete eine offizielle Druckerei, um die Produktion der korrigierten Fassungen zu überwachen. In dieser Druckerei erschienen Standardausgaben von bereits erwähnten Basistexten wie «Des Gelben Kaisers Klassiker der inneren Medizin», «Der Klassiker der Schwierigen Fragen», «Abhandlung über die Schädigung durch Kälte», «Essenzielle Rezepte der Goldenen Kammer», «Der Klassiker der Akupunktur und Moxibustion» und «Rezepte, die tausend Stück Gold wert sind».

Was die Weltanschauung betraf, so entwickelte die neokonfuzianische Bewegung eine enorme Wirkkraft und durchdrang alle anderen Denkströmungen mit ihrem naturalistischen Rationalismus, der die Grundlage für das wissenschaftliche Denken bilden sollte. Im Bereich der Theorie der Medizin zeigte sich dieser Einfluss exemplarisch in der Entwicklung der Theorie der fünf Bewegungen und sechs Einflüsse. Der Terminus «Fünf Bewegungen» bezieht sich auf die zyklische Beziehung zwischen den fünf Wandlungsphasen. Unter den «sechs Einflüssen» verstand man sechs Arten umweltbedingter Krankheitsursachen, nämlich Wind, Hitze, Feuchtigkeit, Kälte, Trockenheit und Feuer (Sommerhitze). Diese Konzepte tauchten schon in den alten Texten auf, vor allem in «Des Gelben Kaisers Klassiker der inneren Medizin», aber in der Song-Zeit wurden sie von Grund auf umformuliert und zur Basis einer umfassenden, systematischen Theorie von Ursache und Behandlung von Krankheit.

Diese Konzepte wurden mit anderen grundlegenden theoretischen Strukturen vermischt, zum Beispiel mit der Lehre von den himmlischen Stämmen und den irdischen Zweigen (einem alten System zur Berechnung der Zeit nach einem ausgefeilten Schema des Mondkalenders) sowie mit gewissen Prinzipien aus Astronomie, Astrologie, Meteorologie und Geografie. Das derart organisierte Wissen diente dazu, Erklärungen sowie Voraussagen hinsichtlich Ursache und Behandlung verschiedener Krankheiten zu liefern. Die Song-Regierung veröffentliche jedes Jahr einen auf diesem System basierenden «Kalender der Bewegungen», wo verzeichnet war, welche Einflüsse im Spiel sein würden, welche Arten von Krankheiten zu erwarten waren und welche Art von Arznei und Behandlung man anwenden sollte.

Diese Publikationen, in gewisser Weise mit den westlichen Bauernkalendern vergleichbar, spiegeln das hohe Niveau der medizinischen Wissenschaften und der damals geführten Debatten wider. In diesem intellektuellen Umfeld wuchs eine Reihe von Denkern heran, die traditionelle Ideen in Frage stellten und Theorien, die jahrhundertelang Gültigkeit hatten, neu interpretierten. An erster Stelle ist hier Wang Anshi zu nennen, der während der Nördlichen Song-Dynastie lebte. Seine Philosophie war im Wesentlichen eine frühe Variante der «Gott ist tot»-Schule. Er ging davon aus, dass es weder einen höchsten Gott noch höchste Geister oder andere «übernatürliche» Kräfte gibt. Er räumte dem Naturgesetz von *yīn* und *yáng* sowie den fünf Wandlungsphasen die Vorrangstellung ein.

Die Song-Regierung verfolgte auch später noch eine Politik der Trennung von öffentlicher Gesundheitsfürsorge und Bildung. Die höchste Verwaltungseinrichtung war das Hànlín yīguānyuàn, und die Institution, die die medizinische Bildung auf akademischer Ebene regelte, war das Tàiyījú. Diese beiden separaten Strukturen trugen wesentlich dazu bei, das Studium der Medizin und deren Anwendung weiter zu verfeinern.

Die Song-Regierung bemühte sich auch, die Qualifikation der medizinischen Spezialisten zu verbessern. Es wurde eine standardisierte Prüfung eingeführt, die allen, die antreten wollten, offen stand und die die Qualifikation der einzelnen Ärzte feststellen sollte. Außerdem förderte die Entwicklung und Anwendung strenger Standards das Niveau der medizinischen Ausbildung und das medizinische Wissen ganz beträchtlich. Der Trend zur Standardisierung führte auch zur Einrichtung einer eigenen medizinischen Verwaltungseinheit, die für die Registrierung und Qualitätskontrolle von Heilpflanzen und auch von Fertigrezepturen zuständig war. Dies markierte den Beginn der langen Tradition der Fertigpräparate (*zhōngchéngyào*), die sich bis heute erhalten hat.

In dieser Atmosphäre erfuhr auch die Kompilation der offiziellen Pharmakopöe einen Aufschwung. In der Tang-Dynastie umfasste das offizielle Kompendium ungefähr 850 medizinische Substanzen. In der Song-Zeit hatte sich diese Zahl mit der Veröffentlichung einer offiziellen Aufstellung von 1746 Kräuteringredienzen mehr als verdoppelt.

In der Song-Dynastie entwickelte sich auch das Fachgebiet der forensischen Medizin. Deren Prinzipien existierten schon lange, denn bereits im 3. Jahrhundert n. Chr. waren medizinische Beweise bei Gerichtsverhandlungen zugelassen. Ein im 6. Jahrhundert von Xue Zichai verfasstes Buch zum Thema ging unglücklicherweise verloren. 1247 schrieb Song Chi ein Werk mit dem Titel «Ein Buch, um Ungerechtigkeit wegzuwaschen», das der Basistext auf diesem Gebiet werden sollte. Es wurde in viele Sprachen übersetzt und übte enormen Einfluss aus.

Generell war die Song-Dynastie eine Zeit außergewöhnlichen Wachstums und bahnbrechender Entwicklungen in den Wissenschaften. Medizintheoretiker, die sich von Denkern wie dem oben erwähnten Wang Anshi inspirieren ließen, begannen, überkommene Glaubenssätze in Frage zu stellen. «Alte Rezepte können nicht alle modernen Krankheiten heilen», war einer der Leitsprüche, und die Kräuterheilkunde florierte wie nie zuvor. Ironischerweise erzeugten die ständigen Kriege eine unstillbare Nachfrage nach wirksamen Arzneien und Therapieverfahren, was die Entwicklung von Akupunktur und Kräuterheilkunde zusätzlich beschleunigte.

In dieser Zeit ersann Wang Weiyi ein Messingmodell des menschlichen Körpers, das sowohl aus einer inneren Ansicht mit den fünf *zàng*- und den sechs *fǔ*-Organen als auch aus einer äußeren Ansicht mit den 657 Akupunkturpunkten bestand. Dieses standardisierte Modell verbesserte die Qualität der Ausbildung und Prüfung im Bereich Akupunktur ganz entscheidend und entfachte eine Diskussion über die genaue Lokalisierung, die Funktion und Wirksamkeit der einzelnen Punkte.

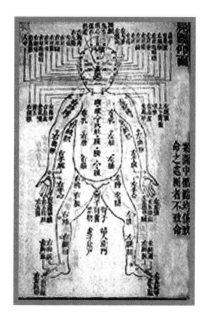

Abbildung aus dem *Xǐyuànlùn* («Ein Buch, um Ungerechtigkeit wegzuwaschen»), die potenzielle Gefahrenpunkte zeigt

Mit dem wachsenden Bildungsniveau und den regen Debatten entwickelten sich natürlich auch verschiedene medizinische Richtungen. Zum ersten Mal in der Geschichte der chinesischen Medizin bildeten sich klar abgegrenzte Schulen heraus, die alle ihre eigenen Lehrmeinungen sowie unterschiedliche Vorstellungen von der Ätiologie von Krankheiten vertraten und differierende Strategien zur Behandlung von Krankheiten und zur Bewahrung von Gesundheit verfolgten – Dinge, die vor der Tang- und Song-Zeit völlig unbekannt waren. Dank der Arbeit von Liu Hejian jedoch erlangte eine von vier im Wettstreit befindlichen Richtungen eine Vorrangstellung.

Lius Theorie war als «Prinzip der Hitze» bekannt. Er ging davon aus, dass jede Ansammlung von *qì* sich zu Hitze entwickeln und in Feuer transformieren kann. Er betrachtete eine solche pathogene Hitze als den primären Faktor bei der Entstehung einer Krankheit im Allgemeinen, vor allem aber bei Erkrankungen, die durch Kälte hervorgerufen werden. Ein unmittelbares klinisches Resultat dieser Theorie war, dass Kräuter, die ihrem Wesen nach kalt sind, in den Rezepturen der Hànliángpaì, die als «Schule der Kälte» bekannt werden sollte, überwogen.

Die zweite dieser vier Schulen, die Xiāoxià-Schule (Schule des Nach-unten-Ableitens) berief sich in erster Linie auf das Werk von Zhang Zihe. Er vertrat die Meinung, der Körper müsse generell bei der Behandlung von Krankheiten von pathogenem *qì* gereinigt werden. Diese Schule entwickelte Praktiken, die sich auf die Entlastung des unteren *jiāo* konzentrierten, das heißt auf die Ausscheidungsorgane. (Zur Definition des unteren *jiāo* siehe Kapitel 7).

Auf Li Dongyuan geht eine Theorie zurück, die die Erdphase (eine der fünf Wandlungsphasen) als primären Ansatzpunkt für jede medizinische Intervention betrachtete. Ausgehend von der Vorstellung, dass sich alles aus dem Element Erde entwickelt, favorisierte diese Richtung, die unter dem Namen Bǔtǔ-Schule («Nähren der Erde») bekannt war, die Stärkung des mittleren *jiāo* (Milz/Magen beziehungsweise Verdauungssystem).

Zhu Danxi wiederum wurde mit jener Denkrichtung in Verbindung gebracht, die die Bedeutung des *yīn* als nährenden, substanziellem Aspekt des Körpers, von dem alle anderen Funktionen abhängen, unterstrich. Diese Schule, die als die «Schule des Nährens des *yīn*» bekannt ist, verwendete vor allem Heilkräuter, die das *yīn* nähren und ausgleichen.

Jede dieser vier Denkrichtungen entwickelte unterschiedliche Ansätze für die klinische Medizin. Am wichtigsten aber ist vielleicht, dass die Atmosphäre, in der die Gelehrten miteinander diskutierten und wetteiferten, das Interesse und die Aktivitäten im Bereich der medizinischen Ausbildung, Theorie und Praxis stimulierte.

 Herausragende Fortschritte in der chinesischen Medizin (1368–1840)

In diese Zeit fiel der Untergang des chinesischen Feudalismus, was letztlich den Anfang vom Ende der dynastischen Ära der chinesischen Geschichte markierte. Dieses Ende barg aber gleichzeitig einen Neubeginn in sich, denn während der Ming- und der Qing-Dynastie fanden zahlreiche Entwicklungen statt, die ihresgleichen in früheren Zeiten suchen.

Mit am bemerkenswertesten sind die Reisen, die Zheng He auf Befehl des Ming-Kaisers Chengzu unternahm. Er besuchte über 30 Länder und knüpfte politische und wirtschaftliche Beziehungen im Bereich des Südchinesischen Meeres und des Indischen Ozeans. Ein halbes Jahrhundert oder mehr, bevor Kolumbus seine berühmte Entdeckungsfahrt startete, hatte Zheng He eine noch nie da gewesene navigatorische Höchstleistung vollbracht.

Infolge des daraus resultierenden intensiven wirtschaftlichen und politischen Austauschs strömten fremde kulturelle Einflüsse sowie ausländisches Kapital nach China. Jedoch waren trotz der Blütezeit, die China damals erlebte, die ersten Anzeichen eines drohenden Verfalls erkennbar.

Dieses Muster – wirtschaftliches Wachstum und Entwicklung einerseits, gesellschaftlicher Niedergang andererseits – setzte sich auch nach der Errichtung der letzten, der Qing-Dynastie, fort. Die Faktoren, die letztlich den Sturz der mehr als 2000 Jahre alten dynastischen Tradition in China herbeiführten, sind sehr komplex. Wollten wir darauf näher eingehen, so würde dies den Rahmen dieses Buches sprengen. Im Wesentlichen aber ist dieser Verfall darauf zurückzuführen, dass generationenlang korrupte und inkompetente Regierungen an der Macht waren, wodurch das kaiserliche System langsam zu verrotten begann. Mit dem Beginn des ersten Opiumkrieges im Jahr 1840 setzte ein schrittweiser Prozess ein, der letztendlich in die Auflösung nicht nur des Hofes der Qing, sondern der gesamten dynastischen Tradition mündete.

Nichtsdestotrotz konnte China während jener Phasen, in denen eine gewisse Stabilität herrschte – und solche Perioden gab es in der Ming- und in der Qing-Zeit sehr wohl –, enorme Fortschritte in sämtlichen Wissensbereichen verzeichnen. In der Medizin wurden damals einige besonders beeindruckende Verbesserungen erzielt. Eine bestand in der Veröffentlichung des umfangreichsten Textes über Kräuterheilkunde, der je erschien, des *Běncǎo gāngmù* von Li Shizhen. Dieses Werk besteht aus 52 Bänden, in denen fast 2000 Arten von Heilkräutern und über 11 000 Rezepturen aufgelistet werden. Es enthält mehr als tausend Illustrationen und umfasst beinahe zwei Millionen Zeichen.

Wichtiger als der Umfang war die Tatsache, dass es sich in erster Linie auf die pharmakologische Forschung konzentrierte, was einen Wendepunkt in der Entwicklung der *materia medica* markierte. Der Autor berief sich vor allem in Bezug auf Botanik, Zoologie, Mineralogie, Physiologie, Astrologie und Meteorologie sehr stark auf alte Quellen. Das Werk wurde 1596 veröffentlicht und fand schnell auch jenseits der Grenzen Chinas Verbreitung, insbesondere in Japan, Korea und anderen asiatischen Ländern.

Während dieser Zeit wurden wesentlich mehr medizinische Texte publiziert als je zuvor. Paradoxerweise herrschte aber während der gesamten Qing-Dynastie eine extrem wertkonservative Politik, was sich in dem Bestreben niederschlug, die Arbeit und sogar das Denken jener zu kontrollieren, die sich in der Forschung engagierten und ihre Ergebnisse veröffentlichen wollten. Die Einschränkungen, die dieser Ansatz mit sich brachte, zwang die Ärzte dazu, sehr sorgfältig und systematisch vorzugehen.

Bereits in der Mitte des 16. Jahrhunderts, also noch während der Ming-Dynastie, wurden Impfmethoden entwickelt. In der Qing-Dynastie war ihr Einsatz schon weit verbreitet, was die Einrichtung einer Institution innerhalb der Strukturen des öffentlichen Gesundheitswesens notwendig machte, die offizielle Impfprogramme durchführte.

Ein weiterer Durchbruch gelang Wang Qingren im 18. Jahrhundert mit der Veröffentlichung eines Werkes mit dem Titel *Yīlín gǎicuò* («Korrekturen auf dem Gebiet der Medizin»). Wang führte ausgedehnte anatomische Forschungen durch und korrigierte in seinem Buch eine Reihe verbreiteter Auffassungen. Auch die Spezialisten der Akupunktur widmeten sich damals der Verbesserung ihres Verfahrens, was sich in einigen Texten niederschlug, in denen die Zahl und die Lokalisierung der Akupunkturpunkte neu kodifiziert wurde.

Besonders bemerkenswert ist ein Buch mit dem Titel *Zhēnjiū jíyīng* («Die Große Essenz von Akupunktur und Moxibustion»), das von Gao Wu verfasst wurde. Darin war der neueste Stand von Akupunktur und Moxibustion im 16. Jahrhundert niedergelegt. Bei der Lokalisierung der Punkte und den Behandlungsmethoden unterschied Gao Wu erstmals zwischen Männern, Frauen und Kindern und entwickelte eigene Messingmodelle eines weiblichen, eines männlichen und eines Kinderkörpers, um die Punkte zu standardisieren.

Im Jahr 1522 wurde die Form der Aufzeichnungen bei klinischen Fallstudien in einem Buch mit dem Titel *Hánshì yītōng* («Hans allgemeiner Überblick über die Medizin») vereinheitlicht, das sich auf historische Modelle berief, die bis in die Zhou-Zeit (1066–770 v. Chr.) zurückreichten. Dies führte auch zu einer Standardisierung der klinischen Anamnese sowie der Behandlungsprotokolle. 1584 legte Wu Kun in einem Werk mit dem Titel *Màiyǔ* («Die Sprache des Pulses») folgende Vorgehensweise in sieben Schritten als verbindlich wieder:

1. Datum, Ort, Patientenname
2. Alter, Körperform, Farbe, Klang des Patienten
3. Welches sind die Hauptbeschwerden? Wann begannen sie?
4. Was war das erste Symptom? Wurde es mit Medikamenten behandelt? Wenn ja, mit welchem Erfolg?
5. Zu welcher Tageszeit verschlimmert sich der Zustand des Patienten? Mag es der Körper lieber kalt oder warm? Wie sind die Pulse beschaffen?
6. Beurteile die Krankheit präzise nach den allgemein gültigen Texten: Was ist die Wurzel, was ist der Zweig, das heißt, was muss zuerst behandelt werden? Was muss genährt, was muss abgeleitet werden?
7. Notiere die verschriebene Kräutermedizin: Zitiere die klassische Rezeptur, und schreibe alle Kräuter auf, die beigemischt oder weggelassen werden, und identifiziere genau die Funktion eines jeden primären Bestandteils.

1568 wurde eine medizinische Vereinigung gegründet, die den Austausch von Gedanken über klassische Texte, über klinische Erfahrungen und andere wichtige Aspekte der Ausbildung und Praxis der Medizin fördern sollte. Diese «Vereinigung der menschlichen Gemeinschaft der chinesischen Medizin» bot ihren Mitgliedern ein Forum zum Ausbau ihres professionellen Wissens und ihrer Fähigkeiten.

Ende des 18. Jahrhunderts erschien unter der Federführung von Tang Dalie die erste medizinische Fachzeitschrift. Die darin veröffentlichten Artikel deckten ein breites Spektrum theoretischer und klinischer Themen ab und ermöglichten den Medizinern einen besseren Zugang zu Ideen und methodischen Ansätzen.

Generell kam es während dieser Zeit zu einem verstärkten Austausch zwischen Gelehrten und Ärzten. Dieser Austausch reichte weit über die Grenzen Chinas hinaus und die chinesische Medizin verbreitete sich nicht nur in Asien und im Mittleren Osten, sondern drang bis nach Europa vor.

  Die Entwicklung der chinesischen Medizin: 1840 bis heute

In der zweiten Hälfte des 19. Jahrhunderts begann in China eine lange Phase des wirtschaftlichen, politischen, sozialen und kulturellen Niedergangs. Bereits im 17. Jahrhundert hatten europäische Missionare, allen voran Jesuiten, wissenschaftliches Know-how aus dem Westen nach China gebracht. Innerhalb von zwei Jahrhunderten gelang es der westlichen Medizin, die Traditionelle Chinesische Medizin weitgehend zu verdrängen. Diese Phase markierte auch den Beginn der Integration von westlicher und chinesischer Medizin.

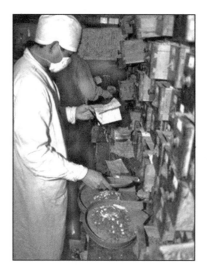

Ein Pharmazeut wiegt die Zutaten für ein Kräuterpräparat ab.

Auf Grund der fundamentalen Unterschiede zwischen diesen beiden Ansätzen sowie von Divergenzen auf Seiten der chinesischen Intellektuellen stieß diese Entwicklung auf Schwierigkeiten. Einige traten dafür ein, die alte Tradition der chinesischen Medizin aufzugeben und die modernen westlichen wissenschaftlichen Methoden zu übernehmen. Andere, vor allem jene, die sowohl in politischer als auch in kultureller Hinsicht konservativ eingestellt waren, zogen es vor, den orthodoxen Ansatz beizubehalten. Eine dritte Gruppe (die Pioniere jener Tage) schlug ein Zusammenwirken der beiden Systeme vor, wodurch die jeweiligen Stärken entwickelt und die Schwächen kompensiert werden könnten.

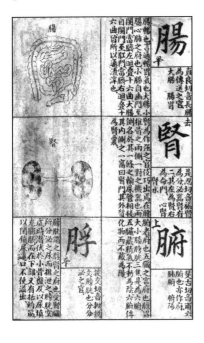

Diese Bilder aus einem Wörterbuch vom Ende der Qing-Dynastie (ca. 1900) zeigen den Einfluss der westlichen Medizin auf die chinesische Konzeption von Anatomie und Physiologie. Man vergleiche diese Darstellungen mit den traditionelleren auf S. 90

Insgesamt gesehen machte die chinesische Medizin während der letzten Jahrzehnte des 19. und in den ersten Jahrzehnten des 20. Jahrhunderts schwere Zeiten durch. Im Jahr 1925 versuchte die Nationale Erziehungsunion die chinesische Medizin in das Curriculum der medizinischen Ausbildungsstätten aufzunehmen, aber dieses Ansinnen wurde von der Regierung abgelehnt. Die Situation verschärfte sich für die traditionelle Medizin, als 1929 das Nationalkomitee für öffentliche Gesundheit eine Resolution annahm, die die Abschaffung der chinesischen Medizin vorsah.

Während jenes Jahrzehnts, in dem die Kommunisten für die Einigung des Landes kämpften, favorisierten sie die traditionelle Medizin aus zwei Gründen: Erstens waren die Nationalisten stark gegen die traditionelle Medizin eingestellt. Zweitens bot diese die Möglichkeit, einer großen Anzahl von Menschen eine grundlegende Gesundheitsversorgung zukommen zu lassen. So erlebte die chinesische Medizin nach dem Erfolg der kommunistischen Revolution im Jahr 1949 ihre moderne Wiederauferstehung. Mao Zedong selbst sprach sich bei zahlreichen Gelegenheiten für die traditionelle Medizin aus und ermahnte seine Anhänger, dieses «große Schatzhaus» zu nutzen.

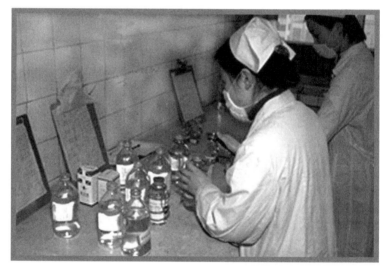

Pflegepersonal bereitet Kräuterpräparate als intravenöse Lösung für die stationär aufgenommenen Kranken vor.

In den 50er Jahren wurde diese Politik auch wirklich in die Tat umgesetzt: Es wurden an die 2000 Ärzte aus dem ganzen Land beauftragt, die traditionelle Medizin auf den letzten Stand zu bringen und weiterzuentwickeln. Vier Colleges für Traditionelle Chinesische Medizin wurden eingerichtet: in Beijing, Shanghai, Guangzhou und Chengdu. Diese und dutzende anderer Schulen und Colleges für TCM, die in jüngster Zeit gegründet wurden, haben sich der Aufgabe verschrieben, diese alte Form der Medizin an die modernen Gegebenheiten anzupassen. Dies war von jeher eine heikle Aufgabe. Heute jedoch blüht und gedeiht die chinesische Medizin in ihrem Ursprungsland wieder, auch wenn es beträchtlichen Gegenwind gibt. Millionen von Chinesen verlassen sich ganz oder vorwiegend auf traditionelle Heilkräuter, auf Akupunktur und verwandte Gesundheitspraktiken, wenn es um ihre primäre medizinische Versorgung geht.

In China geht die Tendenz heute in Richtung integrierte Medizin beziehungsweise Weltmedizin, die auf der Verbindung von traditionellen und modernen medizinischen Methoden basiert. Die «Pharmakopöe der Volksrepublik China» lässt sich von diesen Prinzipien leiten.

Da sich weltweit immer mehr Menschen für chinesische Medizin interessieren, ist es extrem wichtig, die Muster, die das chinesische Denken, die Forschung und Entwicklung bestimmen, den Leuten im Westen besser als bis jetzt geschehen zu vermitteln. Unser Versuch, mehr als 2000 Jahre Medizingeschichte in China zusammenzufassen, kann in keiner Hinsicht als vollständig angesehen werden. Wir hoffen aber, deutlich gemacht zu haben, dass es sich um eine hoch entwickelte und auf gründlicher Forschung basierende medizinische Tradition handelt, die nach wie vor ihre Gültigkeit hat.

Die chinesische Medizin, die sich in ihrer Jahrhunderte zurückreichenden Forschungspraxis und in ihren Entwicklungsmustern grundlegend von der wissenschaftlichen Tradition im Westen unterscheidet, spiegelt den speziellen Genius des chinesischen Volkes wider. Wie Thomas S. Kuhn unterstrich, müssen wir, wenn wir sie verstehen wollen, die Eigenheiten jener Gruppen kennen, die sie hervorbringen und anwenden. Wenn wir nichts von den kulturellen Wurzeln der chinesischen Medizin wissen, ist auch nicht zu erwarten, dass sie bei der Übernahme in den Westen überleben und sich entwickeln werden. Andererseits können wir, wenn wir die Besonderheiten der chinesischen Medizin verstehen lernen, im Westen in den Genuss einer sicheren, erschwinglichen und wirksamen Gesundheitsfürsorge, wie sie jene Medizin zu bieten hat, kommen.

6 Sexuelle Kultur, langes Leben und Unsterblichkeit

> Wahre deine Essenz, nähre dein *shén*, und nimm Kräuter zu dir. All dies mag dein Leben zwar verlängern, aber wenn du nicht dem *dào* des Sex folgst, kann dir all das nicht wirklich von Nutzen sein.
>
> *Peng Zhu*, Sùnüjīng

> Die heutige Kultur gibt deutlich zu erkennen, dass sie die sexuelle Beziehung nur auf Grund einer einmaligen, unauflösbaren Bindung eines Mannes an ein Weib gestatten will, dass sie die Sexualität als selbständige Lustquelle nicht mag und sie nur als bisher unersetzte Quelle für die Vermehrung der Menschen zu dulden gesinnt ist.
>
> *Sigmund Freud*,
> Das Unbehagen in der Kultur

In der westlichen Vorstellung existieren viele Stereotype in Bezug auf die Chinesen. Wie das meist bei Stereotypen der Fall ist, sind die meisten unzutreffend, trotzdem halten sie sich hartnäckig. Vor allem die chinesische Sexualkultur ist hiervon betroffen.

Auf der ganzen Welt ist das Geschäft mit sexuellen Klischeevorstellungen äußerst lukrativ; Milliarden werden jedes Jahr dafür ausgegeben, sich die manipulative Macht solcher Stereotype zu Nutze zu machen. Lässt man aber einmal diesen Aspekt beiseite und beschäftigt sich direkt mit Sexualität, so sieht man sich mit einer gewaltigen Herausforderung konfrontiert, da Sexualität nichts anderes ist als pure Lebensenergie, freilich von Kräften verzerrt, die Freud und andere zu ergründen versucht haben. Letztendlich ist ja die Sexualität dafür verantwortlich, dass die Menschheit überhaupt besteht, und Traditionen können auch nur deswegen über Generationen hinweg weitergegeben werden, weil der Sexualtrieb befriedigt wird. Außerdem stellt die

sexuelle Identität einen wesentlichen Aspekt unserer Selbstwahrneh-
mung und unserer gesellschaftlichen Rolle dar. Ein neues Leben beginnt erst dann, wenn es mit einer Reihe sehr wirksamer kultureller
Stereotype assoziiert wird, die sich auf das Geschlecht beziehen: «Es ist
ein Junge!» – «Es ist ein Mädchen!»

Die Chinesen, die eine sehr pragmatische Haltung an den Tag legen, wenn es um Sexualität geht, haben im Laufe der Jahrhunderte
eine umfangreiche Literatur über Sex, Fortpflanzung und intime Beziehungen hervorgebracht, als *fángzhōngshù* oder die «Kunst des
Schlafgemachs» bekannt. Dabei ist vor allem eines zu beachten: Wie
in dem Zitat von Peng Zhu zum Ausdruck kommt, der der Legende
nach 800 Jahre alt geworden ist, spielt das Sexualleben eine zentrale
Rolle für die Verwirklichung eines langen, gesunden Lebens. Bereits
in den ersten Aufzeichnungen zu diesem Thema wurde die Pflege der
Künste des Schlafgemachs als integraler Bestandteil der chinesischen
medizinischen Tradition angesehen.

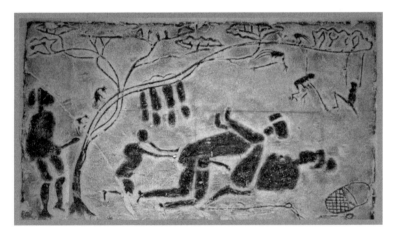

Steinabreibung eines Reliefs aus der Han-Dynastie, das ein Thema
aus dem «Buch der Gedichte» illustriert: «Unter dem Maulbeerbaum»

Die Chinesen haben also schon sehr früh erkannt, dass wir, wenn wir
ein hohes Alter erreichen wollen, die Rolle der Sexualität verstehen
und unseren Sexualtrieb in den Griff bekommen müssen. Insofern
bildet dieses Thema, so wie es in diesem Kapitel dargestellt wird, eine

227

Unterdisziplin der chinesischen Medizin und umfasst eine beträchtliche Menge an Literatur und Wissen. Es eröffnet eine Perspektive, die ein besseres Verständnis der traditionellen chinesischen Sicht vom menschlichen Körper und seinen grundlegenden Substanzen und Funktionen ermöglicht. Die frühen Texte konzentrieren sich in erster Linie darauf, zu erklären, wie man ein langes Leben erlangen und seine Gesundheit, sein Wohlbefinden und seine Jugend erhalten kann. Das alles sind Themen, die, wie schon früher angemerkt, typisch für die gesamte chinesische Medizin sind.

Die chinesische Sexualkultur

Im Laufe tausender von Jahren sammelten Generationen von Chinesen theoretisches und praktisches Wissen zu den Themen Sex und Fortpflanzung und beschäftigten sich mit der Frage, wie man Langlebigkeit und Weisheit erlangen kann. Derartiges Material finden wir in «Des Gelben Kaisers Klassiker der inneren Medizin» (*Huángdì nèijīng*), im *Sùnǚjīng*, in Sun Simiaos *Qiànjīnfāng* («Rezepte, die tausend Stück Gold wert sind») und in vielen anderen alten Texten. Während das Studium der Sexualität im Westen erst vor relativ kurzer Zeit Eingang in die klassische Medizin gefunden hat, beschäftigen sich chinesische Ärzte schon seit Jahrtausenden mit diesem Bereich des menschlichen Lebens. Medizinische Rollbilder, die 1973 in Mawangdui in Changsha in der Provinz Hunan entdeckt wurden, wurden von Rollbildern zusammengehalten, die sich mit sexueller Kultivierung beschäftigten. Zumindest seit 168 v. Chr., also seit dem Jahr, in dem das Grab von König Ma, in dem die Rollbilder gefunden wurden, versiegelt wurde, sind in China die sexuellen Künste und die Heilkunst eng miteinander verbunden.

Die chinesische Kultur war während des Großteils ihrer Geschichte männlich dominiert. Texte zur sexuellen Kultur reflektieren dieses Faktum und behandeln Themen wie Gesundheit, langes Leben, das Erlangen von Weisheit mittels sexueller Praktiken, Meditation, Diät und Kräuterheilkunde fast ausschließlich aus dem Blickwinkel des Mannes. Nichtsdestoweniger wird dem Sexualleben von

Frauen und der Rolle, die die sexuelle Erregung und Befriedigung beider Partner spielt, beträchtliche Bedeutung beigemessen. In diesen Schriften finden wir nicht nur viele wertvolle Informationen hiwezu, sondern sie zeigen uns auch, mit welcher Haltung die Theoretiker der Medizin an diese Themen herangingen und welchen Stellenwert diese innerhalb der breiten Tradition der Medizin besaßen. Anhand der Entwicklung der Künste zur Kultivierung der Sexualität können wir die Herausbildung vieler Konzepte verfolgen, die von dort direkt Eingang in die traditionelle chinesische Medizintheorie fanden.

Um das Material, das wir hier vorstellen, verstehen und richtig einschätzen zu können, müssen wir uns zuerst mit einer Reihe grundlegender Fragen auseinander setzen. Vor allem die terminologische Seite ist äußerst wichtig, da viele der Schlüsselbegriffe zwei oder drei Bedeutungen haben, ganz abgesehen von den ohnehin vagen und schlecht definierten Begriffen. Diese Texte hatten einen modellhaften Charakter und waren dafür gedacht, interpretiert und weitergegeben zu werden. Während solcher Unterweisungen fand zweifelsohne auch eine Klärung der Terminologie statt.

Vor welche Probleme uns Begriffe aus dem Bereich der Sexualität stellen, lässt sich am besten anhand eines der Schlüsselkonzepte demonstrieren: Der Begriff *jīng* wird sowohl mit «Samen» als auch mit «Essenz» übersetzt. Wie im Folgenden deutlich werden wird, ging es den frühen Theoretikern vor allem um die Erhaltung und Kultivierung der sexuellen Essenz. Auf Grund seiner Vieldeutigkeit stellt der Begriff *jīng* den Übersetzer vor ungeheure Schwierigkeiten. Wie bereits in Kapitel 1 gezeigt, haben chinesische Worte oft mehrere Bedeutungen, die nebeneinander bestehen und ein komplexes Bedeutungsgeflecht ergeben; und «Essenz» ist in der chinesischen Medizin ein extrem weites Feld. Als einer der drei grundlegenden Schätze des Körpers, *jīng, qì und shén*, wird es aus den unterschiedlichsten Blickwinkeln und in Zusammenhang mit vielen medizinischen Themen betrachtet. Fast immer bezieht es sich auf das Phänomen der Fortpflanzung, der genetischen Veranlagung, der sexuellen Vitalität und Langlebigkeit. Im Konzept von *jīng* verkörpern sich sozusagen die Leben spendenden Prozesse der Natur. Es kann als Saft des Lebens oder als die letzte Essenz verstanden werden, die all jene Ingredienzen enthält, die notwendig sind, um ein neues Leben hervorzubringen, das gewisse Eigenschaften mit seinem Ursprung gemein hat. Dies ist jenes *jīng*, das im chinesischen Denken eine so wichtige Rolle spielt; es ist die Essenz der chinesischen Sexualkultur.

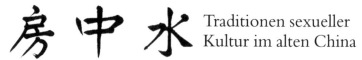 Traditionen sexueller Kultur im alten China

Oft stellt sich etwas, das auf den ersten Blick als homogene Tradition erscheint, bei genauerer Untersuchung als eine bunte Mischung unterschiedlichster Denk- und Handlungsmuster heraus. Die Kampfkünste, zum Beispiel, sind ein Amalgam aus verschiedenen Schulen, die alle ihren eigenen Zugang zu denselben Grundfragen haben. In den Kampfkünsten ist es allerdings leicht nachzuvollziehen, dass hier viele verschiedene Traditionen zusammenfließen, und die Anhänger der einzelnen Schulen werden im wahrsten Sinn des Wortes handgreiflich, um herauszufinden, welche nun die wirksamsten Strategien entwickelt hat. Im Falle der Sexualität erfordert das Problem der Vielfalt einen anderen Lösungsansatz.

Wir haben drei große Wissenstraditionen ausgewählt, die sich auf das Thema Sexualität konzentrieren, und da wiederum vor allem Theorien und Praktiken, die Sex zur Förderung von Gesundheit und Langlebigkeit einsetzen.

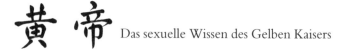 Das sexuelle Wissen des Gelben Kaisers

Viel von dem, was wir über die Einstellung des Gelben Kaisers zur Sexualität und zu deren Kultivierung wissen, stammt aus einer alten Quelle, dem *Sùnǚjīng*. Sunü war eine der fünf Hauptgefährtinnen, die sich des Sexuallebens des Gelben Kaisers annahmen. Ihr Name bedeutet wörtlich «einfache Frau». Betrachtet man die Ratschläge, die sie ihrem Herrn und Meister gab, so muss sie alles andere als eine gewöhnliche Frau gewesen sein. Der alte Text, der ihren Namen trägt, ging im Laufe der Jahrhunderte großenteils verloren. Ye Dehui, ein Gelehrter der Qing-Dynastie, sammelte die erhalten gebliebenen Fragmente und veröffentlichte eine rekonstruierte Version dieses alten Handbuchs über menschliche Sexualität. Wie viele andere alte Texte, allen voran «Des Gelben Kaisers Klassiker der inneren Medizin» und «Der Klassiker der schwierigen Fragen», besteht auch das *Sùnǚjīng* aus Dialogen zwischen dem Kaiser und seinen Gefährten, vor allem Sunü selbst.

Die folgende Passage illustriert das Wesentliche dieser Tradition sexueller Kultivierung und zeigt, welche Rolle sie bei der Gesunderhaltung und dem Erreichen eines langen Lebens spielte.

Der Gelbe Kaiser fragte Sunü: «Mein *qì* ist schwach und nicht ausgewogen. Ich fühle mich ständig unglücklich, als befände ich mich in einer Gefahr, der ich nicht entkommen kann. Was ist mit mir los?» Sunü antwortete: «Der Grund liegt darin, dass das *dào* von *yīn* und *yáng* sich im Ungleichgewicht befindet und Euer Sexualleben nicht reguliert ist. Normalerweise verfügen Frauen über eine größere Lebenskraft als Männer, so wie auch Wasser Feuer besiegen kann. Man kann dieses sexuelle Leben so organisieren, wie man die Zubereitung von Speisen kontrolliert: Fügt genau die richtige Menge von Wasser bei, um das Feuer zu regulieren, und das Mahl wird vorzüglich schmecken. Behandelt Euer Sexleben gemäß der Theorie von *yīn* und *yáng*, und Ihr könnt jedes Glück auf dieser Welt genießen. Wenn Ihr über diese Dinge nicht Bescheid wisst, werdet Ihr Euer Leben verlieren. Wie könnte man da von Glück sprechen? Wie könnten wir unser Sexualleben vernachlässigen?»

Hier wird deutlich, wie ernst die Frage der Erschöpfung der Essenz und deren Wirkung auf Körper und Psyche genommen wurde; dieses Thema zieht sich durch die gesamte medizinische Literatur. Die obige Passage aus dem *Sùnǚjīng* geht von der Annahme aus, dass die Nieren jene Organe sind, die die Essenz speichern und die sexuelle Potenz steuern.

Ein weiteres Schlüsselkonzept, das für das Verständnis der obigen Stelle wichtig ist, ist die Metapher, die *yīn* und *yáng*, Wasser und Feuer, Frau und Mann in Beziehung setzt. Dieses Beziehungsmuster – das *dào* von *yīn* und *yáng* – ist eines der wichtigsten in der gesamten chinesischen Medizin. Die folgende Passage zeigt, welche Rolle es in der Kunst der Regulierung der Sexualität spielt.

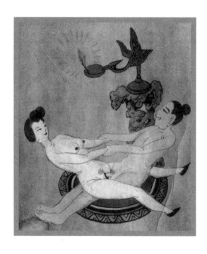

Diese Abbildung wie auch die Abbildungen auf den folgenden Seiten stammen von einer Bildrolle aus der Qing-Dynastie, auf der Koituspositionen dargestellt sind.

Sunü sagte: «Da gibt es ein Mädchen namens Cainü. Sie versteht sich hervorragend auf das *dào* von *yīn* und *yáng* [sexuelle Angelegenheiten].»

Der Gelbe Kaiser befahl ihr, Peng Zhu aufzusuchen, um ihn darüber zu befragen, wie man das Leben verlängern und die Gesundheit aufrechterhalten könne.

Nachdem ihm die Frage gestellt worden war, antwortete Peng Zhu folgendermaßen: «Um *jīng* zu bewahren und *shén* zu nähren, kann man viele Arten von Heilmittel zu sich nehmen. Auf diese Weise kann man ein langes Leben erreichen. Aber wenn man das *dào* der Sexualität nicht versteht, kann man noch so viele Heilmittel einnehmen – man wird keinen wirklichen Vorteil daraus ziehen. Wenn Mann und Frau sich vereinen, ist es, als würden Himmel und Erde einander hervorbringen. Himmel und Erde beherrschen diesen Weg [*dào*], miteinander zu verkehren, und deshalb leben sie ewig und sind frei von jeder Begrenzung. Die menschlichen Wesen können dieses *dào* der Sexualität nicht verstehen oder es nicht befolgen, und deswegen schädigen sie sich selbst und sterben sehr früh. Wenn du das *dào* von *yīn* und *yáng* wirklich vollkommen erfasst und der richtigen Methode, Sex zu praktizieren, folgst, dann befindest du dich auf dem Weg zum langen Leben.»

Auch hier wird wieder deutlich, dass man Harmonie in sein Sexualleben bringen muss, wenn man *jīng* wahren und *shén* nähren will. Peng Zhu wurde – der Sage nach – 800 Jahre alt, und das nicht nur, weil er Kräuter zu sich nahm, sondern auch, weil er auf ein gesundes und wohl reguliertes Sexualleben achtete.

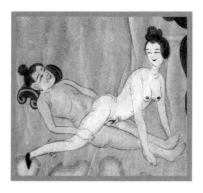

Im Westen entstand während der vergangenen 20 Jahre ein falsches Bild von der chinesischen Medizin. Nicht etwa Akupunktur, sondern das, was «Kräutermedizin» genannt wird, bildet ihr zentrales Element. Diese Zitate jedoch lassen erkennen, dass es in der chinesischen Medizin ein noch wichtigeres Thema als Kräutermedizin gibt: die Kultivierung der Sexualität.

Cainü verbeugte sich tief vor Peng Zhu und fragte weiter: «Kann ich Genaueres erfahren?»
Peng Zhu erwiderte: «Das *dào* [die Methode] ist sehr einfach und leicht zu verstehen. Aber den Menschen fällt es schwer, daran zu glauben und Vertrauen in diese Methode zu entwickeln. Der Kaiser verbringt seine ganze Zeit damit, über die Welt zu herrschen und diese im Gleichgewicht zu halten. Natürlich kann er nicht alle Aspekte des *dào* des Erhaltens der Gesundheit aufs Genaueste verstehen. Er kann von Glück sagen, dass er so viele kaiserliche Konkubinen hat, denn nur so kann er der Methode folgen, Sex mit vielen jungen Frauen zu haben und dabei seine Essenz [seinen Samen] zurückzuhalten. Diese Methode wird seinen Körper leicht machen und von Krankheiten befreien.»

Im alten China existierten erstaunlich wenige sexuelle Tabus. Stattdessen findet man eine Unzahl von Ratschlägen für ein erfolgreiches Sexualleben. Zu sexuellem Erfolg, wie er mit idealisierenden Worten in der vorangegangenen Passage beschrieben wird, gehörte es, viele Partner, vorzugsweise junge, schöne Frauen, zu haben. Dies galt zumindest für die chinesische Elite, die sich einen solchen Luxus leisten konnte.

Auch wenn es später eine Tendenz gab, diesen Aspekt der chinesischen Sexuallehre zu verschleiern, so reflektieren diese frühen Vorstellungen doch eine sehr pragmatische, sachliche Einstellung zur Sexualität. Sie mag sich von den im Westen gebräuchlichen sexuellen Sitten unterscheiden, aber nur eine ernsthafte Auseinandersetzung mit dem chinesischen Denken und mit der chinesischen Sicht der Beziehung zwischen Mann und Frau kann uns helfen, die chinesischen sexuellen Praktiken zu verstehen.

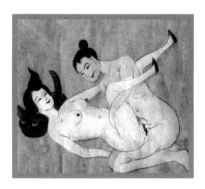

Sunü sagte zum Gelben Kaiser: «Will man Sex haben, dann sollte man seinen Partner wie Ziegel und Stein behandeln, sich selbst jedoch wie Gold und Jade schätzen. Wenn das *jīng* erregt ist, solltet Ihr Euren Penis sofort aus ihrem Körper entfernen. Sex mit einer Frau zu haben ist, als würde man ein Pferd mit kaputten Zügeln reiten; es ist, als würde man sich einem Abgrund voller scharfer Messer nähern. Vor lauter Angst, in diesen Abgrund zu fallen, verliert Ihr Euer Leben. Wenn man seine Essenz wahrt, wird man sich eines unbegrenzten Lebens erfreuen können.»

Seinen Partner wie «Ziegel und Stein behandeln, sich selbst aber wie Gold und Jade schätzen» hat in der chinesischen Literatur eine spezielle Bedeutung. Es ist damit gemeint, dass man sich vor dem Verlust der Essenz schützen muss – und das ist nur dann möglich, wenn man ein gesteigertes Bewusstsein für den eigenen Körper entwickelt und sich nicht auf den Sexualpartner konzentriert.

In den verschiedenen Theorien und Praktiken, die Sunü hier beschreibt, geht es immer darum, *qì* oder Essenz vom Sexualpartner aufzunehmen. Dies erklärt auch die explizite Warnung in der oben zitierten Passage. Sexuelle Aktivität kann riskant sein, genauso riskant, wie ein Pferd mit kaputten Zügeln zu reiten: Man läuft immer Gefahr, die Kontrolle zu verlieren. Andererseits kann man aber ein langes Leben erreichen, wenn man seine Essenz wie «Gold und Jade» schätzt.

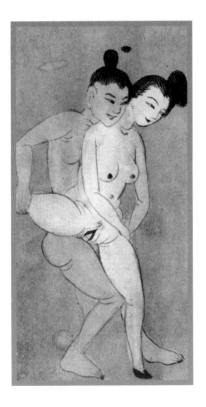

Der Gelbe Kaiser fragte Sunü: «Was geschieht, wenn ich mich nun dafür entscheide, eine Zeit lang auf Sex zu verzichten?»

Sunü antwortete: «Das dürft Ihr nicht tun. Himmel und Erde zeigen ihr Öffnen und Schließen. *Yīn* und *yáng* stehen in Austausch, um zu nähren und zu verändern. Die Menschen folgen der Methode von *yīn* und *yáng*, die vom Wandel der vier Jahreszeiten bestimmt wird, um ihr Leben zu leben. Wenn Ihr nun aufhört, Sex zu haben, dann würde sich das *qì* Eurer Essenz zerstreuen und *yīn* und *yáng* würden sich trennen.

Wie kann man aus Sex medizinischen Nutzen ziehen? Man muss eine Methode des Atmens und des Bewegens des *qì* innerhalb des Körpers praktizieren. Eliminiere das Alte, und atme frische Luft ein: So kann man die Gesundheit fördern.

Wenn der Penis nicht für Sex gebraucht wird, ist er wie eine Schlange, die sich am Tor ihres Verstecks in Stein verwandelt hat, weil es ihr an Bewegung mangelt. Deswegen sollte man kontinuierlich üben, das *qì* durch den Körper zu führen. Dies ist als *dàoyǐn* bekannt. [Dies bedeutet «führen und lenken».] Benutze die Methode, die Essenz zurückzuführen, um den Körper zu nähren. Beim Sex sollte man das *jīng* erregen, aber es nicht verlieren. Dies ist das *dào* des Lebens.»

Das hier erwähnte *dàoyǐn* ist eine Praxis, die bestimmte Arten des Atmens und der Körperbewegung umfasst, also eine Form des *qìgōng*. Die Hauptbotschaft dieser Stelle aber ist klar: Mit Abstinenz kann man nicht den mit Sex einhergehenden Gefahren entkommen. Nur wenn man sorgfältig das *dào* des Sex befolgt, kann man die impliziten Gefahren ausschließen und Gesundheit und langes Leben erlangen.

Der Gelbe Kaiser fragte: «Wo liegen die Grenzen des Sex?»

Sunü antwortete: «Das *dào* des Sex folgt einem regulierenden Prinzip: Ist der Mann nicht erschöpft, dann wird die Frau in der Lage sein, ihn von allen Krankheiten zu befreien. Sowohl Mann als auch Frau können die Freuden genießen und den anderen stärken. Aber wenn Ihr dem *dào* des Sex nicht folgt, dann wird Eure Gesundheit Tag für Tag schwinden. Ja, ein zentraler Punkt des *dào* des Sex besteht darin, das *qì* zu beruhigen und das Herz zu befriedigen, um den Geist zu harmonisieren. Wenn dies alles gelingt, übernimmt der Geist die Führung. Die Umgebung darf weder zu heiß noch zu kalt sein. Um sich auf Sex einzulassen, sollten die Menschen weder zu hungrig noch zu satt sein. Wenn diese Voraussetzungen erfüllt sind, werden die Bewegungen von selbst ganz entspannt sein. Wenn man zu Beginn des Geschlechtsverkehrs das Prinzip des geringen Eindringens befolgt und wenn die Bewegungen des Penis langsam und ruhig erfolgen, wird die Frau sexuelle Lust erleben, und die Lebenskraft des Mannes wird zunehmen.»

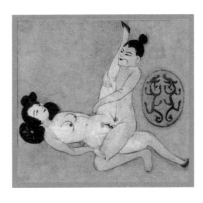

Diese Passage illustriert sehr deutlich eines der Schlüsselprinzipien dieser Herangehensweise an die Sexualität: Regulierung. Um sexuell gesund zu sein, muss man seine sexuellen Bedürfnisse zügeln und das sexuelle Verhalten regulieren können. In krassem Gegensatz zur jüdisch-christlichen (und islamischen) Einstellung besteht das Ziel sexueller Disziplin darin, die Lust zu verstärken, und nicht darin, sie zu eliminieren.

Der Gelbe Kaiser sagte zu Xuannü: «Sunü hat mir bereits die Grundlagen des *dào* von *yīn* und *yáng* erklärt. Aber ich hoffe, dass du mir noch Genaueres sagen kannst.»
Xuannü erwiderte: «Alle Dinge zwischen Himmel und Erde entstehen aus dem Zusammenspiel von *yīn* und *yáng*. *Yáng* transformiert sich [verändert sich, bringt hervor], wenn es *yīn* empfängt. Wenn das *yīn* das *yáng* empfängt, dann öffnet sich *yīn* und wächst.

Ein *yīn* und ein *yáng* müssen einander jeweils ergänzen. Wenn der Mann also spürt, dass sein Penis hart wird, und wenn eine Frau spürt, dass ihre Scheide sich öffnet, dann können die beiden *qì* in Austausch treten. Die beiden *jīng* öffnen sich dann und beginnen sich zu bewegen und auszutauschen ...

Für Männer gibt es acht Begrenzungen [Verbote]. Für Frauen gibt es neun Regulierungen. Wenn diese Begrenzungen nicht respektiert werden, wird der Mann an Karbunkeln leiden; die Frau wird an Krankheiten leiden, die mit ihrer unregulierten Periode zusammenhängen. Diese Dinge werden zu einer Verkürzung des Lebens führen, denn sie töten das Leben. Folgt dem *dào* von *yīn* und *yáng*, und Sex wird Euch nur Glück bringen. Er wird Euer Leben mehren und Euch gesund machen.»

Der Gelbe Kaiser fragte: «Worin besteht das Prinzip, dem *dào* von *yīn* und *yáng* in der Praxis des Sex zu folgen?»

Sunü antwortete: «Der Weg des Sex hat ein Prinzip, und das besteht darin, das *qì* des Mannes zu mehren und die Frau zu befähigen, Krankheit auszumerzen. Es kann Mann und Frau Glück bringen, aber auch Gesundheit und Vitalität. Wenn man das *dào* des Sex nicht kennt, so schädigt man die Gesundheit und wird an zunehmender Schwäche leiden.

Was ist das *dào* des Sex? Es besteht darin, die Emotionen zu beruhigen, den Geist ins Gleichgewicht zu bringen und die Essenz zu verbinden. Die Umgebung sollte weder zu kalt noch zu warm sein. Man sollte weder hungrig noch voll und immer ehrlich und aufrichtig sein, denn dann ist die Seele frei. Am Anfang sollte der Penis langsam und sanft in die Vagina eindringen. Er sollte sich langsam bewegen und nicht zu intensiv. Auf diese Weise wird die Frau Freuden empfinden, ohne dass sich der Mann erschöpft.»

Der Gelbe Kaiser fragte: «Ich möchte Sex haben, aber mein Penis wird nicht hart. Ich schäme mich vor den Frauen. Ich schwitze, aber mein Geist will Sex. Ich nehme meine Hand, um meinen Penis in die Scheide einzuführen, aber auch das bringt keinen Erfolg. Was kann ich tun, damit mein Penis hart wird? Ich möchte das *dào* verstehen.»

Sunü antwortete: «Ihr seid nicht allein mit Eurem Problem. Um mit einer Frau Sex haben zu können, bedarf es der richtigen Vorbereitung. Der Mann muss zuerst sein *qì* regulieren. Dann wird der Penis ganz von selbst hart. Wenn der Mann die fünf Konstanten [Wohlwollen, Gerechtigkeit, Riten, Vertrauen und Weisheit] respektieren kann, dann wird die Frau die neun unterschiedlichen Reaktionen und fünf Anzeichen an den Tag legen.

Wenn diese Zeichen vorhanden sind, ist ihr Körper erfüllt von *qì*. Nun sollte der Mann seinen Mund benutzen, um den Speichel der Frau aufzunehmen. Diese Form von *qì* verwandelt sich in seinem Körper und gelangt ins Gehirn. Auf diese Weise kann er es vermeiden, gegen das Gesetz der Sieben Schädigungen zu verstoßen [Erschöpfung des *qì*, Ausströmen des *jing*, verfallener Puls, verfallenes *qì*, Vorfall der Organe, verschiedene Stagnationen und Erschöpfung des Blutes], da er dem Weg der Acht Vorteile folgt [Wahren des *jing*, Regulierung des Pulses, Konsolidierung des Blutes, Stärkung der Knochen, Lockerung der Organe, Stabilisierung des *qì,* Nähren der Körperflüssigkeiten und Harmonisierung des Kreislaufs]. Dies verstößt nicht gegen das *dào* der Fünf Wege. So kann der Körper das wohltuende *qì* in sich behalten. Wie könnte man sich da nicht aller Krankheit entledigen?

Wenn die fünf inneren Organe und die sechs Hohlorgane gesund sind, wird das Äußere ganz hell sein. Die Haut wird glatt und weich sein. Der Penis wird hart werden, wenn Ihr Sex habt, egal, zu welcher Zeit, und Eure Stärke wird hundertfach zunehmen. Es wird Euch ein Leichtes sein, Eure Partnerin zu überwältigen. Wie könnte das Anlass zu Scham geben?»

   Sexologie nach Sun Simiao

In *Qiānjīnfāng* («Rezepte, die tausend Stück Gold wert sind») hielt Sun Simiao, einer der bedeutendsten Ärzte Chinas, fest, wie man durch die Konzentration auf sexuelle Aktivität Langlebigkeit erlangen kann, und das auf eine erstaunlich offene und direkte Weise. Es werden verschiedene Sexualtechniken beschrieben, es wird die Bedeutung der sexuellen Erregung erklärt, die Rolle des Orgasmus für Gesundheit und Wohlbefinden erläutert und vor allem die Wichtigkeit des Wahrens der «Lebensessenz» unterstrichen.

239

Sun Simiao rät dem Mann, der nach einem langen Leben strebt, seine sexuellen Freuden mit möglichst vielen jungen und schönen Frauen zu teilen – sofern er über die entsprechenden finanziellen Mittel verfügt. Man muss dieses Werk aus der Tang-Zeit als das sehen, was es ist: als einen groß angelegten Versuch, sich mit der Frage der Erhaltung und Kultivierung sexueller Energien auseinander zu setzen. Es wäre ein großer Verlust, solche Ideen nur deswegen zu ignorieren oder gering zu schätzen, weil sie nicht mit heutigen Moralvorstellungen übereinstimmen. Deswegen bringen wir hier ein ausführliches Zitat von Sun Simiao.

«Die Theorie besagt, dass die meisten Menschen unter vierzig ihren fleischlichen Gelüsten nachgeben. Hat man aber einmal das Alter von vierzig Jahren erreicht, dann fühlt man plötzlich, wie das *qì* schwächer wird. Sobald einmal das *qì* geschwächt ist, wird man von vielen verschiedenen Krankheiten geplagt. Wenn man dies nicht ernst nimmt und sich nicht über längere Zeit mit dieser Problematik beschäftigt, wird einen dies vollkommen aus der Bahn werfen. Letzten Endes wird es nicht mehr möglich sein, diesen Zustand zu behandeln.

Deswegen sagte Peng Zhu: ‹Behandle die Menschen mit menschlichen Methoden. Nähre die Essenz mit der Essenz.› Wenn man das Alter von vierzig Jahren erreicht, muss man die rechte Methode, mit Sex umzugehen, kennen. Das *dào* des Sex ist eine intime Angelegenheit, aber nur wenige vermögen ihm tatsächlich zu folgen. Der richtige Weg, in einer Nacht Sex mit zehn Frauen zu haben, besteht darin, den Verlust von Essenz zu verhindern [d. h. keine Ejakulation zu haben]. Dies ist das Ziel des Studiums von Sex. Wenn man nicht nur diese Methode praktiziert, sondern darüber hinaus in Einklang mit den Jahreszeiten auch noch gewisse Arzneimittel einnimmt, werden sich *qì* und Vitalität verhundertfachen, und die Weisheit wird sich tagtäglich erneuern.

Wenn ich mich dem *dào* des Sex auf diese Weise annähere, dann nicht, um ein Sklave der Fleischeslust zu werden [d. h., nicht nur, um sexuelle Lust zu erleben]. Mein Ziel ist es, die Leute dahin zu bringen, sich selbst zu zügeln und ihre Gesundheit zu bewahren. Es geht nicht darum, jede Gelegenheit für Sex mit Frauen zu nutzen, um deren Lust zu befriedigen. Die wahre Bedeutung dieses Studiums ist es,

Krankheit durch Sex zu überwinden. Dies ist das Hauptziel des Studiums von Sex. Deshalb wird Unheil über jene Menschen kommen, die Heilmittel einnehmen, weil sie ihre sexuelle Begierde verstärken wollen, auch wenn sie noch nicht vierzig sind. Hier ist Vorsicht angebracht. Wer jünger als vierzig Jahre ist, braucht sich nicht mit Sex auseinander zu setzen, denn wenn die sexuelle Begierde wächst und man Mittel einnimmt, um die sexuelle Leistung zu steigern, kommt es zu einer Erschöpfung der fundamentalen Essenz, was einen dem Tod einen Schritt näher bringt. Vor allem junge Männer müssen extrem vorsichtig sein. Wenn man im Alter von vierzig Jahren nach wie vor Milchpulver zu sich nimmt, kann man das Altern hinauszögern. Nimmt man Muskovit zu sich, dann reicht allein dies, um Krankheit zu heilen und das Leben zu verlängern. Ab dem vierzigsten Lebensalter sollte man keine ableitend wirkenden, sondern eher stärkende Kräuter zu sich nehmen.

In grauer Vorzeit gelang es dem Gelben Kaiser, Unsterblichkeit zu erlangen, indem er Sex mit zwölfhundert Frauen hatte. Gewöhnliche Menschen können vom Tod ereilt werden, wenn sie Sex mit einer Frau haben. Wissen und nicht wissen, das macht den Unterschied. Wer weiß, wird nur darunter leiden, dass er nicht mit genug Frauen Sex hat. Die Frau muss nicht außergewöhnlich schön sein, aber es ist besser, wenn sie jung ist und noch kein Kind auf die Welt gebracht und gestillt hat. Ihr Körper sollte eine gewisse Fülle aufweisen. Wenn es die Finanzen erlauben, sollte man eine Frau mit weichem Haar, strahlenden Augen, einem weichen Körper mit glatter Haut und einer sanften Stimme wählen. Die Gelenke sollten von genug Fleisch umgeben sein. Die Knochen sollten nicht grob und ausladend sein. Unter den Achseln und im Schambereich sollte sie nicht behaart sein. Und wenn sie doch behaart ist, dann sollte das Haar weich und dünn sein.

Diese Anforderungen müssen nicht streng eingehalten werden. Aber wenn man sich auf Sex mit einer Frau einlässt, deren Haar trocken und steif ist, deren Gesicht düster und deren Hals derb ist und die einen hervorstehenden Adamsapfel und einen hohen Nasenansatz hat, deren Zähne wie Weizen gefärbt und deren Augen trübe sind, der Haare an Ober- und Unterlippe wachsen und deren Gelenke grob und ausladend sind, die einen dünnen Körper mit gelber Behaarung und Schamhaare hat, die dick und hart sind und gegen den natürlichen Strich wachsen, dann wird dies die Länge des eigenen Lebens vermindern.

Beim Sex sollte man abwarten, bis das *qì* gerufen wird und sich einstellt. Dann ist das *yáng* erregt. Man muss langsam vorgehen. Spiele am Anfang mit der Frau, damit Geist und Seele lange genug Zeit haben, sich zu vermischen, um das *yīnqì* herbeizurufen. Wenn das *yīnqì* hervortritt, wird der Penis sofort hart und stark werden. Der Mann sollte in Aktion treten, wenn der Penis hart ist. Die Bewegungen sollten langsam und zurückhaltend sein. Er muss wissen, wie er innehalten kann, wenn gewisse Bewegungen auftreten. Er darf sich nicht zu schnellen, starken Bewegungen hinreißen lassen, denn dies würde die fünf *zàng*-Organe in Aufruhr versetzen und sowohl den Puls als auch die Essenz schädigen und eine ganze Reihe von Krankheiten nach sich ziehen. Wenn es einem gelingt, viel Sex zu haben und seine Bewegungen unter Kontrolle zu halten, und wenn man auch darauf achtet, die Essenz nicht zu verlieren, dann kann jede Krankheit geheilt und das Leben verlängert werden.

Folge diesem Weg, und du wirst nicht vom himmlischen Pfad abkommen. Du brauchst dir keine Gedanken darüber zu machen, mit wie vielen Frauen du Sex hast. Du kannst mit hundert Frauen Sex haben, ohne deine Essenz zu erschöpfen, ja, du kannst dein Leben verlängern. Wenn du Sex mit vielen Frauen hast, hast du auch viele Gelegenheiten, weibliches *qì* aufzunehmen. Die Methode, das *qì* einer Frau aufzunehmen, besteht darin, den Penis tief in die Vagina einzuführen und lange Zeit still zu verharren. Lass das *qì* aufsteigen. Das Gesicht wird heiß werden. Dann benutze den Mund. Küsse den Mund der Frau, ziehe das *qì* der Frau ab, und nimm es in dich auf. Währenddessen kann der Mann seinen Penis langsam und sanft bewegen. Wenn sich gewisse Bewegungen einstellen, sollte die Bewegung unterbrochen werden. Der Atem sollte langsam gehen und die Augen geschlossen sein.

Wenn man dieses sexuelle *qìgōng* zu praktizieren vermag, wird man an Stärke gewinnen. Dann wird man auch in der Lage sein, mit mehreren Frauen nacheinander Sex zu haben. Um den größten Nutzen für die eigene Gesundheit daraus zu ziehen, ist es wichtig, mit unterschiedlichen Frauen zu verkehren. Wenn man nur mit einer Frau Sex hat, wird sich das *yīnqì* erschöpfen, und die Wohltaten des *yīnqì* werden verloren gehen. Das *dào* des *yáng* ähnelt dem Feuer. Das *dào* des *yīn* ähnelt dem Wasser. Wasser kann Feuer besiegen. *Yīn* kann *yáng* besiegen. Wenn man immer nur eine Frau benutzt, kann das *yīn* das *yáng* besiegen und mindern. In diesem Fall kann das, was ein Mann gewinnt, nicht wett machen, was er verliert. Aber wenn man Sex mit zwölf verschiedenen Frauen hat, ohne seine Essenz zu verlieren, wird das Altern aufgehalten und es wird sich mehr Energie entwickeln. Wenn ein Mann Sex mit 93 verschiedenen Frauen haben könnte, ohne die Essenz zu verlieren, könnte er zehntausend Jahre lang leben!

Ein Mann, der zu wenig Essenz [Samen] hat, wird leicht krank. Ein Mann, der keine Essenz hat, stirbt. Man kann es sich nicht erlauben, diese Fakten zu ignorieren. Wenn man häufig Sex hat, dabei aber nur einmal seinen Samen verliert, dann wird dies die Essenz mehren und einen vor Leere schützen. Wenn man hingegen nur mit einer Frau Sex hat, aber jedes Mal den Samen freisetzt, dann wird dies die Gesundheit schädigen. Die Essenz wächst ganz natürlich und erlangt ihre Fülle von neuem, nachdem sie im Sex freigesetzt wurde. Aber dies geschieht langsam, nach und nach. Es ist nicht so wirksam, als hätte man Sex mit vielen verschiedenen Frauen und als würde man den Samen zurückhalten.

Wenn Menschen Sex haben, sollten sie durch die Nase einatmen und durch den Mund ausatmen. Stellt sich nach dem Sex ein Gefühl ein, als wäre da Dampf, dann handelt es sich um ein Phänomen, das als *déqì* [das *qì* bekommen oder festhalten] bekannt ist. Nimmt man drei *fēn* [0,3125 Gramm] Kalmuspuder, gemischt mit Doldenrebe, und massiert den Körper damit so lange, bis die Haut trocken ist, dann wird die Haut widerstandsfähig, und wunde Stellen können vermieden werden. Wenn man merkt, dass der Samen austreten will, schließt man den Mund und öffnet die Augen. Halte die Luft an, und falte die Hände zu «Babyfäusten» [dabei wird der Daumen von den anderen Fingern umfasst und berührt das mittlere Gelenk des Mittelfingers]. Atme durch die Nase und lass das *qì* durch den ganzen Körper zirkulieren. Lege dich auf den Rücken, kontrahiere den unteren Teil des Körpers, und ziehe den Bauch ein. Nimm die beiden mittleren Finger der linken Hand, um den *chángqiáng* zu drücken [einen Akupunkturpunkt im Perineum]. Dann atme langsam und lang aus, indem du tausendmal mit den Zähnen klapperst. Dies bewirkt, dass die Essenz das Gehirn nähren kann. Und das wiederum wirkt sich lebensverlängernd aus.

Wenn die Essenz raschen Aktionen unterworfen ist, schädigt sie den Geist. Der ‹Klassiker der Götter› sagt, Jugend könne dadurch erhalten werden, dass man sich zuerst sexuellen Spielen mit einer Frau hingibt und dann die [dabei produzierte] Jadeflüssigkeit trinkt. Die Jadeflüssigkeit bezieht sich auf den Speichel im Mund der Frau. Erwecke die sexuelle Begierde in Mann und Frau. Nimm die linke Hand. Bleib mit deinem Geist im *dāntián*. Dort drinnen befindet sich das «rote *qì*». Es besteht aus Gelb innen und Weiß außen. Es macht alle Verwandlungen durch, es wird die Sonne und der Mond [von *yīn* und *yáng*], die sich innerhalb des *dāntián* aufwärts und abwärts bewegen. Dann treten beide ins *níwán* ein. Die beiden kommen zusammen und werden eins.

An diesem Punkt solltest du das *qì* zurückhalten. Kultiviere es. Atme weder ein noch aus. Du solltest das *qì* langsam oben [durch den Mund] und unten [durch die Genitalien] schlucken. Wenn gewisse Bewegungen einsetzen und der Samen dabei ist, auszutreten, dann sollte der Mann sich sofort zurückziehen. Ein niedriger Mann ist dessen nicht fähig.

Das *dāntián* liegt drei *cùn* [ungefähr zehn Zentimeter] unterhalb des Nabels. Das *níwán* befindet sich im Kopfinneren, direkt hinter den Augen. In der Meditation manifestiert es sich als Sonne und Mond. Sein Durchmesser scheint drei *cùn* groß zu sein. Wenn die beiden [Aspekte] ihre Form verlieren und sich vereinen, spricht man davon, dass «die Sonne den Mond verdunkelt». Wenn also Innen und Außen der Kontrolle durch den Geist unterliegen, sind die Bewegungen am allervorteilhaftesten.

Es heißt auch, dass Mann und Frau, die die Methode praktizieren, durch Sex gottgleich zu werden [nach Unsterblichkeit streben], das *qì* tief innen halten müssen und es der Essenz nicht gestatten dürfen, gestört zu werden. In der Meditation nimmt das Rote die Gestalt eines Eis auf der Innenseite des Nabels an. Die Bewegungen sollten sanft sein, sowohl beim Eindringen als auch beim Herausgehen. Er [der Penis] sollte herausgezogen werden, wenn die Essenz herbeigerufen wurde. Ein Mann, der dies zehnmal an einem Tag schafft, ohne seine Essenz zu verlieren, wird seine Lebensspanne verlängern. Sowohl

Männer als auch Frauen können gemeinsam ihren Geist beruhigen und meditieren, um ihre Vitalität mittels dieser Kultivierungsmethode zu steigern. Die Methode, gemäß dem *Sùnǚjīng* die Essenz zu regulieren, besteht darin, den Samen zweimal pro Monat, also 24-mal pro Jahr, abzugeben.

Wenn ein Mann dessen fähig ist, dann kann er 200 Jahre lang leben und noch immer eine gesunde Gesichtsfarbe haben und frei von Krankheit sein. Wenn er außerdem weiß, wie die richtigen Heilkräuter einzusetzen sind, kann er wahre Langlebigkeit erlangen. In seinen Zwanzigern kann ein Mann seinen Samen alle acht Tage verlieren; in seinen Vierzigern alle sechzehn Tage; in seinen Fünfzigern alle zwanzig Tage. In seinen Sechzigern sollte er seinen Samen behüten und ihn nicht an die Frauen verlieren. Wenn ein Mann, der über sechzig ist, noch Stärke in seinem Körper verspürt, kann er seinen Samen einmal pro Monat abgeben. Jene, deren Stärke die der anderen übertrifft, sollten ihn nicht zurückhalten. Wenn ein Mann älter als sechzig ist und monatelang keinen Sex hatte und sich noch immer normal und ruhig fühlt, sollte er seinem Samen freien Lauf lassen.

In den ersten Jahren von Zhengguan [einer Periode während der frühen Tang-Dynastie, 627–650 n. Chr.] traf ich einen alten Mann. Er sagte mir, dass er in der letzten Zeit gespürt habe, wie das *yángqì* in seinem Körper aufstieg und ihn mit sexuellem Begehren erfüllte. Dieses Bedürfnis ließ ihn Sex mit seiner Frau haben, und jedes Mal gelang es ihnen. Er war sich nicht sicher, ob es in seinem hohen Alter überhaupt noch möglich sei. War das gut oder schlecht?

Ich antwortete ihm, dies sei ein sehr schlechtes Anzeichen. ‹Hast du noch nie von einer Öllampe gehört? Wenn das Öl in der Lampe fast aufgebraucht ist und die Lampe am Ausgehen ist, verdunkelt sie sich zuerst, um dann noch einmal hell aufzulodern. Aber dieser Funken Helligkeit muss ein Ende haben. In deinem Alter solltest du dich schon vom Sex zurückgezogen, deine Essenz gespeichert und deine Begierde gezügelt haben. Plötzlich regt sich nun aber deine sexuelle Begierde. Siehst du nicht, dass das nicht normal ist? Mir tut es Leid für dich. Du solltest gut auf dich aufpassen.›

Vierzig Tage später erkrankte der alte Mann und starb. Dies war das Ergebnis seiner Sorglosigkeit. Viele Menschen nehmen eine ähnliche Haltung ein. Dieser alte Mann steht nicht alleine da; vielen anderen wird es genauso ergehen. Menschen, die wissen, wie sie ihre Gesundheit bewahren können, achten darauf, ihre sexuelle Begierde zu zügeln, wenn das *yáng* in Fülle ist und aufsteigt. Sie geben sich keinen fleischlichen Genüssen hin, da ihnen dies nach und nach das Leben stiehlt. Sobald es dir gelingt, deine Begierde zu kontrollieren, kannst du das Öl bewahren, indem du das Licht herunterdrehst.

Wenn du dieser Kontrolle nicht fähig bist, wenn du deiner Begierde freien Lauf lässt und deinen Samen täglich verschwendest, dann wird es wie mit dem Licht der Öllampe sein: Das Öl wird sich verbrauchen [es wird also schwer für dich sein, deine Gesundheit zu schützen]. Ich fürchte, viele junge Menschen wissen darüber nicht Bescheid. Manche wissen es vielleicht, wollen es aber so lange nicht glauben, bis sie alt sind und es zu spät ist. Es ist schwierig, Krankheiten zu behandeln. Man sollte wissen, dass es bereits spät ist, und gut für sich sorgen. Man kann immer noch ein langes Leben leben und sich guter Gesundheit erfreuen; es gäbe also nichts, was den Geist in Unruhe versetzen könnte. Wenn du in deiner Jugend dem *dào* des Sex folgst, so wird dir dies helfen, dein *qì* zu pflegen und auf dem Pfad zur Unsterblichkeit weiterzuschreiten.»

Sunü stellte eine Frage: ‹Kann man, wenn man unter sechzig ist, das Tor vollkommen verschließen und den Samen nie abgeben?›

Peng Zhu antwortete: ‹Nein! Ein Mann kann nicht ohne Frau leben. Eine Frau kann nicht ohne Mann leben. Wenn ein Mann ohne Frau lebt, dann wird sein Geist erregt. Wenn sein Geist auf diese Weise in Erregung versetzt wird, erschöpft er sich. Ist sein Geist erschöpft, so verkürzt dies sein Leben. Ist sein Geist rein und aufrecht, dann hilft ihm dies, ein langes Leben zu verwirklichen. Aber solche Menschen sind rar, gerade mal einer unter zehntausend. Wenn man seine sexuellen Bedürfnisse einfach nur unterdrückt, wird es nur noch schwieriger, sie zu kontrollieren, und man wird an Samenerguss und trübem Urin leiden. Dies kann sich zu einer Krankheit entwickeln, die als ‚Sex mit einem Geist haben‘ bekannt ist. Dies würde hundertfachen Schaden bedeuten. Es gibt keine Kräuterrezeptur, die diese Krankheit heilen könnte.›

In den Verboten des Gelben Kaisers in Bezug auf Sex heißt es: ‹Wenn Menschen Sex haben und dabei zornig sind und *qì* und Blut nicht ruhig sind, dann führt dies zu Abszessen. Hält man den Harn zurück, während man Sex hat, so führt dies zu Schmerzen beim Harnlassen und im Penis. Hat man Sex, wenn man blass im Gesicht ist, als hätte man gerade eine anstrengende Reise hinter sich, dann werden die fünf *zàng*-Organe geschädigt, da eine Leere in ihnen entsteht. Dies führt zu den fünf Behinderungen [Behinderung des Herzens, der Leber, der Milz, der Lunge und der Nieren, die von unzureichendem *yīn, yáng, qì* und Blut in den Organen hervorgerufen werden]. Dies wird auch die Fruchtbarkeit beeinträchtigen. Wenn ein Mann Sex mit einer Frau hat, die gerade ihre Periode hat, so wird er an Vitiligo leiden. Quecksilber darf nicht mit den Sexualorganen in Kontakt kommen. Das Fett von Hirschen und Schweinen kann Impotenz verursachen.»»

Diese Vorstellungen mögen uns archaisch, abstrus, vielleicht auch völlig irrelevant erscheinen. Aber sie müssen in ihrem historischen und kulturellen Kontext verstanden werden. Vor mehr als tausend Jahren widmete sich Sun Simiao dem Studium und der Verfeinerung dessen, was bereits damals eine alte Tradition von Magie und Medizin darstellte. Zu seiner Zeit erlebte die chinesische Kultur eine Hochblüte, und ein großer Teil des chinesischen Adels und der Intelligenz widmete sich der Kultivierung des Lebens. Diese Menschen versuchten mit dem Wissen und den Ressourcen, die ihnen zur Verfügung standen, aus den unterschiedlichsten Theorien und Methoden zur Verlängerung des Lebens und zur Steigerung der Lebensqualität eine Synthese herzustellen.

Sun Simiaos Werk ist von zentraler Bedeutung für die Entwicklung der chinesischen Medizintheorie. Seine Schriften sind eine der klarsten Darlegungen der Prinzipien von *yīn* und *yáng* und deren Beziehung zu Sexualität und Gesundheit. Seine Arbeit als Alchemist führte die chinesische Medizin zu neuen Höhen, da er bestrebt war, aus der in den alten Überlieferungen enthaltenen Essenz eine systematische Methode zu entwickeln, um Heilkräuter und Mineralien zu wirksamen Präparaten zu verarbeiten.

隱 言 Daoistische Sexualmagie

Daoistische Alchemisten versuchten, den Alterungsprozess umzukehren und dadurch das Leben zu verlängern. Dabei wendeten sie zwei Methoden an: Einerseits entwickelten sie Rezepturen und Techniken, um Heilkräuter und Mineralien zu synthetisieren, die sie dann mit dem Ziel, das Leben zu verlängern, einnahmen. Andererseits versuchten sie, die dem Körper innewohnenden «Schätze» durch Meditation zu kultivieren und zu kontrollieren.

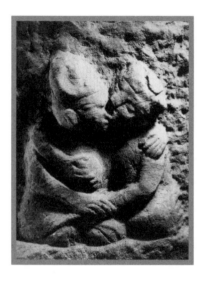

Steinrelief, das ein Paar in einer daoistischen sexuellen Umarmung zeigt

Das eigentliche Ziel dieser zweiten Methode war jedoch nicht einfach Langlebigkeit, sondern Unsterblichkeit. Die Theorien und Techniken der daoistischen Kultivierung der Sexualität fallen in erster Linie in diese zweite Kategorie, bei der es um die Suche nach dem «inneren Elixier» geht. Diese sexuelle Magie zielte auf eine Läuterung der «Essenz» ab. Dies begann damit, dass die Adepten bestrebt waren, während des Geschlechtsverkehrs keine Essenz zu verlieren. Dank spezieller Methoden, zu atmen und das *qì* im Körper zirkulieren zu lassen, speicherten sie die Essenz, um sie dann in Geist zu transformieren. Durch diese Praktiken hofften die daoistischen Eingeweihten, unsterblich zu werden.

Der daoistische Weg zur Unsterblichkeit steht in krassem Gegensatz zu jenem Weg, den die westlichen Religionen einschlugen. Im Judentum, im Islam und im Christentum vertrauen die Gläubigen auf die Allmacht Gottes und darauf, dass sie durch hingebungsvolles Einhalten der göttlichen Verhaltensregeln mit dem ewigen Leben belohnt werden. Die Daoisten sahen die Sache ganz persönlich und direkt. Sie glaubten, dass sie durch verschiedene Methoden, die alle auf ähnlichen Prinzipien aufbauten, die Grundsubstanzen des Körpers und damit den Körper selbst würden transformieren können. Diese Transformation wurde auf die unterschiedlichste Art und Weise beschrieben, aber nie als etwas, das nach dem Tode stattfindet. Sie vollzog sich während des Lebens und schloss den Tod aus; es war eine Transformation, die die Essenz des Lebens verkörperte. Die Daoisten versuchten, diese Verwandlung durch Drogen, durch Atemtechniken und Übungen sowie durch sexuelle Praktiken und die Läuterung der «Essenz» zu erreichen.

Wir setzen «Essenz» hier in Anführungszeichen, um die Komplexität der Bedeutung dieses Begriffes zu unterstreichen. Diese Komplexität wird in dem weiter unten (S. 251ff.) zitierten Text, der aus dem in der Ming-Dynastie verfassten *Xìngmìng guīzhǐ* stammt, deutlich. Dieses Buch bekamen wir von einem Mönch auf dem Berg Qingcheng in der Nähe von Chengdu, als wir ihn eines Tages in seinem Tempel auf dem Gipfel des «Bergs der Grünen Stadt» fragten, was jemand tun solle, der das *dào* studieren wolle. Er hielt mitten im Gehen inne und lächelte uns an: «Es gibt ein Buch, das jeder, der dem *dào* folgen will, als Erstes lesen soll.» Später gab er uns dann das *Xìngmìng guīzhǐ*.

Das von uns ausgewählte Zitat aus dem *Xìngmìng guīzhǐ* beschäftigt sich zwar fast ausschließlich mit der Erlangung von Unsterblichkeit durch Sex aus dem Blickwinkel des Mannes, aber es enthält auch Hinweise, die sich auf sexuelle Praktiken für Frauen beziehen. Dabei muss man sich vor Augen halten, dass das China der Ming-Zeit eine männerdominierte Gesellschaft war.

Auch hier wieder gilt es, den unter der Oberfläche versteckten Bedeutungen auf der Spur zu bleiben. Eine solche Suche kann eigentlich nur bei den Begriffen *yīn* und *yáng* beginnen. Die Dominanz des männlichen Blickwinkels spielt in diesem Fall keine Rolle, denn die Theorie von *yīn-yáng* ist ihrer Essenz nach frei von solchen Vorurteilen: *Yīn* und *yáng* können nur existieren, wenn sie koexistieren. In ihrem ständigen Zusammenspiel steigt das eine auf, während das andere absinkt, aber keines von beiden vermag auf Dauer eine Vorrangstellung einzunehmen. Sie werden als komplementäre Kräfte verstanden, wobei das *yáng* das *yīn* vorantreibt und stützt, während das *yīn* das *yáng* zurückhält und kontrolliert, so dass sie durch ihre Harmonie das Leben selbst aufrechterhalten.

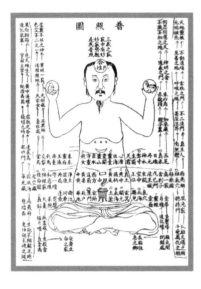

Illustration aus dem *Xìngmìng guīzhǐ*, die die spirituelle Wurzel von Himmel und Erde im Körper zeigt

Die implizite Ordnung von *yīn* und *yáng* drückt sich auch darin aus, dass es unter den Unsterblichen fast so viele Frauen gibt wie Männer. Der Status einer Sunü illustriert dieses Faktum. Sie war nicht nur die Gefährtin des Gelben Kaisers, sondern auch seine Lehrerin. Ihre *yīn*-Essenz lieferte ihm jene Substanz, die er brauchte, um sein vitales *yáng* zu stärken und Unsterblichkeit zu erlangen.

Wir sehen also, dass diese Texte, auch wenn sie von einer männlichen Perspektive geprägt sind, den Keim für sexuelle Harmonie enthalten. Diese Harmonie wurde eher dynamisch und weniger statisch aufgefasst. Sowohl Männer als auch Frauen können in den Vorstellungsmustern, die der Theorie von *yīn* und *yáng* zu Grunde liegen, Hinweise dafür finden, wie sie sich bei dem multidimensionalen Austausch, der während des Geschlechtsverkehrs stattfindet, angemessen zu verhalten haben.

Ein Aspekt, der vielleicht wieder aus der männlichen Sicht des Autors des *Xìngmìng guīzhǐ* resultiert, ist die Konzentration der Aufmerksamkeit auf das Zurückhalten der «Essenz». *Jīng* ist von zentraler Bedeutung für die Praxis der daoistischen Sexualmagie. Wie wir bereits früher angemerkt haben, ist «Essenz» nur eines der Wörter, die im Deutschen zur Übersetzung dieses Terminus verwendet werden. Wie so viele chinesische Begriffe umfasst auch *jīng* eine ganze Reihe unterschiedlicher Bedeutungen. Zwei davon sind für das Verständnis von *jīng*, wie es in den daoistischen Schriften über Sexualität verwendet wird, besonders wichtig: Wie wir bereits gesehen haben, kann es sowohl «Essenz» als auch «Samen» bedeuten. Der Begriff entfaltet seine gesamte Bedeutung erst durch die harmonische Interaktion von «Essenz» und «Samen» und in den meisten Fällen sollten beide Bedeutungsebenen gleichzeitig berücksichtig werden, da sich das Wort *jīng* in den daoistischen Schriften über Sexualität sowohl auf das Konzept der Essenz als auch auf die Substanz, die bei der Ejakulation abgegeben wird, bezieht.

Das Problem, das sich auf Grund dieser Vermischung der Bedeutungsebenen ergibt, besteht darin, dass oft nicht klar ist, worauf sich der Rat, das *jīng* zurückzuhalten, bezieht: Soll der Mann eine Ejakulation verhindern, oder ist mit *jīng* etwas anderes, weniger leicht Fassbares gemeint? Dieses Andere, das tatsächlich weniger leicht fassbar ist, ist das Konzept des Zurückhaltens der Essenz an sich. Viele Schriftsteller haben das Problem dadurch gelöst, dass sie die Ejakulation beim Geschlechtsverkehr generell verboten. Wir wollen hier weder diese noch die gegenteilige Interpretation verteidigen, sondern nur betonen, dass der Text des *Xìngmìng guīzhǐ* eine Ambivalenz birgt, die nicht aufzuheben ist – es sei denn, der Leser sucht nach einem tieferen Verständnis, indem er andere Texte konsultiert und sich auf sein Gefühl für den eigenen Körper und dessen natürlichen Rhythmus verlässt.

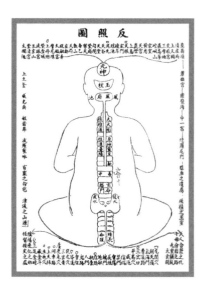

Illustration aus dem *Xìngmìng guīzhǐ*,
die die wichtigsten Akupunkturpunkte
zeigt, durch die das *qì* fließt

Die spirituelle Uröffnung schließt sich, um die angeborene Essenz
zu sammeln. Laozi nennt sie *xuánpìn zhī mén* [das Tor des Geheimnisvollen Weiblichen]. Die Daoisten sagen, das Geheimnisvolle
Weibliche sei der Ort, an dem das Goldene Elixier kultiviert werden sollte. Die gesamte Prozedur des Kultivierens, vom Anfang bis
hin zur Transformation des Geistes, findet dort statt. Wer also diese
Öffnung kennt, der kann das *dào* des Goldenen Elixiers erlangen.
Was ist diese Uröffnung? Wo liegt sie? Alte Daoisten erklärten sie
auf viele verschiedene Arten und verliehen ihr die unterschiedlichsten Namen, zum Beispiel nannten sie sie Gastgeber der angeborenen Essenz; Herrscher der zehntausend Manifestationen; Basis
des *tàijí*; Wurzel des Chaos [des uranfänglichen Zustands des Universums]; das Land der Vollkommenheit; den Ort der Verdichtung;
Tal der Leere; Quelle alles Erschaffenen usw. Es ist fast unmöglich,
alle Namen, die ihr im Lauf der Zeit gegeben wurden, aufzulisten.
Diese Öffnung ist nicht der Mund, nicht die Nase oder das Herz,
auch nicht Niere, Leber, Wirbelsäule oder Lunge. Sie befindet sich
auch nicht zwischen den beiden Nieren. Sie liegt nicht im *dāntián*
[einen *cùn* und drei *fēn* (ein Zehntel eines *cùn*) unterhalb des Nabels] oder im *níwán* [dem Akupunkturpunkt am Scheitel des Kop-

fes] und auch nicht im *qìhǎi* [einem Akupunkturpunkt im Unter-bauch].

Der große Daoist Chun Yang berief sich auf die Theorie des Lebens, um sie zu erklären: «Wenn Vater und Mutter beginnen, Sex miteinander zu haben, dann strömt das geheimnisvolle Licht des Uranfänglichen in den Schoß der Mutter. Es hat die Form einer mit strahlender Helligkeit gefüllten Kugel.» Konfuzius nannte es *rén*. Es ist auch als *wújí* bekannt. Die Buddhisten nennen es eine Perle. Genauso ist es auch als leuchtender Kreis bekannt.

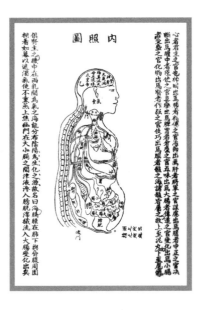

Illustration aus dem *Xìngmìng guīzhǐ*, die das System der Entsprechungen zwischen den Hauptorganen und deren Funktionen veranschaulicht

Im Daoismus wird es *dān* [Elixier] und *língguāng* [spirituelles Licht] genannt. Aber alle diese Namen beziehen sich auf dieses eine *qì* der Öffnung, die höchste Essenz des Großen Chaos. Es ist der Ur-sprung des geschaffenen Körpers und markiert den Anfang des Empfangens des *qì*. Es ist die Basis des Lebens und der Urahn der zehntausend Transformationen. Am Ende des Geschlechtsverkehrs verschmelzen *jīng* und Blut und bedecken die Außenseite [dieser Kugel].

Es wird zu dem, was Konfuzius *tàijí* nannte. Die fünf *zàng*- und die sechs *fǔ*-Organe, die vier Gliedmaßen, die hunderte von Knochen, alle nehmen sie seinetwegen Gestalt an. So kann man hören, sehen, aufrecht stehen und gehen, alles nur deswegen. Man kann deswegen Menschlichkeit, Gerechtigkeit, Riten und Weisheit geben und empfangen. Und man kann [dank diesem Phänomen] ein Weiser werden, ein Gott, der in rechtem Verhalten, in den literarischen und den Kampfeskünsten bewandert ist.

Der eigentliche Ursprung aller Dinge ist das *tàijí*. Das *Cāntóngqì* [ein wichtiger daoistischer Text aus der Östlichen Han-Dynastie, 25–220 n. Chr.] sagt: «Der Körper des Menschen kommt ursprünglich aus der Leerheit. Die uranfängliche Essenz zerstreut sich dank der Kraft des *qì* wie Wolken. Das Geheimnisvolle Weibliche kommt ins Sein, sobald sich dieses *qì* verdichtet. Es schafft den Pfad der Weisheit in der oberen Position [*níwán*] und im Meer des *qì* an der unteren Stelle [*dāntián*]. Der Geist und der Verstand, die eigene Natur, sind in diesem Pfad der Weisheit enthalten. Dort sind auch das Leben, das *qì* und das Schicksal beheimatet. Obwohl das Leben sich in den Drachen [männlich] und den Tiger [weiblich] teilt, wird die Wurzel des Lebens in der Uröffnung kontrolliert.» Deshalb sagt Laozi: «Das Tor des Geheimnisvollen Weiblichen ist die Wurzel von Himmel und Erde.»

Dieses Zitat beschreibt das daoistische Ziel, ein inneres Elixier zu schaffen und zu pflegen. Das nächste Kapitel beschäftigt sich speziell mit dem Sexualakt und dessen Bedeutung in diesem Prozess.

Das *Yìjīng* sagt: Wenn das *qì* des *yīn* und das *qì* des *yáng* sich vereinen und Himmel und Erde verbinden, dann ergeben sich daraus die zehntausend Verwandlungen. Wenn Mann und Frau sich geschlechtlich vereinen, dann erscheinen die zehntausend Wesen auf der Welt. Himmel und Erde bringen alle Wesen hervor, weil sich *yīn* und *yáng* mischen. So nimmt das Ingrediens für das innere Elixier durch die sexuelle Vereinigung von *yīn* und *yáng* Gestalt an. Es gibt nichts Geschaffenes, das Gestalt annehmen könnte, ohne dass sich *yīn* und *yáng* mischten.

Die besondere Bedeutung, die der Vereinigung in diesem Prozess des Hervorbringens des inneren Elixiers zukommt, wird in der folgenden Passage noch deutlicher:

> Wenn das *qì* des Himmels und das *qì* der Erde nicht zusammenkommen, dann wird sich der Tau nicht zeigen. Wenn das *qì* des Tigers [des Männlichen] und das *qì* des Drachen [des Weiblichen] nicht zusammenkommen, dann kann der Samen des wahren Einen nicht erschaffen werden. Sobald dieser Samen des wahren Einen existiert, worin besteht dann der Weg, das Goldene Elixier zu erfassen und zu verdichten?

Die Bedeutung der nächsten Textstelle ist nicht so klar und erschließt sich nur dem, der die Trigramme des *Yìjīng* kennt (siehe Kapitel 4):

> Die sexuelle Vereinigung von Tiger und Drachen ist die Methode der Vereinens der drei Elemente. Indem du Himmel ☰ und Erde ☷ vereinst, mischst du *yīn* und *yáng*, du umarmst die Natur und das Leben und bringst die Zwei wieder ins Eine zurück. Wenn ein Mann und seine Frau Sex haben, treten sie in der Trance ein in die Leere. Gemeinsam nehmen sie jeweils des anderen *qì* auf. Ihre Bewegungen sind wie in Schwebe. Die beiden *qì* mischen sich und interagieren wie Himmel und Erde. Sie kommen zusammen und vermischen ihren Samen, auf dass alle Dinge Gestalt annehmen und ihre Form finden. Es ist, als würde sich das Licht der Sonne mit dem Licht des Mondes vereinen, um dann gemeinsam zu erstrahlen. Es kreist um die Uröffnung. Sie bildet den Ursprung des ursprünglichen *qì* [des *qì*, das sich noch nicht in *yīn* und *yáng* aufgespalten hat] und wird die Essenz, das große ursprüngliche, das wahre Eine. Dies ist die eigentliche Wurzel der großen Arznei. Es ist die Basis für die Schaffung des Elixiers.

In diesem Zitat bleibt vieles unklar. Dennoch kristallisiert sich ein Aspekt deutlich heraus: Für die Daoisten war die sexuelle Vereinigung ein grundlegender Schritt in einem alchemistischen Prozess, der nicht nur die ständige Regeneration der menschlichen Rasse ermöglichte, sondern die Grundlage für einen magischen Akt bildete, der darauf abzielte, das Leben unendlich zu verlängern. Es steht außer Frage, dass der Daoismus Sexualität sowohl als Symbol als auch als Quelle des Lebens verstand. Dies gilt für die Hervorbringung eines neuen Wesens durch die sexuelle Vereinigung ebenso wie für die Schaffung des Goldenen Elixiers.

Die Beziehung zwischen der Kultivierung der Sexualität und der Medizin

Dass zwischen dem Studium und der Praxis der Sexualität einerseits und Medizin und Gesundheit andererseits eine Beziehung besteht, versteht sich bis zu einem gewissen Grad von selbst. Viele Menschen wissen intuitiv, dass Sex und Gesundheit etwas miteinander zu tun haben, ohne dass sie eine spezielle Theorie in Bezug auf das Wie und Warum vertreten würden. Der Westen hat es den Werken Sigmund Freuds zu verdanken, dass Sex als Thema medizinischer Studien Anerkennung fand. Freud ging davon aus, dass die Unterdrückung des Sexualtriebes geistige Störungen hervorrufen kann. Vergleicht man die westliche und die traditionelle chinesische Haltung, so kann man simplifiziert sagen, dass die alten chinesischen Theoretiker einfach nicht bei den geistigen Problemen stehen blieben. Sie betrachteten ein angemessenes Sexualleben als unabdingbar für die Gesundheit, und es war für sie ganz normal, auch diesen Bereich des Lebens zu hinterfragen, sobald Gesundheit in Krankheit umzuschlagen begann.

Diese Haltung verdankt die Medizintheorie im Wesentlichen der daoistischen Philosophie von der Harmonie mit der Natur. Statt eine Zügelung des sexuellen Bedürfnisses zu fordern, machten sich die Daoisten Gedanken darüber, wie man Sexualität harmonisch gestalten und so lenken könnte, dass sie Gesundheit und Wohlbefinden der Menschen fördert. Diese Haltung spiegelt sich in dem Verständnis wider, das die chinesische Medizin von Sexualität hat. Genauso wichtig ist jedoch, dass diese offene, sorgfältige Langzeitstudie über menschliche Sexualität wertvolle Erkenntnisse lieferte, von denen sich Theoretiker und Praktiker der Medizin jahrhundertelang leiten ließen. Dadurch erwarben sie das nötige Wissen und die Fähigkeiten, um therapeutisch in die komplexe Beziehung zwischen dem Sexualleben ihrer Patienten und deren gesundheitlichem Zustand eingreifen zu können.

Nirgends kommt das Konzept von *yīn* und *yáng* klarer zum Ausdruck als in der Beziehung zwischen Mann und Frau, denn nur durch das Zusammenwirken von *yīn* und *yáng* (wobei *yīn* für die Frau und *yáng* für den Mann steht) kann die menschliche Welt Bestand haben. Der Sexualakt ist daher sowohl als das fundamentalste als auch als das höchste Symbol der Lebenskraft, des *qì*, zu verstehen. Von Anfang an beschäftigte sich die chinesische Medizin mit der Frage, wie diese Lebenskraft in ihrem Wachstum und ihrer Entwicklung genährt und gestärkt werden kann.

So gesehen, ist es nicht verwunderlich, dass das Studium der Sexualität, die Kultivierung der Sexualenergien durch den bewussten Einsatz von Sexualpraktiken, ja, im Grunde alle Bereiche, die mit Sexualität zu tun haben, aufs Engste mit dem Streben nach Wohlbefinden verknüpft waren (und sind). Dies hat sowohl zur Entwicklung von Sexualtechniken für die Behandlung von Krankheiten als auch zu sexuellen «Übungen» geführt, die jene praktizieren, die ihre Konstitution und ihre inneren Energien stärken und ihr Leben fördern wollen. Darüber hinaus verfolgen die Daoisten mit ihrer naturalistischen Metaphysik noch ein höheres Ziel: Sie wollen Unsterblichkeit erlangen.

Für immer zu leben ist eine Vorstellung, die sicher nicht jedem in unserer modernen Welt erstrebenswert erscheinen mag. Aber viele Menschen wenden sich solch alten Weisheiten zu, um jene Fragen besser zu verstehen, die nicht primär die Länge, sondern mehr die Qualität des Lebens betreffen. Bei unserer Beschäftigung mit dieser Materie ist uns jedoch eines klar geworden: Wir werden diesen Bereich nur dann wirklich verstehen können, wenn wir uns gründlich mit seinen wichtigsten Konzepten und Begriffen vertraut machen. Aus diesem Grund kehren wir nun wieder zur Sprache der chinesischen Medizin zurück.

7 Schlüsselbegriffe der chinesischen Medizin

Dieses Buch endet im Wesentlichen so, wie es begonnen hat: mit einem genauen Blick auf die Konzepte der chinesischen Medizin in ihrem Bezug auf die chinesische Sprache. Damit verbunden ist die Hoffnung, dass die Gedanken, die in den vorangegangenen Kapiteln entwickelt wurden, in das Verständnis dieser Schlüsselbegriffe einfließen. Wer den Drachen zu reiten vermag – unsere Metapher für das Verständnis der Prinzipien der chinesischen Medizin – kann auch deren Konzepte innerhalb des chinesischen Bezugrahmens verstehen. Wir bieten diese Erläuterungen von Termini an, um Anregungen für Diskussionen zu geben und den Leser letzten Endes zu einem kompetenteren Umgang mit den Worten, Vorstellungen und Prinzipien der chinesischen Medizin zu befähigen.

Unser Ziel besteht nicht darin, letztgültige Erklärungen oder Standardübersetzungen vorzulegen. Eher geht es uns darum, Probleme aufzuzeigen, mit denen sich jene konfrontiert sehen, die solche Standards definieren wollen. Vor allem aber wollen wir die Kommunikation zwischen Patienten, Ärzten, Gesundheitsinstitutionen und Versicherungen erleichtern – also überall dort, wo man mit chinesischer Medizin zu tun hat. Wir hoffen, dass sich daraus ein Prozess entwickeln wird, der zu einem besseren Verständnis dieser Konzepte führt, die dann auch effektiver eingesetzt werden könnten.

術 語 Die Taxonomie der Nomenklatur

Die Taxonomie der Nomenklatur der chinesischen Medizin spiegelt die das Thema bestimmende Struktur wider. Normalerweise beginnen die einschlägigen Bücher mit einer Darstellung der theoretischen Prinzipien: *yīn-yáng* und die fünf Wandlungsphasen. Anschließend folgen die Termini, die die grundlegenden Strukturen beschreiben (zum Beispiel Physiologie und Anatomie). Dazu zählen etwa Begriffe wie *zàngfǔ* oder *jīngluò*. Die nächste Kategorie enthält die grundlegenden diagnostischen Termini: pathogene Faktoren, therapeutische Methoden usw.

Es ist wichtig zu erkennen, dass diese traditionelle Anordnung selbst schon eine intellektuelle Leistung darstellt und nicht nur für die Vermittlung der Inhalte relevant ist, sondern vor allem auch die Entwicklung der Medizin widerspiegelt. Von dieser klassischen Einteilung abzugehen würde bedeuten, ein wichtiges Element zu verwerfen; daher haben wir die Begriffe, die wir erklären, auch nicht nach dem Alphabet oder einer anderen, dem westlichen Leser vertrauten Konvention angeordnet.

Diese Anordnung repräsentiert eine Auffassung vom Körper, die ihn als Aggregat universeller Kräfte und Substanzen begreift. Drei Substanzen, die drei «Schätze», nehmen hier eine Sonderstellung ein: *jīng, qì* und *shén*. Aus einem anderen Blickwinkel betrachtet, kann der ganze Körper, ja, alles Geschaffene, in traditionellen chinesischen Termini als eine Anhäufung von *qì* verstanden werden. Wenn sich *qì* sammelt, beginnt Leben. Wenn sich das *qì* zerstreut, endet das Leben.

Die Einteilung der Nomenklatur kann daher als ein über die Jahrtausende hinweg entwickeltes Werkzeug begriffen werden, um jenen Menschen zu helfen, die die Bewegungen und anderen Verhaltensweisen dieses mysteriösen, lebenserhaltenden *qì* ergründen wollen. Deshalb haben wir das ursprüngliche Arrangement, das man in den meisten chinesischen Texten findet, beibehalten. Wir hoffen, dass dieses Buch dadurch auch jenen dient, die ihr Wissen durch das Studium anderer verfügbarer Bücher vertiefen wollen.

Die traditionellen Kategorien der chinesischen medizinischen Nomenklatur, neu gedacht

Wem die Struktur der chinesischen Theorie der Medizin nicht vertraut ist, dem erscheint die in der chinesischen Medizin übliche Anordnung der medizinischen Termini seltsam und verwirrend. Etwas klarer wird die Angelegenheit, wenn man das Arrangement des Materials in Lehrbüchern betrachtet. Wenn wir den Inhalt eines typischen westlichen Lehrbuchs für Anatomie betrachten, entdecken wir, dass das Material nach einem offenbar organischen Muster angeordnet ist, das eine bestimmte Sicht reflektiert (und sie damit fortschreibt) und damit auch ein spezifisches Verständnis des menschlichen Körpers, seines Wesens und seiner Funktionen widerspiegelt. Das konventionelle Paradigma des Körpers ist so selbstverständlich geworden, dass die gesamte Darstellung der menschlichen Anatomie als «vollständig» angesehen wird. Sie ist in den Lehrbüchern als solche aufgezeichnet und institutionalisiert. Vor allem aber wird dieses Bild von Theoretikern, Forschern, Klinikern und der breiten Öffentlichkeit als einzige korrekte Darstellung der Wahrheit über den Körper akzeptiert. Wenn wir dann einem Paradigma aus einem anderen Kontext oder einer anderen Kultur begegnen, finden wir es seltsam, wissenschaftlich unbegründet und verwerfen es daher.

Das traditionelle chinesische Bild des Körpers und seiner dynamischen Systeme und Subsysteme unterscheidet sich wesentlich von dem, das in der westlichen Medizin herrscht. Die westlichen Anatomen sehen den Körper als eine Hierarchie von Struktur und Funktion, genau so, wie es in den Lehrbüchern dargestellt wird. Die Anordnung erfolgt nach immer komplexeren Systemen, die bei der einzelnen Zelle beginnt, über Zellkolonien und Embryonalstrukturen bis hin zu Geweben, Organen und Systemen führt, ja, bis zum gesamten Organismus und letztlich zum individuellen menschlichen Leben. Die speziellen Daten, die Medizinstudenten auf den Seiten ihrer Lehrbücher präsentiert werden, entsprechen dieser übergeordneten Struktur, und Material, bei dem dies nicht der Fall ist, wird verworfen.

Nehmen wir die Vorstellung der *jīngluò* in der chinesischen Medizin. Wie könnte dieses Konzept in das Modell hineinpassen, nach dem ein westlicher Anatom den Körper begreift? Die Antwort auf die Frage ist problematisch, weil sich die *jīngluò* eben nicht nahtlos ins westliche Paradigma einfügen und auch nicht mittels biomedizinischer Instrumente betrachtet werden können. Westliche Anatomen sehen sie nicht, also «existieren» sie nicht.

Die alten Chinesen interessierten sich viel mehr dafür, wie die Dinge funktionierten, und vor allem dafür, wie sie interagierten; es interessierte sie zum Beispiel, herauszufinden, wie die Stimulation eines Teils des Körpers – eines Fingers oder einer Zehe – bemerkenswerte Wirkungen in distalen Regionen – im Bauch oder den unteren Extremitäten – hervorrufen kann. Sie versuchten, sowohl das Wesen als auch die diesen komplexen Beziehungen zugrunde liegenden Muster zu erkennen und zu verstehen. In jener Form von Anatomie und Physiologie, die die chinesische Medizin über die Jahrhunderte hinweg entwickelte, ging es daher mehr darum, herauszufinden, nach welchen Mustern *qì* erworben, gefestigt und genutzt wird und wie es funktioniert, als um organische Strukturen.

Jene, die die ersten Darstellungen des Körpers entwarfen, versuchten eine Vorstellung davon zu vermitteln, wie das universelle *qì* ihrer Auffassung nach im Körper zirkuliert und ihn belebt und wie es den Geist, die Emotionen und sämtliche organischen Funktionen des Körpers hervorbringt und beeinflusst. Diesen frühen Kartografen des Körpers, die dessen wichtigste Substanzen und Aktivitäten skizzierten, gelang es, eine aussagekräftige, dynamische Beschreibung von Mustern zu entwickeln, nach denen die Informationen, die das Funktionieren des Körpers sicherstellen, von einem Körperteil an den nächsten weitergegeben werden. Ihre systematischen Tafeln waren vollständig und ganzheitlich und vermittelten jedem, der lesen konnte, eine Vorstellung davon, wie der Organismus funktioniert. Auf dem Hintergrund dieses Wissens war es dann möglich, Disharmonien in den Mustern der Informationsweitergabe, also im *qì*, zu erkennen, eine entsprechende Diagnose zu stellen und eine Therapie festzulegen.

Zu entscheiden, wo man einen Schnitt setzen muss, um eine Gallenblase zu entfernen, ist jedoch etwas völlig anderes. Es verlangt ein anderes Denken, eine andere Haltung gegenüber dem Leben und ein anderes Handwerkszeug. Dieses Handwerkszeug besteht in erster Linie aus Worten, denn nur durch Worte können wir alle anderen Konzepte und Werkzeuge verstehen.

Die Tatsache, dass die meisten chinesischen Medizinwörterbücher mit einem Abschnitt beginnen, der jenen Worten und Begriffen gewidmet ist, die *yīn* und *yáng* beschreiben und definieren, sagt sehr viel über die chinesische Medizin aus. *Yīn* und *yáng* sind die eigentliche Wurzel von Theorie und Praxis der chinesischen Medizin. Vergleicht man diese zutiefst philosophische Wurzel mit ihrem Gegenstück in der westlichen Medizin, dann sieht man sich mit der wahrscheinlich tiefsten kulturellen Kluft zwischen diesen beiden Formen von Medizin konfrontiert.

In der westlichen Medizin existieren schlicht und einfach kein entsprechendes philosophisches Konzept und keine entsprechende Struktur. Man mag einwenden, dass man die Ursprünge der westlichen Medizin, wie eben auch die der chinesischen, bis zu primitiven Formen und Praktiken zurückverfolgen kann. Historiker können philosophische und philologische Entsprechungen zwischen der modernen Medizin und der Alchemie oder den medizinischen Künsten der alten Griechen nachweisen. Aber welches Lehrbuch beginnt mit diesen Aspekten? Kaum ein Wort wird je über die Bedeutung, ja, die Existenz solcher Verbindungen gesagt. Es ist einfach eine Tatsache, dass die moderne medizinische Praxis nicht auf einen philosophischen Ursprung zurückzuführen ist. Medizinstudenten werden darauf trainiert, sich mit den jüngsten Forschungsergebnissen und der aktuellsten Methodologie vertraut zu machen, und auch die profundesten Erkenntnisse aus dem Mund medizinischer Koryphäen beginnen stets mit den Worten: «Letzte Forschungen haben gezeigt, dass ...»

Die moderne Medizin ist ständig bestrebt, eines zu sein: modern. Neuerung, Verbesserung und Fortschritt scheinen unauflöslich miteinander verwoben zu sein: Das Neueste ist sicher auch das Beste. Hier sehen wir wieder, welche Folgen kulturelle Einflüsse für das medizinische Denken haben, ein Tatbestand, der sich nicht immer günstig auf die westliche Medizin ausgewirkt hat. Thalidomid war einmal das «Neueste und Beste». Antibiotika galten lange Zeit als das Nonplusultra der Biomedizin. Erst in jüngster Zeit beginnen die Forscher zu erkennen, dass jede Generation «neuerer und besserer» Antibiotika Patienten nicht einfach kuriert, sondern mutierte oder resistente Stämme von «Super-Bugs» heranzüchtet, denen die Antibiotika-Keule nichts mehr anhaben kann. Die Reaktion der westlichen Forscher ist, wie in solchen Fällen nicht anders zu erwarten: Sie verstärken ihre Anstrengungen, neue Antibiotika zu entwickeln.

Die chinesische Medizin hingegen legt ungeheuren Wert auf die alten Traditionen. Wenn die chinesischen Autoren medizinischer Texte frühes Material an den Anfang des jeweiligen Themas stellen, machen sie dadurch deutlich, dass sie sehr genau wissen, dass es eine gewisse Zeit braucht, bis sich Konzepte vom Körper, vom Wesen von Krankheiten sowie entsprechende Behandlungsmethoden als sicher und wirksam herausstellen können. Wir haben bei der folgenden Auflistung von Termini einerseits versucht, diesen traditionellen Ansatz zu respektieren, andererseits aber auch auf den Hintergrund des westlichen Lesers Rücksicht genommen.

 Grundlegende Termini

In diesem Abschnitt präsentieren wir mehr als hundert Grundbegriffe der chinesischen Medizin. Diese sind entsprechend den traditionellen Kategorien angeordnet, beginnend mit den fundamentalen Konzepten und dann immer spezieller werdend. Neben der Übersetzung findet sich jeweils eine kurze Erklärung und Interpretation. Wie wir bereits festgestellt haben, geht es uns nicht darum, technische Standarddefinitionen zu liefern. Wir wollen mit diesem Kapitel einen Überblick über die grundlegende Terminologie der chinesischen Medizin geben, die unterschiedlichen Bedeutungen dieser Begriffe aufzeigen und das Verständnis für andere Termini der Traditionellen Chinesischen Medizin fördern.

Die Definitionen beginnen meist mit Auszügen oder Zitaten aus *A Practical Dictionary of Chinese Medicine* (zweite Auflage, Paradigm Publications 1998), dessen Übersetzungen am ehesten Standardcharakter haben. Diesen Definitionen haben wir, wo nötig, Kommentare beigefügt, die sowohl die wörtliche als auch die übertragene Bedeutung des jeweiligen Begriffs verdeutlichen sollen. Außerdem haben wir Zitate von Autoren aus der frühen Geschichte der chinesischen Medizin ausgewählt, um dem Leser eine Ahnung davon zu vermitteln, wie sich diese Begriffe im Laufe der Zeit gewandelt haben. Dieser Ansatz soll ein Gefühl dafür geben, wie viele Bedeutungsschichten sich unter der Oberfläche fast aller Termini der traditionellen Medizin verbergen.

Die Theorien der chinesischen Medizin basieren auf philosophischen, kosmologischen und ontologischen Konzepten und Prinzipien, die sich in China im Laufe von Jahrtausenden herausgebildet haben. Es gibt einige Schlüsseltermini, die diese fundamentalsten Prinzipien beschreiben. Viele dieser Begriffe sind bereits in den vorangegangenen Kapiteln ausführlich erläutert worden. Das Wort *qì* haben wir schon oft verwendet, und auch in der folgenden Auflistung wird es an zahlreichen Stellen aufscheinen, was nur ein weiterer Beweis dafür ist, wie sehr es den Geist der chinesischen Medizin durchdringt.

Qì

Die treibende Kraft, der Impetus für alle Wandlungs- und Transformationsprozesse im Universum. Das Wort *qì* hat zahlreiche Bedeutungen. (Eine genauere Erklärung dieses Konzepts finden Sie weiter unten und in Kapitel 1.) Das Konzept des *qì* in der chinesischen Medizin stammt ursprünglich aus alten philosophischen Quellen. Es bildet die Grundlage für die Entwicklung aller medizinischer Theorien und Praktiken, deren Ziel es ist, die menschliche Physiologie und Pathologie zu erklären. Von einem philosophischen oder kosmologischen Standpunkt aus gesehen, ist *qì* der eigentliche Ursprung des gesamten Universums. Es ist die «Grundsubstanz», aus der sich alles auf der Welt zusammensetzt. Wie bereits erwähnt, schrieb Zhuangzi: «In der ganzen Welt existiert nur ein *qì*.» In der chinesischen Medizin ist qì die Basissubstanz, die den menschlichen Körper ausmacht. Die Beziehung zwischen der philosophischen und der medizinischen Bedeutung von *qì* lassen folgende Zitate erkennen:

264

Qì: 1. Luft, Gas, Dampf, Flatus (zum Beispiel das Ausstoßen von schlechtem *qì*). 2. Geruch. 3. Aura. 4. Umweltkräfte (zum Beispiel Kälte, Feuchtigkeit, Trockenheit). 5. Natur (zum Beispiel die vier *qì*). 6. Jedes der verschiedenen dynamischen Phänomene des Körpers (zum Beispiel Ursprungs-*qì*, Nähr-*qì*, *qì* der inneren Organe, Meridian-*qì*).

A Practical Dictionary of Chinese Medicine

Das Leben eines menschlichen Wesens ist nichts als das Sammeln von *qì*. Sammelt sich das *qì*, entsteht Leben. Zerstreut sich das *qì*, endet das Leben im Tod.

Zhuangzi

Das *qì* des Himmels und das *qì* der Erde befinden sich in stetem Austausch und bringen so die menschlichen Wesen hervor.

Sùwèn, «Des Gelben Kaisers Klassiker der inneren Medizin»

Der Himmel nährt den Menschen mit fünf (unterschiedenen Formen von) *qì*. Die Erde nährt den Menschen mit den fünf Geschmäcken. Die fünf *qì* treten durch die Nase ein und werden in Herz und Lungen gespeichert. Ihr Leuchten in fünf Farben zeigt sich im Gesicht und ist klar im Klang der Stimme erkennbar. Die fünf Geschmäcke treten durch den Mund ein und speichern sich im Magen und in den Eingeweiden. Die Essenz, die aus den fünf Geschmäcken extrahiert wird, nährt die fünf *qì*. Wenn das *qì* ausgeglichen ist, produziert es Körperflüssigkeiten und Speichel. Dies bringt den Geist (*shén*) hervor.

Sùwèn, «Des Gelben Kaisers Klassiker der inneren Medizin»

Qì ist die Basis des Menschen.

Nánjīng, «Der Klassiker der schwierigen Fragen»

Wújí

Unendlichkeit, Grenzenlosigkeit; ein Begriff der daoistischen Metaphysik, der sich auf einen Zustand der Existenz vor der Differenzierung von *yīn* und *yáng* bezieht. Im Kontext der daoistischen Philosophie ist *wújí* ein Teil der Erklärung dafür, wie es zur Entstehung von Leben kam. Man erinnere sich an die Zeile aus dem *Dàodéjīng*, wo diese gesamte Sequenz des Entstehens in einfache und überraschende Begriffe gefasst wird:

Das *Dào* lässt Eins entstehen. Eins lässt Zwei entstehen.
Zwei lässt Drei entstehen, Drei lässt alle Dinge entstehen.

In diesem Sinn kann *wújí* so verstanden werden, dass es Eins repräsentiert. Sein Symbol ist der Kreis. Aber selbst dieses Eins wird als Ergebnis eines Prozesses aufgefasst – des großen Prozesses, das heißt des Prozesses, der alle anderen umfasst und als *dào* bekannt ist. Der Beginn dieses großen Prozesses liegt in der «Leere».

Ein anderer Terminus für jenen Zustand der Einheit, der in der Leere besteht, ist *tàiyī*. Das Konzept des *tàiyī* kann als der Beginn des Nichtseins verstanden werden. Der Punkt, an dem der Übergang von Nichts zu Etwas geschieht, wird als ein Moment beschrieben, in dem das *qì* zu vibrieren beginnt. Mit anderen Worten: Das große Leere begann sich zu öffnen und zu schließen. In dieser kosmologischen Abfolge folgt darauf ein großer Wandel, *tàiyī*. Dieser große Wandel ist der Wandel von einer statischen zu einer dynamischen Kraft. Das Resultat ist die Ausdifferenzierung von *yīn* und *yáng*, aus deren Zusammenspiel alles Leben, alle Dinge, jede Form von Existenz entsteht. Dies ist das *yī* des *Yìjīng*.

Dieser dynamische Zustand der Existenz wird durch *tàijí* symbolisiert. *Wújí* repräsentiert demnach den Zustand der Ganzheit, der innerhalb dieser kosmologischen Sequenz vor *tàijí* (*yīn* und *yáng*) existierte. Das Wort *wú* bedeutet «nicht», «nichts», «kein», «ohne», «Negation». Das Wort *jí* bedeutet «Grenze», «Limit», «Pol», «Extrem».

Kenne das Helle, halte dich an das Dunkle. Sei der Welt eine Führer. Um der Welt ein Führer zu sein, folge deiner inneren Natur, ohne abzuirren, und kehre ins *wújí* zurück.

Dàodéjīng

Tàijí

Das große Letzte; das äußerste Limit; der Begriff bezieht sich auf die essenzielle Reduktion aller Materie und Energie, des Raums und der Zeit auf ihre letzten Bestandteile, auf *yīn* und *yáng*. *Tàijí* ist jener Zustand der Existenz, der sich aus *wújí* ergibt. *Tàijí* kann daher als die Einheit aufgefasst werden, die sich aus der «Zweiheit» der Existenz ergibt. Das Wort *tài* bedeutet «groß», «letzt», «zu viel», «extrem». Das Wort *jí* bedeutet «Grenze», «Limit», «Ausdehnung».

> *Tàijí* kommt aus *wújí* und ist die Mutter von *yīn* und *yáng*.
>
> *Tàijíquán lùn*
> von Wang Songyue, in der Transkription von Li Yi Yud

Ein *qì* begann sich aufzuteilen. Die Wahrheit dominiert und trägt ihr eigenes Urteil weiter. Es ist selbstreflexiv, erfüllt von Respekt und ehrfürchtiger Stille. *Yīn* und *yáng* sind zur Trennung verurteilt. Dies ist *tàijí*. Dies ist das Zwei (Eins lässt Zwei entstehen). Dies wird der Herrscher des Leeren genannt. In jener Sequenz der Existenz, in der sich das Universum bis zu dem Stadium, das *tàijí* repräsentiert, entwickelt hat, hat es den Beginn des Lebens erreicht. Das Licht der Intelligenz (*língguāng*) nahm Gestalt an.

Tàijí kennt nur eine Logik. In der Bewegung wird es Zeit genannt. Es macht nur einen einzigen Atemzug, und dieser währt das ganze Universum. Verdichtet hat es die Größe eines Hirsekorns. Und doch enthält es das gesamte Universum. Es wird der Wahre Samen genannt. Sich befreien und zur Wurzel zurückkehren, den Atem lassen und in eine andere Welt verschwinden: das ist die «Zeit des *tàijí*». Schwanger mit diesem Samen zu gehen und die Frucht zu ernten, Sex zu haben und ein Kind auszutragen, dies ist der Wahre Samen. Wenn man die beiden Extreme (*jí*) schützen und bewahren kann, kann man das Leben bis über die vom Himmel verliehene Spanne hinaus verlängern.

Xìngmìng guīzhǐ

Yì [das *Yìjīng*] hat *tàijí*. *Tàijí* bringt die beiden uranfänglichen Kräfte hervor. Diese beiden Kräfte bringen die vier Jahreszeiten hervor. Die vier Jahreszeiten bringen die acht Trigramme hervor.

Yìjīng, «Das Buch der Wandlungen»

Yīn-Yáng

Die komplementäre Gegensätzlichkeit, die die Grundelemente aller Phänomene und Ereignisse im gesamten Universum enthält. Das Konzept von *yīn* und *yáng* stellt einen Entwicklungsschritt innerhalb der kosmologischen Sequenz dar, die die frühe chinesische Philosophie entworfen hat. Die Entwicklung dieser Begriffe zeigt, wie wichtige Aspekte der naturalistischen Philosophie, die später vor allem mit dem Daoismus assoziiert wurden, gewachsen sind. Ursprünglich dienten die Zeichen dazu, die beiden Seiten eines Hügels zu unterscheiden. *Yīn* bezeichnete die nördliche oder schattige Seite, *yáng* die südliche oder sonnenbeschienene Seite. Im ältesten Wörterbuch der chinesischen Sprache, dem *Shuōwén jiězì*, aus der Zeit der Östlichen Han, werden die beiden Begriffe folgendermaßen erklärt: «*Yáng*, hoch, hell. *Yīn*: dunkel, die nördliche Seite des Berges oder die südliche Seite eines Flusses.» Im *Yìjīng* heißt es: «Ein *yīn* und ein *yáng* bilden das *dào*.» Die Begriffe wurden zur Erklärung aller Naturphänomene herangezogen – sei es nun der Wechsel von Tag und Nacht oder die komplexen Strukturen und Funktionen des menschlichen Körpers.

Zwei komplementäre, entgegengesetzte Prinzipien des chinesischen Denkens; das eine (*yīn*) steht für das Dunkle, Weibliche, Empfangende, das andere (*yáng*) für das Helle, Männliche, und Aktive. Die beiden Prinzipien kategorisieren Phänomene, die eine ähnliche Qualität und Beziehungsstruktur aufweisen. Die chinesischen Zeichen für *yīn* und *yáng* bezeichnen die dunkle beziehungsweise die helle Seite eines Berges, das heißt das Helle und das

Dunkle. Viele andere Phänomene sind eng mit dem Hellen beziehungsweise dem Dunklen verbunden.

Zum Beispiel wird Licht mit Hitze und Dunkelheit mit Kälte assoziiert. Der Tag ist die warme, helle Zeit, die Nacht die kalte, dunkle. Der Sommer ist die Jahreszeit des hellsten Lichts und der größten Hitze, der Winter die der größten Dunkelheit und Kälte. Der Süden ist die Position der größten Helligkeit und Wärme. der Norden die der größten Dunkelheit und Kälte. Tag und Sommer sind Zeiten der Aktivität; Nacht und Winter sind Zeiten von Inaktivität und Stille. Der obere und äußere Teil eines Objekts erhält meist mehr Sonnenlicht; der innere oder untere Teil eines Gegenstandes ist eher dunkel. Licht (*yáng*) verhält sich zu Dunkelheit (*yīn*) wie Hitze zu Kälte, Tag zu Nacht, Sommer zu Winter, Süden zu Norden und Aktivität zu Inaktivität. Daher sind Hitze, Tag, Sommer, Süden und Aktivität *yáng*, während Kälte, Nacht, Winter, Norden und Stille *yīn* sind.

A Practical Dictionary of Chinese Medicine

Wǔxíng

1. Die fünf Wandlungsphasen (die die Materie in ihrem unendlichen Kreislauf durch alle materiellen Substanzen durchläuft); daher 2. die fünf Wandlungsphasen: Metall, Wasser, Holz, Feuer und Erde. Dieser Terminus bezieht sich auf ein theoretisches Gebilde, das die Basis eines wesentlichen Teils des chinesischen Denkens bildet. Die fünf Wandlungsphasen sind eine Ausweitung, ein Ausdruck der *yīn-yáng*-Theorie, wie sie auf die Natur der materiellen Substanzen und auf die verschiedenen Beziehungen, die zwischen den einzelnen Phasen der Materie bestehen, angewandt wird. Diese fünf Phasen sind metaphorisch zu verstehen, das heißt, sie liefern Bilder, die die frühen Theoretiker verwendeten, um ihr Denken über die physische Welt zu organisieren. Das Wort *wǔ* bedeutet «fünf». Das Wort *xíng* bedeutet «Passage», «Durchgang», «Weg», «gehen», «o.k.».

Die fünf Wandlungsphasen sind, wie *yīn* und *yáng* auch, Kategorien von Qualität und Beziehung. Die alten chinesischen Denker betrachteten Phänomene innerhalb des Universums als das Produkt der Bewegung und Verwandlung von fünf Entitäten: Holz, Feuer, Erde, Metall und Wasser. Diese fünf Aspekte repräsentieren Qualitäten, die auf spezifische Weise zueinander in Beziehung stehen. Andere Gruppen von jeweils fünf Phänomenen haben ähnliche Qualitäten und stehen in Beziehungen zueinander, die jenen zwischen den fünf Phasen analog sind.

A Practical Dictionary of Chinese Medicine

Die Herrscher der Urahnen bildeten die Welt aus Metall, Holz, Wasser, Feuer und Erde.

Guóyǔ

Sìshí

Die vier Jahreszeiten; ein allgemeiner Terminus für Frühling, Sommer, Herbst und Winter, wobei der dritte Monat des Sommers (der sechste Monat des chinesischen Mondjahres) «langer Sommer» genannt wird. Die vier Jahreszeiten werden auf folgende Weise mit den fünf Wandlungsphasen in Beziehung gesetzt: Frühling – Holz; Sommer – Feuer; langer Sommer – Erde; Herbst – Metall; Winter – Wasser. Es gibt allerdings auch alternative Zuordnungen. Eine davon ordnet die Erdphase dem Ende einer jeden Jahreszeit zu, also jener Position, die sie im langen Sommer in der oben beschriebenen Sequenz einnimmt. Der dritte Monat des Frühlings entspricht demnach der Erdphase, so wie der dritte Monat des Sommers beziehungsweise einer anderen Jahreszeit. Diese Beziehung kommt in der folgenden Passage aus dem «Klassiker der Kategorisierungen» zum Ausdruck, der 1625 von Zhang Jiebing verfasst wurde:

Die Milz gehört zur Erde, deren Einfluss sich auf das Zentrum erstreckt und sich 18 Tage lang am Ende jeder der vier Jahreszeiten manifestiert. Sie wird keiner einzelnen Jahreszeit im Speziellen zugeordnet.

Zhang Jiebing, «Klassiker der Kategorisierungen»

In der chinesischen Medizin wird den vier Jahreszeiten eine herausragende Rolle in Ätiologie und Pathologie zugeschrieben. Das Wissen um die jahreszeitlichen Veränderungen und die Beherrschung von Methoden, die es erlauben, den Körper den Jahreszeiten entsprechend zu regulieren, bilden einen wesentlichen Aspekt von Theorie und Praxis. Das gesamte zweite Kapitel von «Des Gelben Kaisers Klassiker der inneren Medizin» widmet sich diesem Thema.

So sind die vier Jahreszeiten und *yīn* und *yáng* die Wurzel alles Geschaffenen. Um dieser Wurzel zu folgen, empfängt, entwickelt und nährt der Weise das *yáng* im Sommer und das *yīn* im Winter. So weilt der Weise gemeinsam mit der gesamten Schöpfung am Tor von Leben und Wachstum. Wer sich gegen die Wurzel und die vier Jahreszeiten auflehnt, trennt sich von seiner Wurzel ab und schädigt sein Selbst. *Yīn* und *yáng* und die vier Jahreszeiten sind Anfang und Ende von allem Geschaffenen und Ursache von Leben und Tod. Wer sich diesem Naturgesetz entgegenstellt, wird sich Ungemach und Heimsuchungen zuziehen, während jene, die dem Gesetz des Universums folgen, von gefährlichen Krankheiten verschont bleiben, denn sie haben das *dào* erlangt.

«Des Gelben Kaisers Klassiker der inneren Medizin»,
nach der Übersetzung von Ilsa Veith

Das Wort *sì* bedeutet «vier», das Wort *shí* «Zeit», «Jahreszeit».

Die Menschheit und der Himmel sind miteinander verbunden und stehen in Beziehung zueinander. Der Puls muss dem Wandel der Jahreszeiten folgen.

Yīxué xíngwù

Die Menschheit ist aus dem Zusammenspiel des *qì* des Himmels und der Erde geboren. So entstand das Gesetz der vier Jahreszeiten, das das Leben aufrechterhält.

«Des Gelben Kaisers Klassiker der inneren Medizin»

Begriffe, die sich auf Struktur und Funktion des Körpers beziehen

Die folgenden Begriffe bilden einen Teil der Terminologie der traditionellen chinesischen Anatomie und Physiologie. Sie beschreiben den Körper anhand seiner Komponenten, wobei besonderes Augenmerk auf die funktionelle Organisation und die Beziehung der Teile untereinander gelegt wird.

Qì

1. Verfeinerte Substanz; die geläuterte und lebenserhaltende Substanz, die im Körper fließt. 2. Das vitale, transformative Potenzial, vor allem in seiner Ausprägung als funktionelle Kraft der einzelnen Organe, Gewebe und Systeme des Körpers. (Eine detaillierte Darstellung finden Sie auf Seite 264.)

Jīng

1. Angeborene Essenz; die fundamentalen Substanzen, die den Körper bilden. 2. Mittels der Nahrung erworbene Essenz; grundlegende Substanzen, die die lebensnotwendigen Aktivitäten aufrechterhalten. 3. Reproduktive Essenz, Samen oder Ei.

Das Wort *jīng* hat eine ganze Reihe von Bedeutungen, die alle über das Konzept der «Essenz» miteinander in Beziehung stehen. Dazu gehören: «geläutert», «ausgewählt», «Essenz», «Extrakt»; «perfekt», «ausgezeichnet»; «genau», «fein», «präzise», «intelligent», «schlau», «Energie», «Geist», «geschickt», «bewandert»; «Sperma», «Samen»; «Dämon», «Geist»; «die Essenz des Lebens», «die fundamentale Substanz, die die Körperfunktionen aufrechterhält».

Das, was für Wachstum, Entwicklung und Reproduktion zuständig ist, die Stärke der Konstitution bestimmt und sich beim Mann in Form des Samens manifestiert. Die Essenz besteht aus der Vor-

Himmels-Essenz (angeborene Essenz), die von den Eltern geerbt ist und ständig durch die Nach-Himmels-Essenz (die erworbene Essenz) ergänzt wird, die von Magen und Milz aus der Nahrung produziert wird. Im Allgemeinen geht man davon aus, dass die Nach-Himmels-Essenz mit der Essenz von Getreide und Wasser, aus der auch das *qì*, das Blut und die Körperflüssigkeiten produziert werden, gleichzusetzen ist oder sich davon ableitet. Die Essenz wird oft auch als das essenzielle *qì* bezeichnet, und da sie in den Nieren gespeichert wird, heißt sie auch essenzielles Nieren-*qì*.

A Practical Dictionary of Chinese Medicine

Jīng ist der Ursprung des Körpers.

Língshū, «Des Gelben Kaisers Klassiker der inneren Medizin»

Jīng und *qì* liefern einander die Nahrung. Während das *qì* sich sammelt, erreicht das *jīng* seine Fülle. Hat das *jīng* seine Fülle erreicht, kann das *qì* gedeihen. Wenn man sein *jīng* erschöpft, so stellt sich eine Schwäche des *qì* ein, die anfällig macht für Krankheiten. Solche Krankheiten sind eine ernstliche Bedrohung für die Gesundheit. Deshalb ist *jīng* der größte Schatz im Leben eines Menschen.

Língshū, «Des Gelben Kaisers Klassiker der inneren Medizin»

Shén

1. Geist; ein allgemeiner Begriff für die vitalen Aktivitäten, wie sie sich in der äußeren Manifestation des inneren (physischen und/oder psychischen) Zustandes des Körpers widerspiegeln. Als solcher ist *shén* das primäre Kriterium für jede Diagnose und Prognose. 2. Geist im Sinne von Denken und Bewusstseinszustand. 3. Das Gesetz der Natur, das heißt die wesentlichen Bewegungen und Veränderungen in der Natur. 4. Der dominierende Aspekt, das heißt der Lenker von *jīng* und *qì* und aller lebensnotwendigen Aktivitäten. 5. Wunderbar, geheimnisvoll, gottähnlich, Gott.

Der Begriff *shén* bezieht sich auf die ewige Dimension des Lebens, auf die magischen oder himmlischen Aspekte alles Lebendigen. Er bedeutet «Gott», «Gottheit» oder «göttliche Natur»; «übernatürlich», «magisch»; «Gesichtsausdruck», «Erscheinung»; «klug», «schlau».

(In einem weiteren Sinn) das, was in Menschen mit gesunder Gesichtsfarbe, strahlenden Augen, aufrechter Haltung, körperlicher Agilität und klarem, kohärentem Ausdruck zutage tritt. Man sagt: «Wenn der Patient *shén* hat, dann ist er grundsätzlich gesund; wenn er kein *shén* hat, dann ist er verdammt.» So liefert *shén* wichtige Hinweise auf die Schwere einer Krankheit.

A Practical Dictionary of Chinese Medicine

Shén ist die Grundlage von Himmel und Erde. Es ist der große Anfang aller Dinge auf Erden.

Shuōyuán

Ist das *qì* erschöpft, dann verschwindet *shén*.

Dōngyī bǎojiàn

Wenn man *jīng* und *shén* kultiviert, können Krankheiten nicht eindringen.

Sùwèn, «Des Gelben Kaisers Klassiker der inneren Medizin»

Das Herz ist der Herrscher über alle Organe; daraus erstrahlt die geheimnisvolle Helligkeit von *shén*.

Sùwèn, «Des Gelben Kaisers Klassiker der inneren Medizin»

Shén ist der Herrscher über den ganzen Körper. Er kontrolliert die sieben Emotionen. Verletzt man *shén*, so führt dies zu Krankheit.

Dōngyī bǎojiàn

Wenn du *shén* hast, bist du auf dem Weg zur Gesundheit. Wenn du *shén* verlierst, dann verlierst du dein Leben.

Sùwèn, «Des Gelben Kaisers Klassiker der inneren Medizin»

Xuè

Blut; ein wesentlicher Bestandteil des Körpers, der aus der Nahrung stammt, die wir zu uns nehmen und die durch den Verdauungsprozess und den Stoffwechsel assimilierbar wird. Es ist die flüssige Substanz, die in den Blutgefäßen zirkuliert und Nährstoffe in alle Teile des Körpers transportiert.

Das Wort *xuè* bezeichnet das Blut selbst, und zwar genau in dem Sinn, in dem es auch die moderne Physiologie versteht. Es hat im Kontext der chinesischen Medizin darüber hinaus aber noch eine spezifische Bedeutung: Es bezeichnet den materiellen Anteil des Zirkulationssystems, und zwar in seiner einzigartigen Beziehung zum Kreislauf des *qì*. Diese kommt am klarsten in «Des Gelben Kaisers Klassiker der inneren Medizin» zum Ausdruck: «Das Blut ist die Mutter des *qì*, das *qì* ist der Herrscher über das Blut.»

Die rote Flüssigkeit im Körper, die sich traditionellen Erklärungen zufolge vom essenziellen *qì* ableitet, das seinerseits vom Magen und der Milz aus der Nahrung extrahiert und zu rotem Blut wird, nachdem es durch das Nähr-*qì* und die Lungen transformiert wurde. Blut fließt in alle Teile des Körpers und wird vom Herzen gelenkt. Durch die Aktion von Herz und Lunge fließt es durch die Gefäße und versorgt so den gesamten Körper mit Nahrung. Alle inneren Organe und alle Körperteile sind auf Blut als Nahrung angewiesen. Herz und Leber, so heißt es, haben ihr eigenes Blut, die Begriffe «Herz-Blut» und «Leber-Blut» bezeichnen Blut im Zusammenhang mit den Funktionen dieser beiden Organe.

A Practical Dictionary of Chinese Medicine

Der mittlere *jiāo* empfängt das *qì*, extrahiert es [aus der Nahrung] und verwandelt es in rotes Blut.

Língshū, «Des Gelben Kaisers Klassiker der inneren Medizin»

Die Funktion des Blutes besteht darin, zu nähren.

Nánjīng, «Der Klassiker der schwierigen Fragen»

Sind Blut und Blutgefäße in Harmonie und gesund, dann können *jīng* und *shén* darin verweilen.

Língshū, «Des Gelben Kaisers Klassiker der inneren Medizin»

Yíng

Aufbauend, nährend (*qì*), aufbauende Nährstoffe; eine der wichtigsten Substanzen, die die vitalen Aktivitäten aufrechterhalten. Es stammt aus der verdauten Nahrung und wird von den inneren Organen absorbiert. Es zirkuliert als ein Teil des Blutes durch die Kanäle und nährt alle Teile des Körpers. Es ist der wesentliche Bestandteil des Blutes und als solcher verantwortlich für die Produktion von Blut und die Versorgung der Körpergewebe. Blut und *yíng* sind nicht voneinander zu trennen. Deshalb werden sie oft auch als *yíngxuè* bezeichnet. Das Wort *yíng* hat unterschiedliche Bedeutungen, zum Beispiel «suchen», «betreiben» (wie man ein Geschäft betreibt); «Lager», «Baracke», «Bataillon» (d. h. Unterabteilung einer militärischen Organisation).

Eine Abkürzung für Nähr-*qì*, das ein essenzielles *qì* ist. Es wird aus der Essenz der Nahrung gebildet und fließt in den Gefäßen.

A Practical Dictionary of Chinese Medicine

Yíng ist das *jīngqì* der Nahrung. Es harmonisiert und nährt die fünf *zàng*-Organe und befeuchtet die sechs *fǔ*-Organe. Es dringt in die Blutgefäße ein und folgt den Kanälen aufwärts und abwärts durch die fünf *zàng* und verbindet die sechs *fǔ*.

Sùwèn, «Des Gelben Kaisers Klassiker der inneren Medizin»

Yíngqì extrahiert sich selbst (aus der Nahrung) und wird zu Blut; es dringt in die Gefäße ein, um die vier Gliedmaßen, die fünf *zàng* und die sechs *fǔ* zu nähren.

Língshū, «Des Gelben Kaisers Klassiker der inneren Medizin»

Wèiqì

Ein Aspekt des *qì*, der den Körper auf der Ebene der Haut und der Muskeln verteidigt. *Wèiqì* fließt außerhalb der Kanäle und Blutgefäße und bildet eine «Abwehrkraft», die den Körper vor negativen äußeren Einflüssen bewahrt. Außerdem reguliert es die Schweißabsonderung. Das Wort *wèi* bedeutet «verteidigen», «äußerer Schutz».

Ein *qì*, das als «ungestüm, wagemutig und ungehemmt» beschrieben wird. Es kann nicht von den Gefäßen kontrolliert werden und fließt daher außerhalb von ihnen. In Brustkorb und Bauchbereich wärmt es die Organe, während es im Äußeren durch die Haut und das Fleisch fließt, das Öffnen und Schließen der Zwischenräume (d. h. die Schweißdrüsenkanäle) kontrolliert und die Haut glänzend und gesund hält, wodurch es die fleischige Außenseite schützt. Dadurch wehrt es das Eindringen äußerer negativer Einflüsse ab.

A Practical Dictionary of Chinese Medicine

Die Funktion des *wèiqì* besteht darin, den Körper bis an seine Grenze zu erwärmen. Es füllt die Haut, nährt die Oberfläche der Haut und kontrolliert das Öffnen und Schließen der Poren.

Língshū, «Des Gelben Kaisers Klassiker der inneren Medizin»

Jīnyè

Flüssigkeiten; ein allgemeiner Terminus für die flüssigen Bestandteile des Körpers außer dem Blut. Es ist eine der Grundsubstanzen, die in Blut umgewandelt werden. Es ist im Körper zwischen Organen und Geweben in reichlicher Menge vorhanden und erfüllt eine nährende Funktion. Es besteht aus zwei vollkommen unterschiedlichen Substanzen, die eine Einheit bilden und sich jeweils in die andere verwandeln können:

Jīn, die dünneren Flüssigkeiten. Diese haben die Funktion, die Muskeln zu nähren und die Haut zu befeuchten. Die *jīn* durchdringen auch die Blutgefäße und nähren so das Blut. Schweiß und Urin haben ihren Ursprung in diesen dünneren Flüssigkeiten. Sie sind beweglicher als die *yè*, die dickeren Flüssigkeiten (siehe unten), und sind *yáng*.

Yè, die dickeren Flüssigkeiten. Sie nähren Knochen, innere Organe sowie Gehirn und Mark. Außerdem befeuchten sie die Öffnungen der Organe und die Gelenke. Da sie dichter und substanzhafter, gleichzeitig aber weniger beweglich sind, sind sie *yīn*.

Im Allgemeinen haben *jīn* und *yè* die gleichen Eigenschaften. Sie entstammen beide der Essenz der Nahrung. Sie beeinflussen einander gegenseitig und verwandeln sich jeweils ineinander, während sie im Körper zirkulieren und in einem zyklischen Ablauf den gesamten Organismus nähren. Daher werden sie meist als *jīnyè* bezeichnet. Das Wort *jīn* bedeutet «Fähre», «Furt»; «Speichel», «Schweiß», «Feuchtigkeit». Das Wort *yè* bedeutet «Flüssigkeit», «Saft».

Der Begriff *jīnyè* umfasst alle normalen flüssigen Substanzen des menschlichen Körpers und bezieht sich auf Flüssigkeiten, die tatsächlich innerhalb des menschlichen Körpers fließen, aber auch auf Schweiß, Speichel, Magensaft, Urin und andere Flüssigkeiten, die vom Körper produziert oder ausgeschieden werden. Die Hauptfunktionen der Flüssigkeiten bestehen darin, die inneren Organe, das Fleisch, die Haut, die Haare und die Öffnungen gut befeuchtet zu halten, die Gelenke zu schmieren und Gehirn, Mark und Knochen zu nähren. Obwohl der Begriff *jīnyè* auf eine Einheit hindeutet, werden oft zwei Grundformen unterschieden, um die spezifischen Charakteristika herauszustreichen. *Jīn* bezieht sich auf Flüssigkeiten, die relativ dünn, beweglich und *yáng* sind, während mit *yè* dickere, weniger mobile *yin*-Flüssigkeiten gemeint sind.

A Practical Dictionary of Chinese Medicine

Jīn und *yè* haben jeweils ihre eigenen Bahnen. *Jīn* fließt durch den Dreifachen Erwärmer, verwandelt sich in *qì* und bringt Wärme in die Membranen zwischen Haut und Muskeln und nährt die Haut. Die *yè* fließen nicht auf diese Weise.

Língshū, «Des Gelben Kaisers Klassiker der inneren Medizin»

Wenn sich die Poren öffnen, tritt der Schweiß aus den *jīn* aus.

Wenn Nahrung in den Körper kommt, wird das *qì* aufgefüllt. Die Essenz befeuchtet die Knochen. Es bereichert Gehirn und Mark und macht die Haut weich. Dies ist *yè*.

Língshū, «Des Gelben Kaisers Klassiker der inneren Medizin»

Wǔzàng

Die fünf inneren Organe; die so genannten «festen» oder «Speicher»-Organe. Dies ist ein Name, der kollektiv für Herz, Leber, Milz, Lungen und Nieren steht. Diese Organe bilden eine Kategorie, die sich sowohl in ihrer Struktur als auch in ihrer Funktion von den sechs *fǔ*-Organen unterscheidet (siehe unten). Die *zàng*-Organe stellt man sich als solide Organe vor, die Essenz enthalten. (Erinnern wir uns daran, dass sich die Konzepte und Begriffe, die sich in der Traditionellen Chinesischen Medizin auf die inneren Organe beziehen, ganz wesentlich von denen der modernen westlichen Medizin unterscheiden.) Das Wort *zàng* bedeutet «innere Organe».

Die Organe des Brustkorbs und des Bauches. Die fünf inneren Organe sind Herz, Lunge, Milz, Leber und Niere. Das Perikard wird in der Theorie der Kanäle als sechstes Organ gesehen. Die sechs Hohlorgane (die über eine funktionelle Beziehung jeweils einem der fünf Speicherorgane entsprechen), sind Magen, Dünndarm, Dickdarm, Gallenblase, Blase und Dreifacher Erwärmer. Die Funktion der Speicherorgane besteht darin, Essenz zu produzieren und zu speichern, die der Hohlorgane darin, Nahrung zu zersetzen und Abfallprodukte auszuscheiden.

A Practical Dictionary of Chinese Medicine

Die Funktion der *wǔzàng* besteht darin, das *jīngqì* zu speichern und zu verhindern, dass es verloren geht. So können sie zwar substanziell sein, aber nicht angefüllt.

Sùwèn, «Des Gelben Kaisers Klassiker der inneren Medizin»

Wenn das *jīngqì* voll ist, spricht man davon, dass es substanziell ist; wenn der Körper voll mit Nahrung ist, dann ist er angefüllt. Die

Funktion der *wǔzàng* besteht darin, *jīngqì* zu speichern. So können sie substanziell, aber nicht angefüllt sein.

Wang Bings Kommentar zum *Sùwèn*

Die *wǔzàng* speichern *jīng, shén, xuè, qì* und die Seele.

Língshū, «Des Gelben Kaisers Klassiker der inneren Medizin»

Liùfǔ

Die sechs Hohlorgane; ein Terminus, der Gallenblase, Magen, Dickdarm, Dünndarm, Blase und den schwer zu definierenden Dreifachen Erwärmer (*sānjiāo*) umfasst. Im Gegensatz zu den fünf *zàng*-Organen gelten die sechs *fǔ*-Organe als hohl; sie sind eher für den Transport von Substanzen und weniger für das Speichern zuständig. Das Wort *liù* bedeutet «sechs», das Wort *fǔ* bedeutet «Organ».

Wie auch der Terminus *zàng* ist *fǔ* ein spezieller Terminus der chinesischen Medizin. Von der Tang- bis zur Qing-Dynastie bezeichnete dieser Begriff jene administrative Einheit, die meist mit «Präfektur» übersetzt wird. Er deutet auf eine Einteilung des Raumes hin, vor allem eine, die sich auf das Wohnen oder die Unterbringung bezieht.

Die *liùfǔ* haben die Funktion, Nahrung zu transportieren, aber nicht zu speichern. So können sie in Fülle sein, sind aber nicht substanziell. Wenn Nahrung durch den Mund aufgenommen wird, dann füllt sie den Magen, aber nicht den Darm; wenn sie vom Magen in den Darm geht, dann ist der Darm gefüllt und der Magen leer.

Sùwèn, «Des Gelben Kaisers Klassiker der inneren Medizin»

Qíhéng zhī fǔ

Wörtlich: «außergewöhnliche Organe»; dies ist eine Bezeichnung für eine Gruppe von Organen, die in ihrer Struktur den *fǔ*-Organen und in ihrer Funktion den *zàng*-Organen ähneln. Dazu zählen Knochen, Blutgefäße, Gallenblase und Gebärmutter. Gehirn und Mark fallen ebenfalls in diese Kategorie. Das Wort *qí* bedeutet «seltsam», «selten»; «Überraschung», «Wunder», «Erstaunen». Das Wort *héng* bedeutet «permanent», «dauerhaft»; «über Durchhaltevermögen verfügend»; «normal», «allgemein»; «konstant». *Qíhéng* bedeutet «außergewöhnlich». *Zhī* ist eine Partikel, die in diesem Fall auf die Adjektivfunktion von *qíhéng* hinweist.

Organe, die zu einer bestimmten Klasse zusammengefasst werden. Dazu zählen Gehirn, Mark, Knochen, Gefäße, Uterus und Gallenblase. Diese unterscheiden sich insofern von den Hohlorganen, als sie nicht für die Zersetzung von Nahrung oder den Transport von Abfallstoffen zuständig sind, und von den Speicherorganen insofern, als sie nichts produzieren und speichern. Die Gallenblase ist eine Ausnahme, da sie sowohl als Hohlorgan als auch als außergewöhnliches Organ eingestuft wird. Sie wird als Hohlorgan betrachtet, weil sie eine Rolle beim Verarbeiten und Ausscheiden von Nahrung spielt und in einer Innen-Außen-Beziehung mit ihrem Paar-Organ, der Leber, steht. Da aber die Galle, die sie produziert, als «klare Flüssigkeit» und nicht als Abfallstoff betrachtet wird, wird sie auch zu den außergewöhnlichen Organen gezählt.
A Practical Dictionary of Chinese Medicine

Gehirn, Mark, Knochen, Blutgefäße, Gallenblase und Gebärmutter sind aus dem *qì* der Erde entstanden. Sie repräsentieren die Natur der Erde und sind *yīn*. So können sie Essenz speichern und verhindern, dass sie verloren geht. Sie werden *qíhéng zhī fǔ* genannt.
Sùwèn, «Des Gelben Kaisers Klassiker der inneren Medizin»

Jīngluò

Die Kanäle und vernetzten Gefäße beziehungsweise das Meridian- oder Leitbahn-System stellen einen wesentlichen Teil des menschlichen Körpers dar. Die *jīngluò* bilden ein Netzwerk aus Bahnen, in denen *qì* und Blut zirkulieren. Durch dieses Netzwerk sind alle Teile des Körpers miteinander verbunden: die inneren Organe und die Extremitäten, oben und unten, innen und außen, links und rechts.

Alle Teile des Körpers stehen so miteinander in Beziehung und kommunizieren untereinander. Die *jīnglùo* verbinden das Gewebe und die Organe des Körpers zu einem organischen Ganzen. Das Wort *jīng* bedeutet «Kette», «Kettfaden», «Länge»; «managen»; «konstant», «regelmäßig»; «Menses»; «durchgehen», «als Resultat von», «durchmachen». Das Wort *lùo* bezeichnet «etwas, das einem Netz ähnelt»; die untergeordneten Kanäle»; und es bedeutet: «etwas mit einem Netz umwickeln und festhalten»; «aufspulen».

Die Bahnen, in denen Blut und *qì* zirkulieren, durchziehen den ganzen Körper und verbinden alle inneren Organe, Gliedmaßen und Gelenke. Die Kanäle sind die Hauptbahnen von *qì* und Blut, während die vernetzten Gefäße kleinere Zweige darstellen, die für die Versorgung aller Körperteile mit *qì* und Blut zuständig sind. Störungen in den Kanälen zeigen sich in Abnormalitäten entlang ihres Verlaufs. Therapieformen wie Akupunktur, Akupressur und Schröpfen basieren im Wesentlichen auf der Theorie der Kanäle und vernetzten Gefäße.

A Practical Dictionary of Chinese Medicine

Das Wort *jīng* bedeutet Hauptbahn. Die Nebenbahnen der *jīng* erreichen jeden Winkel des Körpers und heißen *lùo*.

«Tor zum Studium der Medizin»

Die *jīnglùo* gehören zu den *zàngfǔ* und sind im Äußeren mit den Gliedmaßen und den Gelenken verbunden.

Língshū, «Des Gelben Kaisers Klassiker der inneren Medizin»

Mài

1. Gefäß; ein Kanal, durch den Blut und *qì* fließen. 2. Der Puls und seine Zustände. *Mài* ist ein medizinischer Terminus, der «Arterie und Vene», «Puls», «Ader» bedeutet.

Eine Bahn des Blutes oder des *qì*.

A Practical Dictionary of Chinese Medicine

Das Herz kontrolliert die *mài*, und die *mài* beherbergen *shén*.
Língshū, «Des Gelben Kaisers Klassiker der inneren Medizin»

Shūxué; Xuéwèi

Akupunkturpunkt; der allgemeine Name, der jene Stellen bezeichnet, die entlang der *jīnglùo* liegen und besondere Eigenschaften und Funktionen aufweisen. Für nähere Erklärungen und eine Beschreibung der Wörter *shū* und *xué* (siehe Kapitel 1). *Wèi* bedeutet «Ort», «Stelle».

Eine Stelle an der Oberfläche des Körpers, an der sich *qì* und das Blut in den Kanälen und vernetzten Gefäßen entweder sammeln oder durch die sie durchfließen. Über die Kanäle und vernetzten Gefäße stehen diese Punkte mit anderen Stellen im Körper in Verbindung, vor allem mit den inneren Organen, deren gesundheitlichen Zustand sie widerspiegeln können. Diese Punkte lassen sich auf verschiedene Arten stimulieren, zum Beispiel durch Nadelung, Moxibustion, Massage, Akupressur und Elektroakupunktur, wodurch die inneren Funktionen reguliert werden.
A Practical Dictionary of Chinese Medicine

Der Gelbe Kaiser sagte: «Ich habe gehört, dass es 365 Akupunkturpunkte gibt, die die Tage des Jahres symbolisieren.»
Sùwèn, «Des Gelben Kaisers Klassiker der inneren Medizin»

Dāntián

Die Stelle, die drei *cùn* (ungefähr 10 Zentimeter) unterhalb des Nabels und etwa auf einem Drittel der Distanz zwischen Nabel und Wirbelsäule liegt. In alten daoistischen Texten wurden oft drei *dāntián* erwähnt.

Das Gehirn ist das Meer des Marks; es ist das obere *dāntián*. Das Herz ist der purpurne Palast; es ist das mittlere *dāntián*. Die Stelle drei *cùn* unterhalb des Nabels ist das untere *dāntián*. Dieses untere *dāntián* ist die Behausung, in der das *jīng* gespeichert wird. Das mittlere *dāntián* ist die Behausung, in der das *qì* gespeichert wird. Das obere *dāntián* ist die Behausung, in der *shén* gespeichert wird.

«Der Himmlische Klassiker»

Daoistische Praktiken und Vorstellungen, die mit diesen Stellen des Körpers arbeiten, gehen davon aus, dass das menschliche Leben mit erhabenem *qì* von Himmel und Erde ausgestattet ist, das die Form von *jīng, qì* und *shén* annimmt. *Shén* entsteht aus *qì* und *qì* aus *jīng*. In den daoistischen Praktiken, die auf eine Verlängerung des Lebens abzielen, werden die *dāntián* daher als jene Stellen im Körper aufgefasst, in denen sich diese drei «Schätze» konzentrieren. Dieser Prozess des Speicherns, der Konzentration und Läuterung wird als Wirken des «inneren Elixiers» bezeichnet. Das Wort *dān* meint ursprünglich die Farbe Rot. Auf Grund seiner Farbe wurde Zinnober (Quecksilber, ein Stoff, der in der Kräutermedizin verwendet wird) unter dem Namen *dān* bekannt. Dieser Begriff bezeichnete aber auch kleine rote Kügelchen oder Pillen aus Zinnober und anderen Bestandteilen, die nach Auffassung der daoistischen Alchemisten den Prozess der Kultivierung des inneren Elixiers unterstützen sollten. Daher bedeutet *dān* auch «inneres Elixier». Das Wort *tián* bedeutet «Feld», «für den Ackerbau genutztes Land».

1. Ein Bereich, der drei *cùn* unterhalb des Nabels liegt und den die Daoisten für die Kammer der Essenz (Samen) bei den Männern und für den Uterus bei den Frauen hielten. 2. Die drei Orte der Sammlung im *qìgōng*: das untere Zinnoberfeld (*xià dāntián*), unterhalb des Nabels; das mittlere Zinnoberfeld (*zhong dāntián*) in der Magengrube (*scrobiculus cordis*) und das obere Zinnoberfeld (*shàng dāntián*) in der Mitte der Brauen.

A Practical Dictionary of Chinese Medicine

Das *dāntián* liegt drei *cùn* unterhalb des Nabels. Sein Durchmesser beträgt vier *cùn*.

Nánjīng, «Der Klassiker der Schwierigkeiten»

Sìhǎi: suǐhǎi, xuèhǎi, qìhǎi, shuǐgǔ zhī hǎi

Das Wort *hǎi* bedeutet «Meer», «Ozean». Es kommt oft in den Namen jener Akupunkturpunkte vor, die zu einer Kategorie von Punkten zählen, in denen sich das *qì* so verhält, als würde es wie Wasser in einem Meer zusammenfließen. *Suǐ* bedeutet «Mark»; *shuǐ* bedeutet «Wasser»; *gǔ* bedeutet «Korn». Die vier Meere; ein Terminus, der sich auf folgende vier «Meere» bezieht: auf *suǐhǎi,* das Meer des Markes, das heißt das Gehirn, wo das Mark zusammenfließt; auf *xuèhǎi,* das Meer des Blutes, das sich a) auf den *chōngmài (*das Durchdringungsgefäß, eines der acht außergewöhnlichen Gefäße) bezieht, in dem das Blut aller Kanäle zusammenfließt; b) auf die Leber, in der das Blut gespeichert wird; und c) auf den Akupunkturpunkt auf dem Milzmeridian oberhalb des Knies; auf *qìhǎi,* das a) einen Akupunkturpunkt bezeichnet, der *dànzhōng* heißt und auf der Höhe der Brustwarzen in der Mitte des Brustkorbs liegt, wo das *qì* seinen Ursprung hat und zusammenströmt (auch als *shàngqìhǎi,* das «obere Meer des *qì*» bekannt)*;* b) das *dāntián,* die Stelle drei *cùn* unterhalb des Nabels (auch als *xiàqìhǎi* bekannt, das «untere Meer des *qì*»); und c) einen Akupunkturpunkt auf dem *rènmài* (Dienergefäß), der auf der vorderen Mittellinie des Körpers ungefähr 4,5 Zentimeter unterhalb des Nabels liegt; und auf *shuǐgi zhīhǎi,* das Meer von Wasser und Korn, also auf den Magen, wo die Nahrung aufgenommen und gespeichert wird.

In «Die Magische Achse» heißt es: «Die Menschen haben vier Meere …, das Meer des Markes, das Meer des Blutes, das Meer des *qì* und das Meer von Wasser und Korn. … Der Magen ist das Meer von Korn und Wasser. … Das Durchdringungsgefäß (*chōngmài*) ist das Meer der zwölf Kanäle … Das Zentrum des Brustkorbs ist das Meer des *qì* … Das Gehirn ist das Meer des Markes.»
Die vier Meere können über spezielle Punkte auf dem Körper reguliert werden. Das Meer des Markes über den *bǎihuì* [LG 20, das Hundertfache Zusammentreffen] und *fēngfǔ* [LG 16, Windpalast]; das Meer des *qì* ober- und unterhalb des Schlüsselbeins und über *rényíng* [M 9, Willkommenheißen des Menschen]; das Meer von Korn und Wasser über *qìchōng* [M 30, Durchdringendes *qì*] und über *zúsānlǐ* [M 36, Drei Meilen des Fußes] und das Meer des

285

Blutes über *dàzhù* [B 11, Großes Weberschiffchen], *shàngjùxū* [M 37, Obere Große Leere] und *xiàjùxū* [M 39, Untere Große Leere].

A Practical Dictionary of Chinese Medicine

Das ganze Mark gehört zum Gehirn.

Sùwèn, «Des Gelben Kaisers Klassiker der inneren Medizin»

Das Gehirn ist das Meer des Markes.

Língshū, «Des Gelben Kaisers Klassiker der inneren Medizin»

Das *qì* sammelt sich im Brustkorb an, an der Stelle, die als Meer des *qì* bekannt ist.

Língshū, «Des Gelben Kaisers Klassiker der inneren Medizin»

Die Menschen extrahieren *qì* aus der Nahrung. Der Magen ist der Ort im Körper, der Nahrung aufnimmt. Daher ist der Magen das Meer von Nahrung und Wasser.

Língshū, «Des Gelben Kaisers Klassiker der inneren Medizin»

Mìngmén

Das Tor des Lebens; der Terminus bezieht sich auf eine Stelle am Rücken zwischen den beiden Nieren. Die Nieren gelten als der Speicher des *jīng* und daher als Quelle des *qì* im Körper. Frühe Medizintheoretiker betrachteten diese Stelle zwischen den Nieren als den Sitz des *yáng* und daher als Tor des Lebens. Dieses *yáng* wird manchmal als Hitze oder Feuer interpretiert. Das *mìngmén*-Feuer soll das ursprüngliche Feuer des Herzens unterstützen. Moderne Forschungen haben diese alte chinesische Vorstellung von dieser Körperregion mit der physiologischen Rolle und Bedeutung der Nebennierenrinde und deren verschiedenen Mechanismen und Reaktionen in Verbindung gebracht.

Das Wort *mìng* bedeutet «Leben», «Schicksal»; «Befehl», «Kommando». Das Wort *mén* bedeutet «Tor» oder «Tür».

Der Begriff «Tor des Lebens» scheint zum ersten Mal im *Nèijīng* («Des Gelben Kaisers Klassiker der inneren Medizin») auf, wo er sich auf die Augen bezieht. Der erste Hinweis auf ein «Tor des Lebens» als inneres Organ findet sich im *Nánjīng* («Der Klassiker der schwierigen Fragen»), wo es heißt: «Die beiden Nieren sind nicht die beiden Nieren. Die linke ist die Niere, und die rechte ist das Tor des Lebens.» Die Frage nach dem Tor des Lebens führte bis in die Ming- und Qing-Zeit immer wieder zu Diskussionen, da verschiedene voneinander abweichende Theorien in Umlauf waren: a) beide Nieren bilden das Tor des Lebens; b) der Raum zwischen den Nieren ist das Tor des Lebens; c) das Tor des Lebens ist das sich zwischen den Nieren regende *qì*; d) das Tor des Lebens ist die Quelle des ursprünglichen *qì* und die Behausung von Feuer und Wasser; e) das Tor des Lebens ist das Feuer des Früheren Himmels beziehungsweise das wahre *yáng* des gesamten Körpers; f) das Tor des Lebens ist das Tor der Geburt, das heißt bei den Frauen das Geburts«tor» und bei den Männern das Essenztor.

A Practical Dictionary of Chinese Medicine

Mìngmén (das Tor des Lebens) ist die Basis der fünf *zàng*-Organe.
Sùwèn, «Des Gelben Kaisers Klassiker der inneren Medizin»

Mìngmén ist das aktive *qì* zwischen den beiden Nieren. Es ist nicht Feuer und nicht Wasser. Es ist die Achse des Lebens, die Wurzel von *yīn* und *yáng*.

Yīzhǐ xūyú

Qīqiào

Die sieben Öffnungen; die klaren Öffnungen, die Öffnungen im Gesicht: Augen, Ohren, Nasenlöcher und Mund. Diese Öffnungen spielen eine wichtige Rolle bei der Diagnose, da sich die Essenzen der fünf *zàng*-Organe in den jeweiligen Öffnungen manifestieren. Deshalb werden Veränderungen in den Öffnungen als Widerspiegelung pathologischer Veränderungen im entsprechenden Organ gewertet. *Qī* bedeutet «sieben», *qiào* bedeutet «Öffnung», «Schlüssel zu etwas».

287

Die verschiedenen Körperöffnungen. Zu den oberen oder klaren Öffnungen zählen Augen, Ohren, Nasenlöcher und Mund, zu den unteren oder trüben Öffnungen die analen und genitalen Öffnungen. Gemeinsam werden sie als die neun Öffnungen bezeichnet.

A Practical Dictionary of Chinese Medicine

Der Zustand der fünf *zàng*-Organe kann an den *qīqiào* abgelesen werden.

Língshū, «Des Gelben Kaisers Klassiker der inneren Medizin»

Wǔxīn

Die fünf Herzen – Handflächen, Fußsohlen und Brust. Diese fünf Bereiche spielen eine wichtige Rolle bei der Diagnose spezieller Zustände. *Wǔ* bedeutet «fünf», *xīn* bedeutet «Herz», «Geist», «Gefühl», «Absicht», «Zentrum».

Sìjí

Die vier Extremitäten; die Gliedmaßen, auch *sìmò* oder *sìwéi* genannt. Der Begriff bezieht sich auf die vier Gliedmaßen. Das Wort *jí* bedeutet «Grenze», «Pol». Das Wort *mò* bedeutet «Spitze», «Ende»; «unwesentlich», «Endstadium», «Puder», «Staub». *Wéi* bedeutet «binden», «zusammenhalten», «erhalten», «wahren»; «denken», «Gedanke», «Dimension».

Um sich von im Körper angesammelten Flüssigkeiten zu befreien, muss man zuerst die vier Gliedmaßen (*sìmò*) sanft schütteln.

Sùwèn, «Des Gelben Kaisers Klassiker der inneren Medizin»

Die vier Gliedmaßen sind die Basis von allem *yáng* (im Körper).

Sùwèn, «Des Gelben Kaisers Klassiker der inneren Medizin»

Begriffe, die sich auf Diagnose und Ätiologie beziehen

Liùqì

1. Die sechs Übermäßigen oder die falsche Zeit der sechs *qì*. Dieser Begriff bezieht sich auf Wind, Kälte, Feuchtigkeit, Sommerhitze, Nässe, Trockenheit und Feuer als pathogene Faktoren und beschreibt Umweltfaktoren, die die frühen Theoretiker als pathogene Faktoren bei der Entstehung von Krankheiten identifizierten. Wenn Veränderungen beim Wetter die Toleranzgrenze eines Menschen überschreiten, kommt es zu Krankheit. Festzustellen, welches der sechs *qì* an der Entstehung einer Krankheit beteiligt ist, ist ein wichtiger Schritt bei der Diagnose. 2. Sechs Arten von körperlichen Substanzen: Essenz, *qì*, Flüssigkeiten, Säfte, Blut und Gefäße (oder Puls).

Windkrankheiten treten vor allem im Frühling auf, Sommerhitze im Sommer, Feuchtigkeits- und Nässekrankheiten im langen Sommer, Trockenheitskrankheiten im Herbst und Kältekrankheiten im Winter. Das *Nèijīng* («Des Gelben Kaisers Klassiker der inneren Medizin») bezieht sich auf die sechs Übermäßigen als die «sechs *qì*» (die sechs Arten von Wetter), erkennt sie aber als Krankheitsursachen. Im *Sùwèn* («Einfache Fragen») heißt es: «Die hundert Krankheiten werden alle durch Wind, Kälte, Sommerhitze, Feuchtigkeit und Feuer hervorgerufen.»

A Practical Dictionary of Chinese Medicine

Die *liùqì* sind die Quelle aller Krankheit im Menschen. Manche haben ihren Ursprung im Inneren. Manche kommen aus den äußeren Himmeln.

Yī Biǎn

Qīqíng

Die sieben Emotionen; dieser Begriff bezieht sich sowohl auf mentale Aktivitäten im Allgemeinen als auch auf deren Potenzial als pathogene Faktoren beim Ausbruch und dem Fortschreiten einer Krankheit. Die frühen Theoretiker erkannten, dass intensive oder über längere Zeit bestehende emotionale Störungen als pathogene Faktoren wirken können und definierten sieben solche Zustände: Zorn, Traurigkeit, Sorge, Kummer, Schrecken, Angst und übermäßige Freude. Jeder dieser Zustände kann die normale Funktion des *qì*, des Blutes und der inneren Organe stören und dadurch Krankheiten hervorrufen. Diese Vorstellung schloss das Denken an sich mit ein, denn auch das Denken hat das Potenzial, das *qì* der Milz zu erschöpfen, wenn man zu viel denkt beziehungsweise sich zu viele Sorgen macht. Das Wort *qī* bedeutet «sieben», das Wort *qíng* «Gefühl», «Zuneigung», «Emotion».

> Jede natürliche Regung des Herzens wie Freude, Zorn oder Kummer. Zum Beispiel heißt es im *Lĭjì* («Buch der Riten»): «Was sind die menschlichen Emotionen? Es sind die sieben Dinge – Freude, Zorn, Kummer, Angst, Liebe, Abscheu und Begierde –, deren ein Mensch fähig ist, ohne zu lernen.»
>
> *A Practical Dictionary of Chinese Medicine*

Biànzhèng

Identifikation der Muster; dieser Begriff bezieht sich auf die Differenzialdiagnose in der chinesischen Medizin, zum Beispiel in dem Ausdruck *biànzhèng lùnzhì*, «die Muster identifizieren und eine Behandlung durchführen». Die klinische Beobachtung, die hier als Grundlage der Diagnose, dient, basiert auf einem Verständnis der Grundprinzipien, das dann dazu genutzt wird, die Daten zu analysieren und als Krankheitsmuster zu verstehen. Das Wort *biàn* bedeutet «differenzieren», «unterscheiden»; das Wort *zhèng* bedeutet «beweisen», «demonstrieren»; «Krankheit», «Symptom».

Eine Manifestation der menschlichen Krankheit, die auf die Natur, Lokalisierung oder Krankheitsursache hinweist. Wenn zum Beispiel gleichzeitig Hitze, Aversion gegenüber Kälte und oberflächlicher Puls auftreten, so bildet sich ein äußeres Muster, das auf eine äußere Kontraktion zurückzuführen ist; starke Hitze, Reizbarkeit und Durst, rote Zunge mit gelbem Belag und Verstopfung bilden ein inneres Fülle-Muster; Windeinwirkung mit zusammengebissenen Kiefern, rotem Gesicht, geräuschvoller Atmung, Verlegung durch Schleim, geballte Fäuste und ein schlüpfriger, saitenförmiger oder etwas langsamer Puls bilden ein Stagnationsmuster, während schwache Atmung, Kälte in den Gliedmaßen, perlender Schweiß, offener Mund und geschlossene Augen, offene Hände und Enuresis sowie ein schwacher feiner Puls, der fast nicht mehr wahrnehmbar ist, oder ein langsamer versteckter Puls ein Mangelmuster bilden. Das Konzept des Musters unterscheidet sich von dem der Krankheit (als spezifischer Form eines Krankheitszustandes).

A Practical Dictionary of Chinese Medicine

Bāgāng biànzhèng

Identifikation von Mustern gemäß den acht Prinzipien; der Begriff bezieht sich auf die Differenzialdiagnose nach den acht Grundprinzipien. Eine der grundlegenden Methoden der Differenzialdiagnose, die darin besteht, Wesen und Lokalisierung der pathologischen Veränderungen, die die Krankheit des Patienten charakterisieren, festzustellen. Diese Methode umfasst eine Analyse des Konflikts zwischen der Widerstandskraft des Patienten und den eindringenden pathogenen Einflüssen. Die acht Prinzipien sind paarweise angeordnet. *yīn/yáng*; außen/innen; kalt/warm; Fülle/Leere. Mit dieser Methode teilt der Arzt komplexe klinische Manifestationen in die entsprechenden Kategorien ein, um den Zustand des Patienten zu analysieren und zu verstehen. Das Wort *bā* bedeutet «acht», das Wort *gāng* «Bindeglied», «Abriss», «Programm».

Identifikation von Krankheitsmustern. Identifikation von Mustern ist jener Prozess, durch den Informationen, die durch vier Arten der Untersuchung (Sehen, Riechen und Hören, Befragen, Betasten) gewonnen werden, in unterschiedliche Muster eingeteilt werden. Die erste Phase dieses Prozesses ist die Identifikation von Mustern gemäß den acht Prinzipien, wobei die Daten aus den vier Untersuchungen nach innen/außen, Kälte/Hitze, Leere/Fülle und *yīn/yáng* eingeteilt werden. Je nachdem, welche Daten auf diese Weise gewonnen werden, werden auch andere Formen der Identifikation angewendet.

A Practical Dictionary of Chinese Medicine

Xūshí

Leere und Fülle; oft mit Mangel und Überschuss, nichtsubstanziell und substanziell (vor allem in den Kampfkünsten) beziehungsweise voll und leer übersetzt. Diese Begriffe beziehen sich auf zwei Prinzipien, die zur Abschätzung der Widerstandsfähigkeit des Patienten und der pathogenen Faktoren dienen. Leere bezieht sich im Allgemeinen auf eine generelle Insuffizienz der Vitalität, Energie und der Körperfunktionen und wird meist in Bezug auf *yīn* und *yáng*, *qì* und Blut definiert. Fülle bezieht sich meist auf eine Hyperaktivität pathogener Faktoren und auf die Symptome, die aus dem Konflikt zwischen der Krankheitsresistenz des Körpers und diesen pathogenen Faktoren resultieren. Das Wort *xū* bedeutet: «leer», «unbesetzt»; «schüchtern», «schwach»; «bei schlechter Gesundheit», «ohne Substanz». Das Wort *shí* bedeutet «solide», «voll», «wahr», «real», «Realität», «Tatsache», «substanziell».

Leere: Leere oder Schwäche. Fülle: Fülle oder Stärke. Leere ist eine Schwäche des aufrechten *qì*, das heißt jener Kräfte, die die Gesundheit des Körpers aufrechterhalten und Krankheiten bekämpfen, während Fülle eine Stärke des negativen *qì* oder eine Anhäufung physiologischer Produkte im Körper bezeichnet, zum Beispiel Schleim in den Gelenken, Wasser/Feuchtigkeit, Blutstase und stagnierendes *qì*. Leeremuster sind zurückzuführen auf eine schwache Konstitution, eine Schädigung des aufrechten *qì* durch längere Krankheit, auf Blut- oder Samenverlust, auf intensives Schwitzen oder ein Eindringen äußerer Übel (negative *yáng*-Einflüsse schädigen leicht die *yīn*-Flüssigkeiten, negative *yīn*-Einflüsse das *yáng-qì*). Diese Ursachen werden sehr präzise in dem Satz «wo das essenzielle *qì* geplündert worden ist, herrscht Leere» zusammengefasst. Es wird zwischen einer allgemeinen Insuffizienz von *qì*, Blut, *yīn* und *yáng* unterschieden. Da eine solche Insuffizienz oft spezielle Organe befällt, wird zum Beispiel weiter zwischen einem Mangel an Herz-*yīn*, an Leber-Blut, an Nieren-*yáng* und Lungen-*qì* unterschieden.

A Practical Dictionary of Chinese Medicine

Biǎolǐ

Innen und außen; der Begriff bezieht sich auf die beiden Hauptmuster, die je nach Lokalisierung und Schwere der Symptome definiert werden. Im Allgemeinen werden Krankheiten, die Haut, Haare und *jīngluò* betreffen, als mild und oberflächlich (*biǎo*) angesehen, während Krankheiten, die die inneren Organe befallen, als schwerer betrachtet werden, da sie das Innere (*lǐ*) betreffen. Das Wort *biǎo* bedeutet «Oberfläche», «Äußeres», «außen», das Wort *lǐ* bedeutet «Futter», «Inneres», «innen».

Inneres: «Was innerhalb des Körpers entsteht, vor allem Krankheiten, die auf einen Überschuss der sieben Emotionen (innerer Schaden) und Übel, die ihrem äußeren Gegenstück ähneln (zum Beispiel innerer Wind, innere Feuchtigkeit), zurückzuführen sind. Äußeres: Was seinen Ursprung außerhalb (des Körpers) hat oder außerhalb des Körpers lokalisiert ist, zum Beispiel ein äußerer negativer Einfluss.

A Practical Dictionary of Chinese Medicine

Hánrè

Kälte und Hitze; der Begriff, der in der Differenzialdiagnose verwendet wird, bezieht sich auf zwei nach den acht Prinzipien definierte

Syndrome. Sie gelten als primäre Manifestationen von yīn und *yáng,* das heißt, es sind Symptome, bei denen jeweils Kälte oder Hitze vorherrschen. Diese beiden Krankheitszeichen sind vor allem bei der Wahl der Zutaten für Kräuterrezepturen von größter Wichtigkeit. Das Wort *hán* bedeutet «kalt», das Wort *rè* bedeutet «heiß».

Kälte: Kälte im Körper, die Krankheiten verursacht und nach den acht Prinzipien als «kalt» eingestuft wird. Die Eigenschaften, die eine solche als negativer Einfluss definierte Kälte beziehungsweise ihre klinische Manifestationen aufweisen, ähneln jenen von Kälte in der natürlichen Umgebung, das heißt niedrige Temperatur, Verlangsamung der Aktivität und Frieren. Krankheiten, die vom negativen Einfluss «Kälte» hervorgerufen werden, resultieren daraus, dass der Körper über längere Zeit oder sehr unvermittelt Kälte ausgesetzt war, zum Beispiel bei einer Erkältung, oder aus einem übermäßigen Konsum von kalten Flüssigkeiten.

Hitze: Das Gegenteil von Kälte. Hitze ist die Manifestation von Sonne und Feuer. Heißes Wetter (und eine künstlich beheizte Umgebung) führen zu Schwitzen und ohne eine entsprechend gesteigerte Flüssigkeitszufuhr zu Durst. Es mag zu Reizbarkeit und anderen Unpässlichkeiten kommen, die man normalerweise mit Hitze in Zusammenhang bringt. Bei einem gesunden Menschen lassen diese Reaktionen wieder nach, sobald er sich in einer kühleren Umgebung befindet.

A Practical Dictionary of Chinese Medicine

Chuánbiàn

Durchgang und Verwandlung; der Begriff bezieht sich auf die Entwicklung einer Krankheit, wobei die Krankheit entsprechend ihrem Verlauf und ihrer Schwere charakterisiert wird. Diese Unterscheidung dient dann als Basis für Diagnose wie Prognose. Das Wort *chuán* bedeutet «durchgehen», «weitergehen», «weitergeben», «übergeben»; das Wort *biàn* bedeutet «verwandeln», «verändern», «verschieden», «transformieren».

Zhèngxié

Aufrecht und übel, positiv und negativ, normal und pathogen; der Begriff bezieht sich auf eine Unterscheidung zwischen der normalen Funktion des Organismus und den krankmachenden Veränderungen, die eine Krankheit begleiten und charakterisieren. Diese beiden Worte spiegeln ein Grundprinzip der chinesischen Medizin wider: dass Krankheit ein Kampf zwischen dem aufrechten *qì* und verschiedenen pathogenen Faktoren oder Übeln ist, der sowohl innerhalb als auch außerhalb des Körpers seinen Ursprung haben kann. Das Wort *zhèng* bedeutet «gerade», «recht», «richtig», «Haupt-», «aufrecht», «korrekt», «regulär», «normal», «positiv». Das Wort *xié* bedeutet «übel», «häretisch», «unregelmäßig».

Aufrecht: Normal oder normal machend. Die rechte Gesichtsfarbe bezieht sich auf die normale Gesichtsfarbe des gesunden Menschen. Das aufrechte *qì* bezeichnet die Kräfte, die die normalen Körperfunktionen aufrechterhalten beziehungsweise versuchen, sie wiederherzustellen, wenn böses *qì*, also ein pathogener Faktor, vorhanden ist. «Übel» oder «böse» steht im Gegensatz zu «aufrecht» oder «recht», also zu der Kraft, die Gesundheit sichert. Da das Üble aktiv das Rechte bekämpft oder die Aktivität des Rechten provoziert, wird es oft böses *qì* genannt. Im *Sùwèn* heißt es: «Damit das Üble vordringen kann, muss das *qì* in Leere sein.»

A Practical Dictionary of Chinese Medicine

Wǔyùn liùqì

Die fünf Bewegungen und sechs *qì*; die Bewegung der fünf Wandlungsphasen und die sechs Umweltphänomene. Diese alte Theorie geht von den Beziehungen zwischen den Veränderungen aus, die sich aus der Bewegung der fünf Wandlungsphasen (Metall, Wasser, Holz, Feuer und Erde) und den sechs Umweltphänomenen (Wind, Kälte, Hitze, Feuchtigkeit, Trockenheit und Sommerhitze) ergeben. Diese Bewegungen und deren komplexe Interaktionen dienen dazu, den Ausbruch, den Verlauf, die angemessenen Behandlungsprinzipien und die Prognose der Krankheit zu analysieren beziehungsweise zu ermitteln und zu erstellen. Das Wort *yùn* bedeutet «Bewegung», «transportieren», «tragen».

Die Lehre von den fünf Perioden und den sechs *qì*, durch deren Auftreten Krankheit mit dem Klima in Beziehung gesetzt wird. Die fünf Perioden sind die fünf Wandlungsphasen, das heißt Holz, Feuer, Erde, Metall und Wasser. Die sechs *qì* sind Wind, Hitze, Feuchtigkeit, Feuer, Trockenheit und Kälte. Die Perioden werden nach den zehn himmlischen Stämmen, die *qì* nach den zwölf irdischen Ästen berechnet. Diese Lehre zielt darauf ab, durch die komplementäre Gegensätzlichkeit von *yīn* und *yáng* und die einander bedingende und einschränkende Beziehung, die zwischen den fünf Wandlungsphasen besteht, meteorologische Besonderheiten und Veränderungen für jedes Jahr und deren Auswirkungen auf den menschlichen Körper zu berechnen.

A Practical Dictionary on Chinese Medicine

Die Veränderungen des *qì* im Körper gehorchen den Veränderungen der vier Jahreszeiten, den *wǔyùn* und *liùqì*. Es gibt keinen einzigen Fall, in dem diese Veränderungen nicht (diesen Prinzipien) gehorchen würden.

Sùwèn, «Des Gelben Kaisers Klassiker der inneren Medizin»

Sānbù jiǔhòu

Drei Positionen und neun Tiefen (beim Pulsnehmen); dieser Begriff bezieht sich auf die drei verbreitetsten Positionen zum Pulsnehmen (auf der Speichenschlagader neben dem Handgelenk) sowie auf die drei Tiefen oder Ebenen des Drucks, den ein Arzt beim Abtasten dieser drei Positionen ausübt. Nach dieser Definition sind diese drei Positionen oder Areale als *cùn*, *guān* und *chǐ* bekannt und liegen auf dem Speichenbereich des Vorderarms auf Höhe des Handgelenks, so dass der Puls in der Speichenschlagader unter den Fingerspitzen spürbar ist. Die drei Tiefen, in denen der Puls an jeder der drei Pulstaststellen gefühlt wird (daher «neun Tiefen») dienen dazu, die verschiedenen Aspekte des Zustands des Pulses zu bestimmen. Das Wort *sān* bedeutet «drei»; das Wort *bù* bedeutet «Teil», «Sektion», «Einheit», «Region», «Position». Das Wort *jĭu* bedeutet «neun», *hòu* bedeutet «warten», «abwarten», «nachfragen», «Zeit», «Saison», «Zustand».

Ein altes Schema der Pulstastung. Im Kontext des Handgelenkspulses sind Zoll, Barriere und Elle die drei Positionen, und die neun Indikatoren sind die oberflächliche, mittlere und tiefe Tastebene.

A Practical Dictionary of Chinese Medicine

Qi Bo sagte: «Der Mensch hat drei Positionen und an jeder Position wiederum drei Tiefen. Dies sind die Stellen, an denen alle Krankheiten diagnostiziert werden können und Urteile über Leben und Tod [des Patienten] gefällt werden. Dann kann man eruieren, wie die Leere- und Fülle-Aspekte der Konstitution reguliert und Krankheiten ausgemerzt werden können.» Der Gelbe Kaiser fragte weiter: «Welches sind diese drei Positionen?» Qi Bo antwortete: «Die obere, mittlere und untere Position [*cùn, guān* und *chĭ*]. Jede Position hat drei Tiefen, die Himmel, Erde und Mensch repräsentieren. Man muss die Fingerspitzen benutzen, um den Puls [an diesen Taststellen] zu fühlen und um die Wahrheit über die Krankheit aus *sānbù jĭuhòu* ablesen zu können.

Sùwèn, «Des Gelben Kaisers Klassiker der inneren Medizin»

Cùn, guān und chĭ

Die drei Positionen zum Pulsfühlen, die auf der Speichenseite des Vorderarms neben dem Handgelenk liegen, wo der Puls der Speichenschlagader gefühlt werden kann.

Die Speichenverdickung dient als Anhaltspunkt für die Lokalisierung dieser drei Positionen, wobei man in der Mitte, der *guān*-Position, beginnt. Die distale Position ist *cùn*; die proximale ist *chĭ*. Das Wort *cùn* bezeichnet ein Längenmaß, das ungefähr drei Zentimetern entspricht. Es bedeutet auch «sehr wenig», «klein», «kurz». *Guān* be-

297

deutet: «Pass», «Verbindung»; «schließen», «zudrehen»; «betreffen», «involvieren». Das Wort *chǐ* ist ein Längenmaß, das ungefähr einem drittel Meter (beziehungsweise einem Fuß) entspricht. In alten Zeiten wurde es wie die Elle anhand der Entfernung zwischen Ellbogen und Handgelenk bestimmt. Daher bezieht sich die chinesische Medizin oft auf den Ellbogen oder, wie in diesem Fall, auf Stellen, die näher beim Ellbogen liegen als andere, mit denen sie verglichen werden.

Das Gleichgewicht zwischen *qì*, Blut, *yīn* und *yáng* manifestiert sich in den Veränderungen von *cùn*, dem Mund des *qì*. Hier kann man die Prognose einer Krankheit erstellen.

Sùwèn, «Des Gelben Kaisers Klassiker der inneren Medizin»

Jǔ àn xún

Die drei Tiefen – nachlassend, drückend und suchend –, die beim Pulstasten relevant sind. Diese Begriffe beziehen sich auf die traditionelle Methode des Palpierens des Pulses, indem der Druck der Fingerspitzen variiert wird. Der geringste Druck wird *jǔ* oder «nachlassend» genannt. Ein moderater Druck wird als *àn* oder «drückend» bezeichnet. Wenn man den tieferen Teil, die Wurzel des Pulses, fühlen will, muss man einen stärkeren Druck ausüben, der als *xún* oder «suchend» bekannt ist. Bei diesem Suchen verändert der Arzt oft die Position seiner Finger, um mehr Informationen zu bekommen. Das Wort *jǔ* bedeutet «aufheben»; «nachlassen»; «hochhalten». Das Wort *àn* bedeutet «drücken», «niederdrücken», «kontrollieren». Das Wort *xún* bedeutet «suchen nach». Außerdem bezeichnet es eine alte Maßeinheit, die ungefähr acht *chǐ* entspricht.

Es gibt drei entscheidende Punkte für die Pulsdiagnose: nachlassend, drückend und suchend.

Jǐngyuè quánshū

Sìzhěn: wàngzhěn, wénzhěn, wènzhěn, qièzhěn

Die vier Untersuchungen. Es gibt vier traditionelle Arten der physischen Diagnose: *wàngzhěn* – die Diagnose durch Sehen (das Betrachten des Patienten); *wénzhěn* – die Diagnose durch Hören (nicht nur das Hören dessen, was der Patient sagt, sondern auch der Töne, die der Körper des Patienten produziert) und Riechen; *wènzhěn* – die Diagnose durch Befragen, und *qièzhěn* – die Diagnose durch Fühlen.

Die vier Untersuchungen – Sehen, Hören und Riechen, Befragen und Fühlen – liefern die Rohdaten für die Diagnose. Das Inbezugsetzen der Daten dieser vier Formen der Untersuchung ist wesentlich für eine vollständige Diagnose. Auf die vier Untersuchungen folgt die Musteridentifizierung.

A Practical Dictionary of Chinese Medicine

Wàngzhěn – die visuelle Untersuchung; das Betrachten: Die erste und grundlegendste Methode, diagnostische Informationen über einen Patienten zu erhalten, besteht darin, seine körperliche Erscheinung, seine Haltung, seinen geistigen und emotionalen Zustand (wie er sich im Äußeren widerspiegelt), seine Farbe usw. zu betrachten. Dazu gehört auch die Untersuchung von Urin, Stuhl und anderen Absonderungen. Für den gut ausgebildeten Arzt bedeutet dies eine umfassende Bestandsaufnahme aller relevanten Daten, die durch Betrachten gesammelt werden können. Das Wort *wàng* bedeutet «untersuchen», «mit den Augen schauen». Das Wort *zhěn* bedeutet «Muster», «Diagnose».

Eine der vier Untersuchungen; das Betrachten des Patienten und seiner Schleimabsonderungen, seines Urins und Stuhls zum Sammeln diagnostischer Informationen. Dabei werden der Geist, die allgemeine physische Erscheinung und jene Teile des Körpers, an denen der Patient ein Unbehagen verspürt, berücksichtigt. Besondere Beachtung finden die Gesichtsfarbe und die Zunge, die beide wichtige Hinweise auf den Zustand der inneren Organe liefern.

A Practical Dictionary of Chinese Medicine

Wénzhěn – Hören und Riechen. Diese diagnostische Methode besteht darin, Daten mittels des Geruchs- und des Gehörsinns zu sammeln. Der Arzt achtet auf die verschiedenen Geräusche, die der Patient produziert – Stimme, Atem, Husten, Stöhnen –, sowie auf eventuelle besondere Gerüche. Das Wort *wén* bedeutet «hören», «riechen».

Eine der vier Untersuchungen; die Untersuchung des Körpers mittels Hören und Riechen. In «Des Gelben Kaisers Klassiker der inneren Medizin» beschränkte sich die Methode des «Hörens und Riechens» auf das Hören und bezog sich in erster Linie auf die Beziehung zwischen den fünf Noten der chinesischen Tonleiter (*gōng, shāng, jiǎo, zhǐ, yǔ*) sowie den fünf Stimmen (Schreien, Lachen, Singen, Weinen und Stöhnen) und den inneren Organen. Für Zhang Ji aus der Han-Dynastie gehörten Stimme, Atem, Keuchen, Erbrechen und Schluckauf zu der Untersuchung mittels Hören und Riechen. Da das chinesische *wén* sowohl «hören» als auch «riechen» bedeutet, wurde das Riechen zu dieser Untersuchungsmethode dazugezählt, ohne dass man deshalb den Name ändern musste.

A Practical Dictionary of Chinese Medicine

Wènzhěn – das Fragen. Diese Methode besteht darin, dem Patienten spezifische Fragen zu stellen, die sich auf seine momentane Erkrankung, seine Geschichte und seine Ernährungs- und sonstigen Gewohnheiten beziehen. Bei Frauen zählen auch Fragen über Menstruation und Geburten dazu. Die Fragen betreffen Alter, Geburtsort, Beruf und andere Aspekte des alltäglichen Lebens des Patienten. Das Wort *wèn* bedeutet «fragen», «befragen», «prüfen».

Eine der vier Untersuchungen; die Untersuchungen mittels Befragen des Patienten beziehungsweise der Personen, die ihn betreuen. Gemäß Zhang Jingyue (Ming-Dynastie, 1563–1640) sollte sich dieses Befragen an zehn Punkten orientieren: 1. Fieber und Aversion gegen Kälte; 2. Schwitzen; 3. Kopf und Körper; 4. Stuhl und Harn; 5. Ernährung und Trinken; 6. Brustkorb; 7. Schwerhörigkeit; 8. Durst; 9. das Bestimmen von *yīn* und *yáng* anhand des Pulses und der Gesichtsfarbe; 10. Gerüche oder Abnormalitäten des Geistes. Die ersten acht Punkte, die wesentlichen bei dieser Untersuchung, werden bis heute berücksichtigt.

A Practical Dictionary of Chinese Medicine

Qièzhěn – das Fühlen. Diese Methode der physischen Untersuchung besteht darin, die verschiedenen Teile des Körpers des Patienten zu berühren, um den Zustand des Pulses, des Brustkorbs, des Bauchs und der Gliedmaßen abzuschätzen und auf Grund dessen eine Diagnose zu stellen. Das Wort *qiè* bedeutet «entsprechen», «nahe sein», «sicher sein».

Eine der vier Untersuchungen; der Prozess des Untersuchens der Oberfläche des Körpers durch Berührung, um eine möglicherweise vorhandene Krankheit zu entdecken. Die Untersuchung des Pulses, ein wesentlicher Bestandteil jeder Routineuntersuchung, ist die verbreitetste Form des Berührens. Das Berühren anderer Körperteile wird «Körperpalpation» genannt.

A Practical Dictionary of Chinese Medicine

Shézhěn

Untersuchung der Zunge; der Prozess der Untersuchung der Zunge und ihres Belages, um Größe, allgemeine Beschaffenheit, relative Feuchtigkeit, Dicke, Farbe und Charakteristika des Belags zu bestimmen. Das Wort *shé* bedeutet «Zunge».

Untersuchung der Zunge und ihres Belags. Die Untersuchung der Zunge liefert einige der wichtigsten Daten für die Musteridentifizierung. Sie kann Aussagen darüber ermöglichen, in welchem Zustand sich *qì* und Blut befinden, wie weit Krankheiten fortgeschritten beziehungsweise wieder abgeklungen sind, wie viel Hitze und Kälte vorhanden und wie tief negative Einflüsse in den Körper eingedrungen sind. Veränderungen im Aussehen der Zunge sind vor allem dann sehr deutlich, wenn es sich um äußerliche Hitzekrankheiten (Fieber) und Krankheiten von Magen und Milz handelt. In der klinischen Praxis jedoch zeigen sich ernste Krankheiten nicht unbedingt in drastischen Veränderungen der Zungenbeschaffenheit. Daher müssen die Daten, die die Betrachtung der Zunge liefert, sorgfältig gegenüber anderen Zeichen, dem Puls und der Patientengeschichte abgewogen werden, bevor eine korrekte Diagnose gestellt werden kann.

A Practical Dictionary of Chinese Medicine

Die Zunge zeigt den Zustand des Herzens. Der Belag weist klare Zeichen auf, die den Zustand des Magens reflektieren. Durch die Untersuchung der Zunge kann man die Zunahme beziehungsweise Abnahme des aufrechten *qì* voraussagen und den Zustand des pathogenen *qì* verstehen.

Biànshé zhǐnán

Wenn du die aktuelle Situation gemäß dem Zustand der Zunge identifizierst, wirst du keinen Fehler begehen.

Línzhèng yànshé fǎ

Shíwèn

Zehn Fragen; Fragen, die sich auf die zehn grundlegenden Aspekte eines Patienten beziehen und die der Arzt stellt, um diagnostische Informationen zu erhalten. Bei diesen Fragen geht es um folgende Aspekte: Empfindungen von Hitze oder Kälte; Schwitzen; Zustand von Kopf, Rumpf und Gliedmaßen; Beschaffenheit von Harn und Stuhl; Appetit; Zustand des Brustkorbs und des Bauchs; Hören und Schlafen; Durst; (bei Patientinnen) Menstruation, Leukorrhöe usw. sowie Wachstum und Ernährung der Kinder; Krankheitsgeschichte und Ursache der Krankheit. Das Wort *shí* bedeutet «zehn», das Wort *wèn* bedeutet «Fragen».

Wenn du ein fremdes Land betrittst, musst du dich über die dort herrschenden Sitten informieren. Wenn du ein fremdes Haus betrittst, musst du dich über die Familienangelegenheiten informieren. Wenn du einen Hof betrittst, musst du die Riten kennen.

Wenn ein Arzt beginnt, einen Kranken zu behandeln, muss er ihn über alle Zustände befragen.

Língshū, «Des Gelben Kaisers Klassiker der inneren Medizin»

Wǔsè

Die fünf Farben; bezogen auf die Farben, die mit den fünf Wandlungsphasen und den fünf *zàng*-Organen assoziiert werden. Diese Farben sind Grün (ein Grünblau, das mit Holz und der Leber assoziiert wird), Rot (Feuer, Herz), Gelb (Erde, Milz), Weiß (Metall, Lungen) und Schwarz (Wasser, Nieren). Diese Farben beziehungsweise deren Manifestationen im Körper bilden gemeinsam mit anderen klinischen Daten einen wichtigen Aspekt der Diagnose. Das Wort *sè* bedeutet «Farbe».

Fünf Farben zeigen sich im Gesicht. Anhand dieser Farben kann man das *qì* der fünf *zàng*-Organe untersuchen.

Língshū, «Des Gelben Kaisers Klassiker der inneren Medizin»

Wenn die fünf Farben alle zur gleichen Zeit auftreten, dann resultiert die Krankheit aus einem Wettstreit zwischen Hitze und Kälte.

Sùwèn, «Des Gelben Kaisers Klassiker der inneren Medizin»

Sānyīn

Die drei Arten von pathogenen (krankmachenden) Faktoren; eine Methode zur Klassifizierung pathogener Faktoren nach ihrem Ursprung in endogene, exogene oder neutrale (wörtlich: nicht innerliche/nicht äußerliche Faktoren). Diese drei Kategorien sind: *nèiyīn* oder endogene pathogene Faktoren (abnormale emotionale Aktivitäten); *wàiyīn*, exogene pathogene Faktoren (Wind, Kälte, Sommerhitze, Feuchtigkeit, Trockenheit und Feuer); und *bùnèi wàiyīn* (falsche Ernährung, Erschöpfung, Traumata, Tierbisse oder Insektenstiche). Das Wort *yīn* bedeutet «Grund», «Ursache», «weil», «als Resultat von».

Das Wort *nèi* bedeutet «innen», «innerlich». Das Wort *wài* bedeutet «außen», «äußerlich».

Äußere, innere und neutrale Krankheitsursachen. Der Begriff «Drei Ursachen» wurde von Chen Wuze in seinem *Sānyīn jíyībìng zhèngfāng lùn* («Vereinheitlichte Abhandlung über Krankheiten, Muster und Heilmittel gemäß den Drei Ursachen») geprägt, das im Jahr 1174 erschien. Äußere Faktoren sind die sechs Übermäßigen. Innere Ursachen sind die sieben Emotionen. Zu den neutralen Ursachen (wörtlich: «nicht innerlich / nicht äußerlich») zählen zum Beispiel: zu viel oder zu wenig Essen, Erschöpfung, Schläge, Fallen, Ertrinken sowie Verletzungen durch Insekten, Reptilien und andere Tiere.

A Practical Dictionary of Chinese Medicine

Tausende Leiden lassen sich in lediglich drei Kategorien einteilen. Zuerst dringt das Böse in die *jīngluò* und weiter in die *zàngfǔ* ein. Dies ist als äußere Ursache bekannt. Zweitens stehen Blut und Gefäße mit den vier Gliedmaßen und den neun Öffnungen in Verbindung. Wenn diese blockiert sind, stellt sich eine Krankheit ein. Dies wird innere Ursache genannt. Die dritte Kategorie umfasst Aspekte wie das Sexualleben, Schnittwunden, Insekten- und Tierbisse. Diese sind als weder äußerliche noch innerliche Ursachen bekannt.

Jīnguì yàolüè

Wèiqì yíngxuè biànzhèng

Musteridentifizierung nach den vier Aspekten. Musteridentifizierung durch die Analyse der *wèi-*, *qì-*, *yíng-* und *xuè-*Aspekte oder Schichten des Organismus. Dieser Terminus bezieht sich auf eine diagnostische Theorie und Methode, die vor allem zur Festlegung der Behandlung jahreszeitlich bedingter fieberhafter Krankheiten dient und bei der Lokalisierung, Natur und Verlauf der Krankheit beurteilt wird. Diese Theorie teilt Krankheiten nach vier Aspekten oder Schichten ein: nach der *wèi-* oder äußeren Abwehrschicht, der *qì-* oder funktionellen transformativen Schicht, der *yíng-* oder nährenden Schicht und der *xuè-* oder Blutschicht.

Gemäß der Lehre der fieberhaften Erkrankungen befallen wärme-
bedingte pathogene Faktoren, wenn sie einmal in den Körper eingedrungen sind, zuerst die Abwehr und schreiten dann weiter fort,
sofern sie nicht durch das aufrechte *qì* oder eine richtige Behandlung gestoppt werden. Nur wenn sie das *qì*-Stadium erreichen, kann
eine Behandlung zur Klärung des *qì* zur Anwendung kommen.
Erreichen sie das Nährstadium, besteht die Behandlung im Ableiten
von Hitze in die *qì*-Schicht. Haben sie das Blut-Stadium erreicht
und führen sie zu Erschöpfung oder manischem Verhalten, müssen
eine Kühlung des Blutes und Zerstreuung verschrieben werden.

A Practical Dictionary of Chinese Medicine

 Begriffe, die sich auf Heilkräuter und Rezepturen
beziehen

Der Legende nach prüfte Shennong, einer der prähistorischen «Herrscher» (die anderen waren der Gelbe Kaiser und Fu Xi) auf seiner
Suche nach Pflanzen mit heilender Wirkung hunderte von Pflanzen.
Shennong hat als Erster erkannt, dass einzelne Pflanzen – und sogar
verschiedene Teile ein und derselben Pflanze – unterschiedliche Eigenschaften, Geschmäcke und Funktionen haben. Diese Erkenntnis
führte zur organisatorischen Klassifikation der chinesischen Heilkräuter.

Sìqì sìxìng

1. Die vier Naturen der Arzneimittel; 2. die vier *qì* der Arzneimittel;
3. Temperatur (in Bezug auf Arzneimittel). Dieser Begriff bezieht sich
im Wesentlichen auf die Eigenschaften von Heilkräutern und deren
therapeutische Wirkung beziehungsweise synergistische Charakteristika. Diese vier Eigenschaften sind: kalt, heiß, kühl und warm. Sie
werden nach *yīn* und *yáng* klassifiziert: Heiß und warm sind *yáng*, kalt
und kühl sind *yīn*.

Sinn und Zweck dieser Einteilung der Arzneimittel ist es, eine
Grundregel für den Einsatz von Heilpflanzen zu formulieren: «Be-

nutze Hitze, um pathogene Kältefaktoren zu überwinden; benutze Kälte, um pathogene Hitzefaktoren zu überwinden.» Heilkräuter mit kalten Eigenschaften werden typischerweise verwendet, um heiße oder warme pathogene Faktoren sowie innere Hitze auszuschalten, und kommen bei der Behandlung von Hitze- und *yáng*-Mustern zur Anwendung. Kräuter mit heißen Eigenschaften werden meist benutzt, um pathogene Kältefaktoren zu vertreiben, denn sie wärmen das Innere, stärken das *yáng* und nähren das *qì*. Sie kommen bei der Behandlung von Kälte- und *yín*-Mustern zur Anwendung. Das Wort *xìng* bedeutet «Natur».

> Die vier Eigenschaften von Arzneimitteln: Kälte, Hitze, Wärme, Kühle. Kalte Arzneimittel sind wirksam bei der Behandlung von Hitzemustern, während heiße Arzneimittel zur Behandlung von Kältemustern dienen. Warme und kühle Arzneimittel sind solche mit milder Hitze oder Kälte. Darüber hinaus gibt es auch Arzneimittel, die über eine ausgewogene Natur verfügen, bei denen also weder Hitze noch Kälte überwiegt.
>
> *A Practical Dictionary of Chinese Medicine*

Wŭwèi

Die fünf Geschmäcke, die sich auf die Geschmäcke von Heilkräutern beziehen: scharf, süß, sauer, bitter und salzig. Zwischen diesen Geschmäcken und den fünf *zàng*-Organen werden folgende Entsprechungen angenommen: Herz – bitter; Leber – sauer; Milz – süß; Lunge – scharf, Nieren – salzig. Das Wort *wèi* bedeutet «Geschmack».

> Gemäß dem *Sùwèn* können die Geschmäcke nach *yīn* und *yáng* eingeteilt werden: «Scharfe und süße schweißtreibende Arzneimittel sind *yáng*; süße beziehungsweise bittere aufwallende, das heißt Brechreiz verursachende, und ableitende Arzneimittel sind *yīn*; fade und ableitende Arzneimittel sind *yáng*.» Laut *Běncǎo gāngmù* («Abriss der Kräuterheilkunde») besteht eine Beziehung zwischen Geschmack und Wirkrichtung: «Saure oder salzige Arzneimittel wirken nicht nach oben; süße oder scharfe Arzneimittel

wirken nicht nach unten. Kalte Arzneimittel schweben nicht; heiße sinken nicht.»

A Practical Dictionary of Chinese Medicine

Jeder der fünf Geschmäcke dringt in das Organ ein, das ihn bevorzugt.

Língshū, «Des Gelben Kaisers Klassiker der inneren Medizin»

Die fünf Geschmäcke der Heilkräuter dringen in die fünf *zàng*-Organe ein. Entweder wird genährt oder abgeleitet, je nach der Natur der eingesetzten Kräuter.

Běncǎo gāngmù

Guījīng

Kanaleingang; bezieht sich auf die Theorie, dass verschiedene Arzneimittel auf unterschiedliche Kanäle und auf die mit ihnen verbundenen Organe wirken. Diese Vorstellung basiert auf der Theorie der *zàngfǔ* (siehe dort), der Theorie der *jīngluò* (siehe dort) und auf der Natur und dem Geschmack der verschiedenen Arzneimittel. Zum Beispiel ist *Radix Platycodi*, ein scharf schmeckendes Heilkraut, wirksam bei der Behandlung von Husten, der auf eine Beeinträchtigung der Lungenfunktion zurückzuführen ist. Dieses Heilkraut soll über den Lungenkanal eintreten. Heilkräuter, die ihre Wirkung auf zwei oder mehr Kanäle aufteilen, haben weiter reichende Auswirkungen auf den Organismus und sind daher nützlicher bei der Behandlung.

Diese Theorie der Entsprechung oder Verteilung auf die einzelnen Kanäle taucht zum ersten Mal in «Des Gelben Kaisers Klassiker der inneren Medizin» auf: «Das Saure dringt in die Leber. Das Scharfe dringt in die Lunge. Das Bittere dringt in das Herz. Das Salzige dringt in die Nieren. Das Süße dringt in die Milz. Dies heißt das Fünffache Eindringen.» Das Wort *guī* bedeutet «zurückgehen», «zurückgeben», «zusammenfließen», «zusammenkommen», «übergeben».

Die Wirkung (eines Arzneimittels) auf einen bestimmten Kanal und auf das Organ, das dem Kanal zugeordnet ist. Zum Beispiel behandeln Platycodon (*jiégěng*) und Tussilago (*kuǎndōnghuā*) Husten und Keuchen und sollen in die Lungenleitbahn eindringen; Gastrodia (*tiānmǎ*), Skorpion (*quánxiē*) *und Antilopenhorn* (*língyángjiǎo*) werden bei der Behandlung von Krämpfen eingesetzt und sollen über die Leberleitbahn eindringen.

A Practical Dictionary of Chinese Medicine

Jūnchén zuǒshǐ

Medizinische Rollen – Kaiser, Minister, Assistent und Bote. Diese Bezeichnungen, die medizinischen Zutaten verliehen werden, gehen von der Rolle aus, die sie innerhalb einer Rezeptur spielen.

Die Begriffe stammen aus der Nomenklatur des Kaiserhofs und sind Metaphern, die die relative Wichtigkeit und Funktion der Schlüsselkräuter in einer Kräuterrezeptur beschreiben. Das Wort *jūn* bedeutet «Herrscher», «Monarch». Manchmal wird es mit «Kaiser» oder «König» übersetzt. In einer Kräuterrezeptur bezieht es sich auf das wichtigste Heilkraut, das heißt auf die wesentliche Wirksubstanz. Das Wort *chén* bedeutet «Minister». In einer Kräuterrezeptur dient das Ministerkraut dazu, die Wirkung des Kaiserkrautes zu verstärken. Das Wort *zuǒ* bedeutet «Assistent». In einer Kräuterrezeptur kann das Assistentenkraut verschiedene Rollen übernehmen: Es vermag zum Beispiel die Nebenwirkungen oder die Toxizität des Kaiserkrautes zu mildern. Das Wort *shǐ* bedeutet «Bote», «Führer». In einer Kräuterrezeptur hat das Botenkraut die Funktion, die Wirkung der Rezeptur zum Zielorgan oder zur Zielleitbahn zu lenken. Es kann aber auch dazu dienen, die gesamte Rezeptur zu harmonisieren. *Shǐ* bedeutet auch «senden», «jemandem etwas auftragen»; «verwenden», «anwenden»; «Läufer»; «verursachen».

Der Kaiser übernimmt die Hauptwirkung der Rezeptur und spricht das Hauptmuster an. Es kann ein oder mehrere Kaiserkräuter geben. Der Minister unterstützt direkt den Kaiser. Der Assistent ist für die zweitrangigen Muster zuständig oder reduziert die Toxizität oder Intensität des Kaiserkrautes. Der Bote beeinflusst auf andere Weise die gewünschten Teile des Körpers oder harmonisiert die anderen Zutaten.

A Practical Dictionary of Chinese Medicine

Die Kräuter in einer Rezeptur haben die Positionen eines Herrschers, Ministers, Assistenten und Boten, die einander fördern, kontrollieren und harmonisieren.

Shénnóng běncǎo jīng

 Kategorien zur Einteilung von Heilkräutern

Heilkräuter werden traditionellerweise nach ihrer primären Funktion klassifiziert. Es gibt 18 derartige Kategorien, die die Standardkräuter umfassen.

Jiěbiǎo

Öffnen des Äußeren, Auflockern der Oberfläche; dieser Begriff bezieht sich auf Kräuter, die die Fähigkeit besitzen, äußere (oberflächliche) pathogene Faktoren auszuleiten. Das Wort *jiě* bedeutet «auflösen», «trennen», «aufmachen», «zerstreuen», «lösen». Das Wort *biǎo* bedeutet «Oberfläche».

Die Methode, das Äußere zu öffnen, nimmt je nach pathogenem Faktor unterschiedliche Ausprägungen an. Siehe die unten angeführten Punkte.

Öffnen des Äußeren durch Kühle und Schärfe (*qīngliáng jiěbiǎo*)
Öffnen des Äußeren durch Wärme und Schärfe (*qīngwēn jiěbiǎo*)
Das *yīn* anreichern und das Äußere öffnen (*zīyīn jiěbiǎo*)
Das *qì* nähren und das Äußere öffnen (*bǔqì jiěbiǎo*)
Das *yáng* unterstützen und das Äußere öffnen (*zhùyáng jiěbiǎo*)
Das Fleisch öffnen (*jiějī*)
Fördern von Hautausschlag (*tòuzhěn*)
Befreien der Oberfläche (*shūbiǎo*)

A Practical Dictionary of Chinese Medicine

Qīngrè

Hitze klären; dies bezieht sich auf Arzneimittel, die die Fähigkeit besitzen, Hitze zu zerstreuen oder zu klären. Das Wort *qīng* bedeutet «klar», *rè* bedeutet «Hitze».

Das Klären von Hitze wird bei der Behandlung von Innere-Hitze-Mustern wie zum Beispiel *qì*-Hitze, Blut-Hitze, Feuchtigkeit-Hitze oder *yáng*-Wundstellen angewandt. Klären von Hitze ist ein allgemeiner Begriff, der dem Klären der acht Methoden entspricht. Dazu zählt das Klären von Hitze (in einem spezifischeren Sinn), das Ausleiten von Feuer und Toxinen.

A Practical Dictionary of Chinese Medicine

Xièxià

Abführen, nach unten ableiten. Das Wort *xiè* bedeutet «ableiten», «ausleiten», «ausschütten», «an Durchfall leiden», *xià* bedeutet «unten», «niedrig», «hinunter».

Eine Behandlungsmethode, die Feuer aus der Herzregion eliminiert, das heißt aus dem Magen oder dem Herzen selbst. Diese Methode eignet sich bei a) loderndem Magen-Feuer, das einhergeht mit geschwollenem Zahnfleisch, schlechtem Mundgeruch, Magengeräuschen, Verstopfung, roter Zunge mit gelbem Belag und einem schnellen Puls; und b) loderndem Herz-Feuer, das einhergeht mit einer übermäßigen Bewegung des Blutes (spontane äußere Blutungen), Verstopfung, dunklem Urin, geröteten Augen, wunden Stellen im Mund, gelbem Zungenbelag und einem schnellen Puls.

A Practical Dictionary of Chinese Medicine

Xiāodǎo

Leiten und vernichten. Arzneimittel, die in diese Kategorie fallen, werden zur Stärkung der Milz und zum Regulieren des *qì* eingesetzt. Sie sind oft in Rezepturen zur Behandlung von Verdauungsstörungen, Blähungen und Syndromen, bei denen diese Symptome im Vordergrund stehen, enthalten. Das Wort *xiāo* bedeutet «verschwinden», «vertreiben», «entfernen»; *dǎo* bedeutet «führen», «weitergeben», «anweisen».

Die Methode des Auflösens von Nahrung und des Ableitens von Stagnation, was auch oft als «leiten und vernichten» bezeichnet wird, wird bei der Behandlung von Nahrungsstagnation eingesetzt, die ein Völlegefühl im Magen und abdominale Distension, Appetitlosigkeit, übel riechendes Aufstoßen, sauren Reflux, Übelkeit, Schmerzen im Bauch, Verstopfung oder Durchfall mit ungenügendem Stuhlgang hervorruft.

A Practical Dictionary of Chinese Medicine

Huàtán zhǐké píngchuǎn

Transformieren von Schleim, Unterdrücken von Husten und Beruhigen von Asthma. Das Wort *huà* bedeutet «verändern», «verwandeln», «auflösen», «verbrennen»; *tán* bedeutet «Schleim», *zhǐ* bedeutet «aufhalten», «stoppen»; *kè* bedeutet «Husten»; *píng* bedeutet «flach», «eben», «friedlich», «still»; «niederschlagen», «unterdrücken»; *chuǎn* bedeutet «schwer atmen», «nach Luft schnappen», «Asthma».

Jede Behandlungsmethode, die Schleim auf sanfte Weise beseitigt. Die Methode, Schleim zu transformieren, variiert je nachdem, welcher Bereich im Körper befallen ist und welche Ursache hinter dem Schleim-Muster steckt.

A Practical Dictionary of Chinese Medicine

Lìqì

Enthemmen des *qì*. Arzneimittel, die in diese Kategorie fallen, werden eingesetzt, um die Durchgängigkeit des *qì* wiederherzustellen. Sie bewirken, dass das *qì*, das seine Bewegung und seine Wandlung eingestellt hat, wieder sein normales Verhalten annimmt. Das Wort *lì* bedeutet «Vorteil», «Profit», «günstig», «scharf».

Fließen, Bewegung oder Aktivität fördern, das heißt den gehemmten Fluss des *qì*, des Blutes oder der Körperflüssigkeiten oder einer gehemmten körperlichen Bewegung wiederherstellen.

A Practical Dictionary of Chinese Medicine

Lìxuè

Enthemmen des Blutes. Kräuter, die in diese Kategorie fallen, werden zum Nähren, Anreichern, Kühlen oder Wärmen des Blutes eingesetzt. Sie können auch eine Blutstagnation auflösen, die Zirkulation des Blutes fördern oder Blutungen stoppen.

Qūfēng shèngshī

Vertreiben von Wind und Überwinden von Feuchtigkeit. Kräuter, die in diese Kategorie fallen, werden verwendet, wenn Wind und Feuchtigkeit eingedrungen sind und sich angesammelt haben. Das Wort *qū* bedeutet «vertreiben», «zerstreuen», «entfernen»; *fēng* bedeutet «Wind»; *shèng* bedeutet «Sieg», «Erfolg», «übertreffen», «besser sein».

Eine Behandlungsmethode, die auf Wind-Feuchtigkeit einwirkt, die die Kanäle und vernetzten Gefäße, das Fleisch und die Gelenke befällt und dort wandernde Schmerzen hervorruft.

A Practical Dictionary of Chinese Medicine

Lìniào shènshī

Enthemmen des Urinierens, um Feuchtigkeit zu überwinden. Kräuter, die in diese Kategorie fallen, werden zur Behandlung von Syndromen, bei denen es auf Grund einer mangelnden Aktivität des Harnapparats zu einer Anhäufung von Feuchtigkeit kommt, als Diuretika eingesetzt. Das Wort *niào* bedeutet «Harn lassen», *shèn* bedeutet «sickern».

Wēnlǐ

Wärmen des Inneren. Kräuter, die in diese Kategorie fallen, werden bei der Behandlung von Syndromen eingesetzt, die durch eine Ansammlung von Kälte im Inneren des Körpers charakterisiert sind. Das Wort *wēn* bedeutet «wärmen», «aufwärmen», *lǐ* bedeutet «Inneres», «innen».

Fāngxiāng huàshī

Transformieren von Feuchtigkeit mit Hilfe von Aromen. Kräuter, die in diese Kategorie fallen, sind aromatische, duftende Kräuter, die Feuchtigkeit umwandeln und das Bewusstsein wiederherstellen können. Das Wort *fāng* bedeutet «süß duftend», «duftend», *xiāng* bedeutet «aromatisch», «duftend», *huà* bedeutet «transformieren», «verändern», «lösen».

Transformieren von Feuchtigkeit mit Hilfe von Aromen wird zur Behandlung von Druckgefühlen in Bauch und Magentrakt eingesetzt, die einhergehen mit aufsteigender Übelkeit und einem Verlangen nach Erbrechen, mit dünnem, weichem Stuhl, Müdigkeit, Kräftemangel und einem Gefühl des Schleims und süßem Geschmack im Mund.

A Practical Dictionary of Chinese Medicine

Fāngxiāng kāiqiào

Öffnen der Körperöffnungen mit duftenden Kräutern. Diese Kräuter werden speziell zum Öffnen der Öffnungen von *qì* und *shén* eingesetzt, wodurch das Bewusstsein wiederhergestellt wird, wenn es kollabiert ist. Das Wort *kāi* bedeutet «öffnen», *qiào* bedeutet «Öffnung», «Schlüssel zu etwas».

Eine Behandlungsmethode, die bei umnebeltem Geist und Koma eingesetzt wird, sofern dies durch eine Obstruktion der Öffnungen des Herzens bedingt ist. Das Öffnen dieser Öffnungen geschieht mit Hilfe von scharf duftenden eindringenden Arzneimitteln, die das Herz erreichen und die Öffnungen befreien, Unreinheiten eliminieren und Blockaden beseitigen. Das Öffnen dieser Öffnungen wird zur Behandlung einer plötzlichen Ohnmacht (einer Ohnmacht, die von einem abnormalen *qì*-Fluss hervorgerufen wird) bei Krankheiten wie plötzliche Starre durch Wind, Epilepsie, Wind-Schlaganfall oder Angina pectoris eingesetzt, aber auch bei Komazuständen, die durch eine innere Blockade bedingt sind, die ihrerseits auf eine äußerlich verursachte Hitze-(Fieber)-Krankheit zurückzuführen ist.

A Practical Dictionary of Chinese Medicine

Bǔyì

Auffüllen und stärken. Kräuter, die in diese Kategorie fallen, werden im Allgemeinen zum Stärken und Nähren des Körpers eingesetzt. Diese Kategorie wird meist in vier Unterkategorien eingeteilt: Kräuter, die das *qì* stärken; Kräuter, die das Blut nähren; Kräuter, die *yīn* hervorbringen; Kräuter, die das *yáng* stärken. Das Wort *bǔ* bedeutet «reparieren», «ausbessern»; «auffüllen», «ausgleichen»; «nähren»; «unterstützen», «helfen»; *yì* bedeutet «Profit», «Vorteil», «Zunahme».

Vermehren und fördern. *Yīn, yáng, qì* und Blut können aufgefüllt und ergänzt werden; die Organe, die mehr als andere «aufgefüllt» werden, sind die Milz und die Nieren. Da dieses Ergänzen meist mit *qì* in Verbindung gebracht wird, wird der Begriff oft mit dem Wort für «fördern» kombiniert.

A Practical Dictionary of Chinese Medicine

Gùsè

Zusammenziehend und befestigend. Kräuter, die in diese Kategorie fallen, werden bei der Behandlung von Mustern verwendet, die durch den Verlust von Essenz, *qì*, Blut oder blutigen Flüssigkeiten charakterisiert sind. Das Wort *gù* bedeutet «solide», «fest», «flüssig», *sè* bedeutet «gefaltet», «adstringierend», «uneben».

Befestigend und zusammenziehend bedeutet den Einsatz ergänzender und adstringierender Arzneimittel, vor allem in folgenden Fällen: Bei der Behandlung von spontanem oder nächtlichem Schweiß wird das Schwitzen unterbunden; bei der Behandlung von hartnäckigem Husten werden so die Lungen kontrolliert; bei der Behandlung von anhaltendem Durchfall, der in einem Anusprolaps mündet, werden die Eingeweide adstringiert; bei der Behandlung von Samenerguss wird die Essenz gefestigt; bei Enuresis oder zu reichlichem Harn wird die Harnmenge reduziert; es werden Blutungen gestillt, um heftiges Bluten zu behandeln; es wird die Menses gefestigt, um Gebärmutterblutungen und Schmierblutungen zu behandeln; es wird Vaginalausfluss eingedämmt beziehungsweise anhaltender Vaginalausfluss behandelt.

A Practical Dictionary of Chinese Medicine

Ānshén

Beruhigen des Geistes. Diese Arzneimittel werden zum Beruhigen des Geistes und zur Sedierung des gesamten Körpers eingesetzt. Das Wort *ān* bedeutet «ruhig», «friedlich»; *shén* bedeutet «Geist», «Gott», «übernatürlich», «magisch», «Bewusstsein».

Eine Behandlungsmethode, die bei unruhigem Geist angewendet wird (Herzklopfen, Schlaflosigkeit, Unruhe, Manie).

A Practical Dictionary of Chinese Medicine

Pínggān xīfēng

Die Leber beruhigen und inneren Wind auslöschen. Heilkräuter, die in diese Kategorie fallen, haben ihrer Natur nach eine sedierende Wirkung und werden benutzt, um Muster zu behandeln, bei denen einen Überaktivität der Leber zu innerem Wind führt. Ein typisches Beispiel dafür ist ein Wind-Schlaganfall oder eine Apoplexie. Das Wort *píng* bedeutet «beruhigt», «friedlich», «ruhig»; *gān* bedeutet «Leber»; *xī* bedeutet «auslöschen», «stoppen», «aufhören», «ruhen»; *fēng* bedeutet «Wind».

Eine Methode zur Behandlung von aufsteigendem Leber-*yáng*, das inneren Wind hervorruft und folgende Symptome verursacht: ziehende Schmerzen im Kopf, Benommenheit, schiefe Augen, schiefer Mund, Taubheit oder Zittern der Gliedmaßen, Steifheit der Zunge, Zittern und Abweichung der Zunge, Sprachstörungen, rote Zunge mit dünnem Belag, einen saitenförmigen Puls. Ebenso können damit schwere Fälle von plötzlichem Bewusstseinsverlust, Hypertonizität oder Konvulsionen der Gliedmaßen behandelt werden.

A Practical Dictionary of Chinese Medicine

Qūchóng

Eliminieren von Würmern und Parasiten. Dabei handelt es sich um Arzneimittel gegen Wurmbefall. Das Wort *qū* bedeutet «vertreiben», «eliminieren», «zerstreuen»; *chóng* bedeutet «Wurm».

Wàiyòng

Äußerer Gebrauch. Das Wort *wài* bedeutet «außen», «äußerlich», *yòng* bedeutet «Gebrauch», «Nützlichkeit».

 Begriffe aus der Akupunktur

Die Akupunktur ist eine Spezialdisziplin der chinesischen Medizin. Sie basiert zwar auf deren grundlegenden Theorien, hat aber ihre eigene Sicht vom Körper und verwendet daher auch eigene Begriffe.

Zhēnjiǔ

Wörtlich bedeutet dieser Begriff «Nadel» und «lang anhaltendes Feuer». Gemeinsam bilden diese beiden Worte jenen Begriff, der in den westlichen Sprachen im Allgemeinen mit «Akupunktur und Moxibustion» oder «Akumoxa-Therapie» übersetzt beziehungsweise oft nur mit dem Terminus «Akupunktur» wiedergegeben wird. Er bezieht sich auf zwei verwandte Therapieformen, *zhēnfǎ* und *jiǔfǎ*. *Zhēnfǎ* ist der therapeutische Einsatz bestimmter Arten von Nadeln, zum Beispiel Filiform-Nadeln, dreikantige Nadeln, Pflaumenblütennadeln, Intradermalnadeln usw.

Der Einsatz solcher Nadeln soll durch die Stimulation spezieller Punkte, die auf Leitbahnen liegen, Krankheiten heilen können. *Jiǔfǎ* besteht aus der Anwendung eines Heilkrautes (Beifuß), das auf verschiedene Arten zubereitet wird und dann entweder in der Nähe oder auf gewissen Punkten verbrannt wird, um sie zu wärmen und damit die Bewegung des *qì* zu stimulieren.

Die Bedeutung des Wortes *jiǔ* ist sehr aufschlussreich. Es besteht aus zwei Zeichen. Das obere Zeichen wird ebenfalls *jiǔ* ausgesprochen und bedeutet «lang während», «lange vorbei». Das untere Zeichen ist *huǒ*, «Feuer». Als Einheit betrachtet, können diese beide Zeichen als «lang währendes Feuer» verstanden werden, und tatsächlich spiegelt diese Interpretation sehr deutlich das therapeutische Prinzip der Moxibustion wider: Es wird die Bewegung des *qì* stimuliert, indem gewisse Punkte für eine gewisse Zeit erwärmt werden. Durch eine derartige Stimulation spezieller Punkte soll auch die Hitze in dem damit in Verbindung stehenden Organ und in entfernten Körperregionen beziehungsweise im Körper insgesamt erhöht werden. *Fǎ* ist ein Begriff, der verschiedene Bedeutungen hat, die aber alle in einem sinngemäßen Zusammenhang zueinander stehen; es bedeutet unter aanderem «Gesetz», «Methode», «folgen», «Modell», «Standard» und «magische Kunst».

Shūxué

Transportpunkt; dies ist ein Begriff, der eine bestimmte Kategorie von Akupunkturpunkten bezeichnet, die alle auf dem Rücken auf zwei Linien liegen, wobei eine ungefähr 3,5 bis 4,5 Zentimeter, die andere ungefähr 10,5 Zentimeter seitlich der Wirbelsäule verläuft. Diese Punkte stehen in Beziehung mit der Funktion der inneren Organe und verschiedenen anderen Aspekten der Physiologie. Das Wort *shū* bedeutet «transportieren», «Kommunikation», *xué* bedeutet «Akupunkturpunkt». (Eine umfassende Definition von *xué* finden Sie in Kapitel 1.)

Mùxué

Alarmpunkte; ein Begriff, der sich auf eine Gruppe von Punkten auf der Vorderseite des Körpers bezieht, die sowohl in diagnostischer als auch in therapeutischer Beziehung zu den inneren Organen stehen. Das *qì* der verschiedenen Organe sammelt sich im entsprechenden *mùxué* und gibt Hinweise auf pathologische Veränderungen. Da diese Veränderungen im *qì* oft anderen klinischen Symptomen oder Zeichen vorausgehen, können die *mùxué* «Alarm schlagen», bevor die Krankheit überhaupt richtig ausgebrochen ist. Das Wort *mù* bedeutet «sammeln», «rekrutieren». Es wird in Phrasen verwendet, die sich auf das Sammeln von Truppen oder das Eintreiben von Steuern beziehen. Daher leitet sich die Bedeutung von «Alarm», wie der Terminus meist im Deutschen übersetzt wird, von der militärischen Metapher ab.

Wǔshūxué

Fünf Transportpunkte; der Begriff bezieht sich auf eine Gruppe von Punkten auf jeder der zwölf Hauptleitbahnen. Zu diesen Punkten zählen: Brunnenpunkte, Quellpunkte, Bachpunkte, Flusspunkte und Meerpunkte. Hier bedeutet das Wort *shū* «Transport» oder «Kommunikation». Es nimmt eine wichtige Stellung in der allgemeinen Nomenklatur der Akupunkturpunkte ein und weist auf das Wesen des *jīngluò*-Systems als System der physiologischen Informationsübermittlung und Speicherung hin. In dieser Verwendung unterstreicht es jene metaphorische Interpretation des Begriffs *qì*, in der das *qì* mit Wasser verglichen wird, das auf seiner Reise zum Rumpf und den inneren Organen von seinen Quellen in den Extremitäten in Richtung der Sammelplätze fließt. Die Brunnenpunkte sind die distalsten Punkte auf den einzelnen Leitbahnen. Die apostrophierte Metapher findet sich auch in den Bezeichnungen Quelle, Bach, Fluss und Meer, durch die das *qì* auf seiner Reise durch die Leitbahnen hin zum Inneren des Körpers fließt.

Yíngsuí bǔxiè

Gerichtetes Auffüllen und Ableiten; dieser Terminus bezieht sich auf zwei grundlegende Methoden des Einführens und der Stimulation der Akupunkturnadeln, nachdem sie in den Körper des Patienten eingeführt wurden. «Auffüllen» wird meist als Tonisieren bezeichnet. Dazu werden die Nadeln in der Regel in einem gewissen Winkel so eingeführt, dass die Spitze in die Richtung zeigt, in die das *qì* durch die Leitbahn fließt, auf der der für die Nadelung gewählte Punkt liegt. Bei dieser Methode wird die Nadel, nachdem sie eingeführt wurde, sanft bewegt. Ein Ableiten wird meist dadurch erreicht, dass die Spitze der Nadel in die dem *qì*-Fluss entgegengesetzte Richtung weist. Anschließend wird die Nadel wesentlich intensiver stimuliert. Das Wort *yíng* bedeutet «entgegenkommen»; «grüßen»; «empfangen»; «in Richtung auf etwas bewegen». Das Wort *suí* bedeutet «folgen», «einhergehen mit», «sich anpassen», «lassen», «erlauben». Das Wort *bǔ* bedeutet «ergänzen», «reparieren», «ausbessern»; «auffüllen»; «liefern»;

«nähren», «verstärken». Das Wort *xiè* bedeutet «schnell fließen», «hinunterstürzen»; «ausgießen»; «ableiten»; «an Durchfall leiden».

 Begriffe aus der allgemeinen Therapie

Kräutermedizin und Akupunktur sind zwei der vielen Aspekte der chinesischen Medizin. Es würde den Rahmen dieses Buches sprengen, sich näher mit anderen Fachgebieten zu befassen; dennoch möchten wir hier einige Begriffe vorstellen, die Theorien, Konzepte und allgemeine Behandlungsprinzipien vermitteln.

Bāfǎ

Acht Methoden (der medizinischen Behandlung); dieser Terminus bezieht sich auf die acht grundlegenden therapeutischen Prinzipien.

Eine Klassifikation der medizinischen Behandlungsmethoden, die Cheng Zhongling aus der Qing-Dynastie nach acht Gesichtspunkten traf: Schwitzen, Erbrechen, Abführen, Harmonisieren, Wärmen, Klären, Stärken, Zerstreuen.

A Practical Dictionary of Chinese Medicine

Yīnpíng yángmì

Ein Zustand, in dem das *yīn* ruhig und das *yáng* unversehrt ist. *Yīn* und *yáng* sind im Gleichgewicht. Dies bezieht sich auf den idealen Zustand, in dem *yīn* und *yáng* aufeinander abgestimmt sind, eine harmonische Balance wahren und sich ständig aneinander angleichen, um die Homöostase des gesamten Organismus aufrechtzuerhalten. Dieser Zustand führt zu einem gesunden Körper und einem gesunden Geist. Dies ist das konzeptuelle Äquivalent von Homöostase, wie sie in der westlichen Physiologie verstanden wird. Das Wort *píng* bedeutet «ruhig»; «flach», «auf einer Ebene», «eben»; «glatt»; «gleich», «durchschnittlich», «allgemein», «gewöhnlich». Das Wort *mì* bedeutet «eng», «dicht»; «dick»; «intim»; «sorgfältig»; «gesund».

Wenn sich *yīn* und *yáng* in Harmonie befinden, dann sind *jīng* und *shén* geordnet. Wenn *yīn* und *yáng* sich trennen, dann erschöpft sich das *jīngqì*.

Sùwèn, «Des Gelben Kaisers Klassiker der inneren Medizin»

Yīnrén zhìyí

«Je nach Person handeln. Eine Krankheit je nach Patient behandeln: anderer Patient, andere Behandlung.» Dieser Ausdruck bezieht sich auf ein grundlegendes Konzept der chinesischen Medizin, nämlich darauf, dass eine Krankheit sich in verschiedenen Menschen auf verschiedene Art und Weise manifestiert. Daher muss eine wirksame Behandlung für den jeweiligen Patienten maßgeschneidert sein. Dabei werden nicht nur Unterschiede in der Manifestation der Krankheit berücksichtigt, sondern auch die Konstitution des Patienten und die Krankheitsgeschichte. Das Wort *yīn* bedeutet «Grund», «Ursache», «gemäß», *rén* bedeutet «Mensch», «Person». Das Wort *zhì* bedeutet «tun», «ausarbeiten»; «formulieren»; «einschränken», «kontrollieren»; «System». Das Wort *yí* bedeutet «passend», «angemessen». Der Ausdruck bedeutet wörtlich: «Gemäß dem Menschen passend [Behandlung] ausarbeiten». Es ist das Prinzip, das hinter Sätzen wie dem folgenden aus dem *Sùwèn* steht:

Gib Menschen, die in der Lage sind, sie einzunehmen, starke Kräuter; gib Menschen, die keine starken Kräuter einnehmen können, milde Kräuter.

Sùwèn, «Des Gelben Kaisers Klassiker der inneren Medizin»

Yīndì zhìyí

«In Übereinstimmung mit dem Ort handeln. Eine Krankheit je nach Ort behandeln; die Behandlung sollte der Umgebung angepasst sein.»

Diese Phrase drückt wie die vorangehende ein grundlegendes Therapiekonzept der chinesischen Medizin aus. Krankheiten manifestieren sich in unterschiedlichen Umgebungen auf unterschiedliche Weisen. Zum Beispiel treten in einer feuchten, heißen Gegend andere Symptome auf als in einer kalten, trockenen. Der menschliche Körper interagiert mit der Umgebung auf eine sehr subtile, vielschichtige Art und Weise, und deshalb muss die medizinische Behandlung den speziellen Gegebenheiten Rechnung tragen. Das Wort *dì* bedeutet «Erde», «Ort», «Bereich». Wörtlich bedeutet der Ausdruck: «Gemäß der Umgebung [in der die Behandlung erfolgt] passend [Behandlung] ausarbeiten».

> Der Gelbe Kaiser fragte: «Warum gibt es so viele Methoden, Krankheiten zu behandeln?» Qi Bo antwortete: «Dies erklärt sich aus den unterschiedlichen physischen Gegebenheiten eines Ortes.»
>
> *Sùwèn*, «Des Gelben Kaisers Klassiker der inneren Medizin»

Yīnshí zhìyí

«In Übereinstimmung mit der Zeit handeln. Krankheiten je nach Zeit unterschiedlich behandeln.» Diese Phrase bringt den dritten Aspekt des Prinzips zum Ausdruck, wonach eine medizinische Behandlung dem Individuum, seiner Umgebung und der spezifischen Zeit angepasst werden muss. Das Wort *shí* bedeutet «Zeit», «Jahreszeit». Der Ausdruck bedeutet wörtlich: «Gemäß der Zeit [zu der die Behandlung erfolgt] passend [Behandlung] ausarbeiten».

> Kräuter mit kalten Eigenschaften dürfen nicht bei kaltem Wetter verabreicht werden. Kräuter mit kühlen Eigenschaften dürfen nicht bei kühlem Wetter verabreicht werden. Kräuter mit warmen Eigenschaften dürfen nicht bei warmem Wetter verabreicht werden. Kräuter mit heißen Eigenschaften dürfen nicht bei heißem Wetter verabreicht werden. Diese Prinzip sollte auch bei der Ernährung respektiert werden.
>
> *Sùwèn*, «Des Gelben Kaisers Klassiker der inneren Medizin»

Tóngbìng yìzhì

«Unterschiedliche Behandlung ähnlicher Krankheiten. Gleiche Krankheit, unterschiedliche Behandlung.» Dieser Ausdruck bezieht sich auf ein weiteres Grundkonzept der chinesischen Medizin. Da sich eine Krankheit auf unterschiedliche Weise manifestieren kann, müssen Krankheiten je nach den individuellen Umständen auch unterschiedlich behandelt werden. Diese Wendung fasst die Vorstellung zusammen, dass ein und dieselbe Krankheit unterschiedliche Therapien erforderlich machen kann. Das Wort *tóng* bedeutet «gleich». Das Wort *yì* bedeutet «unterschiedlich», «anders», «ein anderer».

Qi Bo sagte: «Die Methode, das *qì* im Nordwesten zu behandeln, sollte darin bestehen, zu zerstreuen und zu kühlen, denn das kalte Wetter begünstigt eine Ernährung mit heißen Speisen. Dies führt zu innerer Hitze. Die Methode, das *qì* im Südwesten zu behandeln, sollte darin bestehen, zu sammeln und zu wärmen, weil das heiße Wetter eine Ernährung mit kaltem Essen begünstigt, was zu innerer Kälte führt. Dies ist als ‹ein und dieselbe Krankheit mit unterschiedlichen Methoden behandeln› bekannt.»

Sùwèn, «Des Gelben Kaisers Klassiker der inneren Medizin»

Tuīná

Massage; eine allgemeine Bezeichnung für Massage oder Massotherapie. Das Wort *tuī* bedeutet «schieben», «vorwärts schieben», «vorwärts treiben»; *ná* bedeutet «halten», «ergreifen», «nehmen».

Das *dào* des *tuīná* wurde in alten Zeiten *ànmó* genannt. Dies ist die Methode, die die Alten benutzten, um den Körper mit ihren Fingern anstatt mit Nadeln zu behandeln.

Mìchuán tuīná miàojué

Ànmó

Massage; ein weiterer allgemeiner Terminus für Massage und Massotherapie. Das Wort *àn* bedeutet «drücken», «pressen», «die Hand auf etwas legen». Das Wort *mó* bedeutet «reiben», «schaben», «berühren». *Ànmó* ist eine Methode, Krankheiten mittels verschiedener Massagetechniken vorzubeugen beziehungsweise sie zu behandeln. Außerdem werden dabei Gelenke und Gliedmaßen manipuliert und eingerichtet. Im engeren Sinn ist *ànmó* eine der acht Manipulationen, die beim Knocheneinrichten angewendet werden, um das Muskelgewebe zu entspannen, Blut zu verteilen und Schwellungen zu reduzieren.

> *Ànmó* dient also dazu, Blockaden zu beseitigen und *yīn* und *yáng* umzuleiten.
>
> Wang Bings Kommentar zum *Sùwèn*

 Gesunderhaltung und körperliche Ertüchtigung

Methoden zur Gesunderhaltung und Verlängerung des Lebens machen einen wesentlichen Teil der chinesischen Medizin aus. An erster Stelle stehen daher Übungen und Disziplinen, die darauf abzielen, die inneren Schätze von Körper und Geist zu kultivieren. Wir beschreiben sie im Folgenden ganz kurz.

Qìgōng

Qì- oder Atemübungen; der Begriff bezieht sich auf eine breite Palette traditioneller Praktiken, die aus körperlichen, mentalen und spirituellen Übungen bestehen. Die Regulierung des Atems (*qì*) ist ein Element, das sich in allen diesen Übungen wiederfindet. Das Wort *gōng* bedeutet «Leistung», «Ergebnis»; «Fertigkeit»; «Arbeit»; «Übung». Es setzt sich aus zwei Radikalen zusammen: Der Radikal auf der linken Seite wird ebenfalls *gōng* ausgesprochen und bedeutet «Arbeit». Der Radikal auf der rechten Seite ist das Wort *lì* und bedeutet

«Stärke», «Kraft». *Qìgōng* kann daher als Übung verstanden werden, die das *qì* harmonisieren und stärken, Körper und Geist ins Gleichgewicht bringen und den Geist beruhigen soll.

Tàijíquán

Das Boxen des höchsten Letzten; auch als *yīn-yáng*-Boxen bekannt. *Tàijíquán* entstand wahrscheinlich in der Song-Dynastie als Methode der körperlichen, geistigen und spirituellen Kultivierung. Es wurde anfangs von daoistischen Mönchen praktiziert, die es aus älteren *dǎoyǐn*-Methoden (siehe unten) abgeleitet hatten. Beides sind Methoden, die bestrebt sind, philosophische Ansätze ins alltägliche Leben zu integrieren. *Tàijíquán* ist sowohl Kampfkunst als auch meditative Kunst. Es enthält daher einander ergänzende Aspekte, die sich zu einer umfassenden Lehre der körperlichen Ertüchtigung, der mentalen und spirituellen Disziplin zusammenfügen. Das Wort *quán* bedeutet «Faust», «Boxen», «schlagen».

Dǎoyǐn

Meditations- und Atemübungen, die die Fähigkeit entwickeln sollen, das *qì* durch den Körper zu lenken, um Körper und Geist positiv zu beeinflussen. *Dǎoyǐn*-Übungen haben eine lange Geschichte. Sie bestehen aus Beuge- und Dehnübungen und anderen Übungen, die die Gliedmaßen und Gelenke mobilisieren sollen, um damit den Fluss des *qì* durch den gesamten Körper zu fördern. Wie auch das *qìgōng* betont *dǎoyǐn* die Kontrolle des Atems (*qì*). *Dǎoyǐn* umfasst außerdem Selbstmassagetechniken, die, wenn sie in Kombination mit anderen Techniken praktiziert werden, Müdigkeit vertreiben und das Leben verlängern können, denn sie aktivieren und harmonisieren die Zirkulation von Blut und *qì*. Diese Techniken zielen außerdem auf die Stärkung von Muskeln und Knochen ab. Das Wort *dǎo* bedeutet «lenken», «führen», «anweisen»; *yǐn* bedeutet «ziehen», «strecken», «führen», «ausweichen», «anlocken».

Nachwort

Während das wissenschaftliche Verständnis wuchs, wurde unsere Welt entmenschlicht. Der Mensch fühlte sich im Kosmos isoliert, weil er nicht mehr Anteil an der Natur hat und seine emotionale «unbewusste Identität» mit Naturphänomenen verlor. Letztere haben allmählich ihre symbolischen Untertöne verloren. Der Donner ist nicht länger die Stimme eines zornigen Gottes, kein Baum ist mehr die Verkörperung der Weisheit, keine Berghöhle ist die Wohnstatt eines großen Dämons. Keine Stimmen sprechen mehr aus Steinen, Pflanzen und Tieren zu den Menschen, und auch die Menschen sprechen nicht mehr zu ihnen im Glauben, dass sie gehört werden. Dieser Kontakt mit der Natur ist verloren, und mit ihm die tiefe emotionale Energie, die aus dieser symbolischen Verbindung erwächst.

C. G. Jung

Die chinesische Medizin ist vielleicht deshalb in jüngster Zeit im Westen so populär, weil sie dem modernen Menschen, der jahrzehntelang in einer Welt gelebt hat, die Jung in der oben zitierten Passage so eindringlich beschreibt, eine attraktive und überzeugende Perspektive bietet. Wie kann die Menschheit ohne diese tiefe emotionale Energie überleben? Was wird aus uns, die wir von der Welt der Natur abgeschnitten sind? Heute drohen uns das schnelle Wachstum des wissenschaftlichen Wissens und die daraus resultierende Ausweitung der technologischen Grenzen tiefer und tiefer in jenen «entmenschlichten» Zustand hineinzuführen, vor dem Jung gewarnt hat.

Aber die jüngsten Trends in der öffentlichen Nachfrage nach so genannten alternativen Heilmethoden legen die Vermutung nahe, dass die Menschen nach wie vor das Bedürfnis verspüren, eine Verbindung mit der Natur aufrechtzuerhalten. 1995 veröffentlichte die Harvard Medical School einen Bericht, der statistische Beweise dafür lieferte, das sieben von zehn US-amerikanischen Patienten irgendeine Form von Komplementärmedizin ausprobiert hatten. Dies ist ein gewaltiger Prozentsatz.

Tatsächlich sind es die Patienten, die diese Revolution im Gesundheitswesen vorantreiben. Aber warum wenden sich so viele Leute alternativen und komplementären Formen der Medizin zu? Es ist nur allzu verständlich, dass Ärzte, Kliniken und Ausbildungsinstitutionen beginnen, komplementäre Medizinformen mit einzubeziehen – nicht nur, um die Kosten zu senken, sondern auch, um sich weiterhin das Vertrauen jener zahlreichen Patienten zu sichern, für die diese Behandlungsformen Vorteile gebracht haben. Wonach aber suchen diese Patienten? Und was finden sie?

Zweifellos gibt es viele Antworten auf die Frage, warum Menschen sich dazu entschließen, einen Akupunkteur, einen Homöopathen einen Kräutermediziner aufzusuchen. Obwohl es keine wissenschaftlichen Beweise gibt, die unsere Meinung stützen könnten, hegen wir den starken Verdacht, dass ein Motiv das Bedürfnis nach einer besseren Kommunikation ist. Wenn Menschen leiden, möchten sie, dass man ihnen zuhört und sie versteht. Natürlich wollen sie auch geheilt und von ihrem Leiden befreit werden, aber die Befriedigung dieses Bedürfnisses nach Kommunikation ist sehr wahrscheinlich ein wesentlicher Schritt im Heilungsprozess.

Genau das kann die chinesische Medizin bieten. Die «Trennung» von Mensch und Natur, die Jung und viele andere im Westen seit längerem zu verstehen und aufzuheben versucht haben, ist in der traditionellen chinesischen Philosophie unbekannt. Die chinesischen Philosophen kennen jenen Impetus gar nicht, der die Entwicklung der westlichen Wissenschaft, Technologie und Medizin antreibt – das Bedürfnis, die Natur zu «erobern». Die chinesischen Denker und vor allem auch die chinesischen Ärzte haben von alters her versucht, in Harmonie mit der Natur zu leben. Die klassische kartesianische Dichotomie, die für die moderne westliche Zivilisation und Kultur paradoxerweise Wohltat wie Plage ist, ist in der Theorie der chinesischen Medizin nicht zu finden.

Wir gehen davon aus, dass jede Medizin – und ganz besonders die chinesische – am besten innerhalb des Kontexts ihrer eigenen Kultur verstanden werden kann. Ja, das Heilen selbst ist ein Prozess, der in einer Reihe von Interaktionen zwischen Arzt und Patient gründet, die auf einem von kulturellen Werten geprägten Informations- und Ideenaustausch basiert. Einer der grundlegendsten kulturellen Werte ist die Sprache. Wir verstehen dieses Buch daher als einen Beitrag zum Heilungsprozess selbst.

Dank

Ein Buch wie dieses bringt Gedanken zum Ausdruck, die über sehr lange Zeit hinweg heranreifen. Obwohl wir natürlich für den Inhalt verantwortlich sind, möchten wir doch auf den Beitrag der vielen Menschen hinweisen, die dieses Projekt erst ermöglichten – dadurch, dass sie uns ihre Zeit und ihre Aufmerksamkeit, ihr Wissen, ihre Forschungsergebnisse und ihre Hilfe zuteil werden ließen.

Wir möchten den Lehrern und Studenten der Chengdu University of Traditional Chinese Medicine für ihre jahrelange tatkräftige Unterstützung danken. Präsident Li Mingfu stand uns ganz besonders zur Seite, und Professor Huang Qingxian hat sich sehr bemüht, eine praktische Grundlage für eine langfristige Zusammenarbeit zu schaffen. Wang Zhifu, der Direktor der Bibliothek, gewährte uns großzügigerweise Zugang zu der antiquarischen Büchersammlung. Besonderer Dank geht an die Studenten, die am Seminar über die Übersetzung von Termini und Texten der chinesischen Medizin teilgenommen haben.

Ohne die Liebe und Unterstützung unserer Familien wären wir verloren gewesen. Wir sind vor allem Zhang Guangtai und Guo Longhui zu tiefstem Dank verpflichtet, weil sie uns das Überleben in bitterkalten Wintern und unerträglich heißen Sommern ermöglicht haben. Und Aaron und Balyn, deren Geduld das normale Maß weit überstieg, können wir nur einfach danke sagen.

Ganz besonders wollen wir unseren Lektoren Bob Felt und Martha Fielding für die Mühe danken, die sie sich mit unserem Manuskript gegeben haben. Ohne die Geduld, die sie während des gesamten Arbeitsprozesses aufbrachten, wäre das Buch vielleicht nie zustande gekommen. «Gute Bücher brauchen Zeit», sagten sie gleich am Anfang. Und wenn dieses Buch ein «gutes» geworden ist, dann dank dieser ihrer Haltung und der Qualität ihrer Arbeit. Dank geht auch an

Rod Sperry, der sich mit dem Buch abgemüht hat, und an die Verlagscrew für alle ihre Anstrengungen.

Besonders danken möchten wir Irene Speiser, die das Manuskript in einer sehr frühen Phase gelesen und so mitgeholfen hat, einige der gröbsten Ecken und Kanten zu beseitigen. Ihre Hingabe und Unterstützung haben uns geholfen, an der Sache dranzubleiben.

Da wir uns am Beginn eines neuen Jahrtausends befinden, ist es uns noch wesentlich bewusster geworden, wie viel wir den stummen Stimmen der Vergangenheit, den unzähligen Ärzten und Patienten verdanken, die in ihrem unermüdlichen Streben nach Gesundheit eine Kultur des körperlichen Wohlbefindens geschaffen haben, die, wie wir meinen, der modernen Welt sehr viel zu bieten hat.

Literaturhinweise

Beinfield, Harriet/Efrem Korngold, *Between Heaven and Earth: A Guide to Chinese Medicine*, New York 1992.

Elias, Jason/Katherine Ketcham, *Selbstheilung mit den Fünf Elementen. Dads Standardwerk der chinesischen Heilkunde*, Bern/München/Wien, 1999.

Granet, Marcel, *Das chinesische Denken. Inhalt, Form, Charakter*, Frankfurt a. M. 1985.

Kaptchuk, Ted. J., *Das große Buch der chinesischen Medizin. Die Medizin von Yin und Yang in Theorie und Praxis*, Bern/München/Wien 1988 u.ö. (Im Anhang: «Historische Bibliographie. Glieder in der Übertragungskette – die wichtigsten klassischen Texte der chinesischen Medizin», S. 409–440).

Konfuzius, *Gespräche (Lun-Yu)*, Ditzingen 1996.

Kuhn, Thomas S., *Die Struktur wissenschaftlicher Revolutionen*, Frankfurt a. M. 1969.

Laotse, *Tao Te King. Das Buch vom Weltgesetz und seinem Wirken*, Bern/München/Wien 1997 u.ö.

Lin Yutang, *My Country, My People*, New York 1935.

Needham, Joseph u.a., *Science and Civilization in China*, London 1952 u.ö.

Needham, Joseph, *Science in Traditional China: A Comparative Perspective*, Cambridge 1982.

Ni, Maoshing (Hrsg.), *«Der Gelbe Kaiser». Das Grundlagenwerk der Traditionellen Chinesischen Medizin*, Bern/München/Wien 1998 (mit Bibliographie zu «Des Gelben Kaisers Klassiker der [inneren] Medizin», S. 403–405).

Ritsema, Rudolf/Hansjakob Schneider (Hrsg.), *Eranos Yi Jing (I Ging) – Das Buch der Wandlungen. Die einzige vollständige Ausgabe der altchinesischen Orakeltexte mit Konkordanz*, Bern/München/Wien 2000.

Personen- und Sachregister

Stichwörter in *Kursivdruck* bezeichnen Originaltitel klassischer sowie moderner Schriften (die entsprechende deutsche Übersetzung ist gegebenenfalls in Klammern und/oder Anführungszeichen gesetzt) oder Studien bzw. wissenschaftliche Abhandlungen, während Seitenangaben in *Kursivdruck* auf Abbildungen verweisen. Die Seitenangaben in **Halbfettdruck** kennzeichnen Hauptfundstellen der Grundbegriffe der chinesischen Medizin.